Medizin – Macht – Metaphern

T0175469

Klinische Ethik.
Biomedizin in Forschung und Praxis
Clinical Ethics.
Biomedicine in Research and Practice

Herausgegeben von
Andreas Frewer (Nürnberg/Erlangen)
Gisela Bockenheimer-Lucius (Frankfurt a.M.)
Christian Hick (Köln)
Irene Hirschberg (Hannover)
Gerald Neitzke (Hannover)
Florian Steger (München)

Editorische Betreuung für diesen Band:
Andreas Frewer und Irene Hirschberg

Band 2

Manuskriptvorschläge sind an den Schriftführer zu richten:
Prof. Dr. Andreas Frewer, Institut für Geschichte und Ethik der Medizin,
Friedrich-Alexander-Universität Erlangen-Nürnberg,
Glückstraße 10, 91054 Erlangen

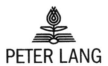

PETER LANG

Frankfurt am Main · Berlin · Bern · Bruxelles · New York · Oxford · Wien

László Kovács

Medizin – Macht – Metaphern

Sprachbilder in der Humangenetik und
ethische Konsequenzen ihrer Verwendung

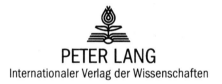

PETER LANG
Internationaler Verlag der Wissenschaften

Bibliografische Information der Deutschen Nationalbibliothek
Die Deutsche Nationalbibliothek verzeichnet diese Publikation in
der Deutschen Nationalbibliografie; detaillierte bibliografische
Daten sind im Internet über <http://www.d-nb.de> abrufbar.

Zugl.: Tübingen, Univ., Diss., 2008

Gedruckt mit Unterstützung der
Deutschen Forschungsgemeinschaft.
(Graduiertenkolleg 889: „Bioethik")

Gedruckt auf alterungsbeständigem,
säurefreiem Papier.

D 21
ISSN 1617-920X
ISBN 978-3-631-58283-1
© Peter Lang GmbH
Internationaler Verlag der Wissenschaften
Frankfurt am Main 2009
Alle Rechte vorbehalten.

Printed in Germany 1 2 3 4 6 7

www.peterlang.de

Inhaltsverzeichnis

Vorwort

Vor etwa vierzig Jahren begann die Entwicklung einer neuen Diskussion in der Sprachphilosophie über die Rolle der Metaphern in der Wissenschaft. Neue Theorien zur Deutung der Metaphern wurden gebildet, um metaphorische Leistungen zu erfassen und ihre Wirkung auf die Wahrnehmung zu erklären. In den 1980er Jahren stellte man fest, dass Metaphernleistungen unausgesprochen, aber doch planbar und gezielt einsetzbar sind. Diese Erkenntnis förderte zum einen den Einsatz von Metaphern in populärwissenschaftlichen Diskursen, zum anderen aber auch die Entwicklung von Methoden ihrer Bewertung aus ethischer Perspektive.

Dass Metaphern auch im medizinischen Diskurs häufig anzutreffen sind, öffnete die Verbindung zwischen neueren Metapherntheorien und bioethischer Reflexion. In den vergangenen Jahren wurden immer mehr Studien über Metaphern in der Medizin, besonders aber in der Genetik publiziert. In ihnen geht es meist um den Forschungsdiskurs und um die öffentliche Wirkung von Metaphern. Eine Verbindung der beiden Diskurse und vor allem als Ergänzung der klinische Anwendungsbereich, die genetische Beratung, wurde bis jetzt jedoch wenig untersucht. Die vorliegende Arbeit zeigt Gemeinsamkeiten und Unterschiede der Wirkung von Metaphern in den drei medizinischen Bereichen: Forschung, Öffentlichkeit und Beratung.

Zum Erfolg dieser Studie haben viele beigetragen, denen ich hier danken möchte. Besonderer Dank gilt den beiden Betreuern der Dissertation: meiner Doktormutter Prof. Dr. Eve-Marie Engels, Lehrstuhl für Ethik in den Biowissenschaften an der Fakultät für Biologie der Universität Tübingen. Sie hat die Arbeit durch wertvolle Anregungen bereichert und mir geholfen, Methoden und Ergebnisse zu strukturieren. Danken möchte ich auch meinem Zweitbetreuer, Prof. Dr. Peter Hausen vom Max-Plank-Institut für Entwicklungsbiologie in Tübingen für seine ständige Bereitschaft, mit mir über jedes Detail der Studie zu diskutieren. Darüber hinaus danke ich allen, die mir im Graduiertenkolleg Bioethik des Interfakultären Zentrums für Ethik in den Wissenschaften der Universität Tübingen geholfen haben. Das Graduiertenkolleg wurde von der Deutschen Forschungsgemeinschaft finanziert, wofür auch hier gedankt werden soll. Mein Dank geht darüber hinaus an alle Beratungszentren, die mir im Rahmen dieser Studie die Durchführung von Hospitationen und Rollenspielen mit ihren genetischen Beratern ermöglicht haben, vor allem an Prof. Dr. Peter Propping und Dr. Martina Kreiß-Nachtsheim vom Institut für Humangenetik des Universitätsklinikums Bonn, sowie Dr. Denise Horn am Institut für Medizinische Genetik des Universitätsklinikums Charité, Berlin. Ganz besonders danke ich Dr. Herbert Enders am Institut für Humangenetik, Abteilung Medizinische Genetik am Universitätsklinikum Tübingen für seine betreuende Beratung. Schließlich möchte ich Prof. Dr. Andreas Frewer vom Institut für Geschichte und Ethik der Medizin der Universität Erlangen-Nürnberg danken, der von der Konzipierung der Studie bis zur Veröffentlichung wichtige Fachhinweise gab.

Tübingen, 2008   László Kovács

1. Einleitung

> „Our ordinary conceptual system, in terms of which we both think and act, is fundamentally metaphorical in nature."[1]

Metaphorische Wendungen wie „Killerzellen bekämpfen Hepatitisviren", „das Herz hat ein falsches Programm gelernt", „das Gehirn korrigiert und ergänzt das Bild, das die Augen sehen", „solange das Gen inaktiv ist, hat der Patient[2] keine Symptome" usw. gehören heute zum Alltagsdiskurs der Medizin. Was ist das aber für ein Kampf gegen Viren? Inwiefern kann man ihn mit einem Kampf im alltäglichen Sinne vergleichen? Worin besteht das Programm, nach dem das Herz funktionieren soll? Was ist im Gehirn, das ein Bild der Augen korrigieren kann? Woher nimmt ein Gehirn das, womit es das Bild ergänzt? Wie kann ein Gen aktiv sein? Diese Fragen werden in der Regel nicht gestellt, denn jedermann kann die Metaphern für sich interpretieren und mit ihrer Hilfe diese Fragen beantworten. Derartige Formulierungen werden benutzt, denn sie enthalten eine bestimmte Gedankenstruktur, die aus der Perspektive der Medizin als besonders treffend erachtet wurde. Wenn bestimmte Phänomene in der Medizin mit Metaphern beschrieben werden, oder mehr noch, wenn in der Medizin ein ganzer Diskurs aufgrund dieser Sprachbilder entsteht, gewinnen die Metaphern die Macht, den bezeichneten Phänomenen einen Deutungsrahmen zu geben. Sie bieten bestimmte Gedanken offensiv an und verbergen andere Deutungsmöglichkeiten. Dabei ordnen sie den Diskurs in einer von ihnen vorgegebenen Weise. Diese Deutungsmacht wird von Michel Foucault als die Ordnung des Diskurses zusammengefasst.[3] Durch die Ordnung des Diskurses wirkt sich die Metapher auf die Wahrnehmung der Realität aus.[4] Sie vermittelt eine Sichtweise, hebt gewisse Aspekte hervor und lässt andere als unwichtig erscheinen, oder sie lässt sie gar nicht erscheinen. Was sie hervorhebt, das wird für die Wahrnehmung der Gesamtproblematik relevant.

---

1   Lakoff/Johnson (2003), S. 3.
2   In dieser Arbeit wird einfachheitshalber die maskuline Form für beide Geschlechter verwendet.
3   Vgl. Foucault (1974).
4   „Diskurs" wird bei Foucault mit zwei Bedeutungen verwendet: Erstens meint er den Gang eines Vortrags, eine Diskussion zwischen zwei Menschen oder öffentliche Diskurse. Zweitens bedeutet das Wort vor allem nach dem französischen *discours* die Ordnung, die Anordnung und den Rahmen eines Vortrags, einer Diskussion oder der öffentlichen „Diskurse". Vgl. Gehring (2006), S. 128. Hier wird „Diskurs" als Oberbegriff für beide Bedeutungen verstanden.

Foucault erkennt eine vergleichbare diskursive Macht in jedem wissenschaftlichen Begriff, indem er die Mechanismen der diskursiven Formationen beschreibt.[5] Er stellt unter anderem fest, dass „Dinge" in der Wissenschaft nicht einfach gesucht und gefunden werden, sondern jede Disziplin als Instanz ihren eigenen „Dingen" einen Objektstatus verschaffen und sie von anderen „Objekten" abgrenzen müsse, denen gegenüberstellen, sie gruppieren und klassifizieren müsse. Ohne den fachspezifischen Diskurs könnte es diese Objekte gar nicht geben, denn die präzise definierten Gegenstände der Wissenschaft existieren nur nach einer Entstehungsgeschichte und in Beziehung zu anderen Gegenständen. So ist z.B. das Programm des Herzens als Objekt der Forschung ohne den Forschungsdiskurs, der nicht nur das Schlagen des Herzens, sondern auch den Rhythmus und die Art des Herzschlags entdeckt hat, nicht denkbar. Ohne diesen spezifischen medizinischen Diskurs wäre das Programm gar nicht da. Das Herz wäre ein Muskel mit einer Reihe von Schlägen, in dem der Laie kein Programm entdecken kann. Er könnte nicht einmal Regungen des Körpers als Geräusch von den eigentlichen Herzschlägen unterscheiden. Auch die Kontrollfunktion des Gehirns könnte nicht zum Objekt der Forschung werden, ohne dass der Diskurs sie zuerst als Objekt erscheinen lässt. Selbst das Gehirn ist kein Objekt an sich, ohne dass der Forschungsdiskurs es von anderen Objekten abgrenzen und definieren würde. Wenn Gegenstände wie „Gehirn" oder „Herzrhythmus" im wissenschaftlichen Diskurs benannt werden, ist damit bereits eine Reihe normativer Entscheidungen über Auswahl und Abgrenzung getroffen. Einzelne Diskurse bestimmen, was als relevant, als wirklichkeitswichtig gelten soll.

Diese normative Leistung ist häufig bereits in metaphorischen Aussagen identifizierbar. Zugleich vermögen Metaphern in der Medizin vielmehr zu bewirken als jede andere wissenschaftliche Bezeichnung. Durch den Einsatz von Metaphern kann der Fachmann Analogien herstellen, d.h. er kann enge Verwandtschaften zwischen Objekten von weit entfernten Diskursen aufzeigen, Beziehungen setzen. Metaphern können also die Wahrnehmung der Objekte in einer vom Autor ausgewählten Weise strukturieren.

Als erste Frage stellt sich deshalb, wer Metaphern in der Medizin prägt oder wie die Metaphern in den medizinischen Diskurs eintreten. Diese Frage lässt sich nicht so einfach beantworten, wie die nach Entdeckungen oder nach der Herkunft von wissenschaftlichen Begriffen. Die Metapher hat die besondere Eigenschaft, dass sie sich in den neuen Kontext aus einem anderen „einschleicht" und dort ihre Deutungsmacht erst nach einiger Wiederholung entfaltet. Dieses verschleierte Auftauchen macht es nur selten möglich, den „Erfinder" der Metapher oder den genauen Zeitpunkt

---

5   Vgl. Foucault (1992).

der Erfindung zu identifizieren.[6] Der Einbruch der Metapher in den wissenschaftlichen Diskurs bleibt also im Dunklen. Ein selbst auferlegter Zwang zur Chronologie in der Entwicklungsgeschichte einzelner Metaphern würde den Metaphorologen möglicherweise dazu verleiten, zu einem unbestimmt weit zurückliegenden Zeitpunkt zurückzugehen, zu dem die Metapher vielleicht noch gar nicht vorhanden ist und auf jeden Fall keine diskursive Wirkung hat. Auf die Suche nach dem Ursprung der Metaphern wird hier deshalb bewusst verzichtet. Metaphern sollen vielmehr in ihrer diskursiven Dynamik beschrieben werden. Wichtig ist für diese Arbeit, zu erfassen, wie Metaphern gedeutet werden, welchen Stellenwert sie im Diskurs für sich beanspruchen, wovon ihre Interpretation abhängt, wie sich ihre Deutungsmacht entfaltet. Diese Fragen werden aus drei Gründen bzw. in drei Diskursen immer wichtiger.

Erstens werden Erkenntnisse der naturwissenschaftlichen Forschung zunehmend in Metaphern formuliert. Zu dieser Metaphorisierung des naturwissenschaftlichen Diskurses trägt die Tendenz bei, dass neue Erkenntnisse nun vorwiegend nicht aus der Erforschung der Teile des Gegenstandes, sondern aus einer neuen Sichtweise, einer neuen Interpretation desselben Gegenstandes erwartet werden. Es kommt weniger auf die Struktur, vielmehr auf das Verhältnis der Teile zueinander an. Die Forschung kommt zu neuen Erkenntnissen, indem sie ihre Objekte neu organisiert, aus einer anderen Perspektive betrachtet. Sie versucht ihre eigenen Objekte im Sinne von erfolgreichen und stimulierenden Objekten anderer Diskurse zu verstehen, diese mit jenen zu vergleichen. Der Prototyp für diese Übertragung ist die Metapher.[7] Aufgrund dieser Vorstellung werden Metaphern im Diskurs der biomedizinischen Forschung verstärkt bewusst gesucht und eingesetzt. Die Metaphern lassen dabei die Objekte der Medizin allmählich in neuem Licht erscheinen, verändern dadurch die Wahrnehmung und die Bedeutung der medizinischen Fakten und auch das Menschenbild der Forschung.

Zweitens ist das Menschenbild der Forschung in ständiger Kommunikation mit dem der Öffentlichkeit. Medien berichten in überwältigendem Maße von Forschungsergebnissen, äußerst komplexe medizinische Erkenntnisse sind präsent im Volksbewusstsein. Die Unmöglichkeit der Darstellung solcher Komplexität in allgemeinverständlicher Form erfordert ebenfalls eine Metaphorisierung des öffentlichen Diskurses über Medizin. Das geschieht vor allem in Medienberichten. Die Akteure der Medien sind jedoch meistens auf die Perspektive der Forschung angewiesen

---

6   Es ist ein hoffnungsloses Vorhaben, die allerersten Verwendungen zu finden, denn sie kommen nicht nur in ausformulierten wissenschaftlichen Publikationen vor, sondern werden häufig im Labordiskurs oder im Unterricht für die Lösung der Erklärungsnot erfunden, weitergedacht, aufgeschrieben.

7   Vgl. Maasen/Weingart (2000), S. 19.

und nehmen deshalb keine kritische Perspektive außerhalb der metaphorischen Deutungsrahmen ein.

Schließlich kann ein dritter Diskurs identifiziert werden, das Arzt-
Patienten-Gespräch. Dieser Diskurs ist abhängig von den beiden anderen,
denn der Arzt ist als Fachmann vom Forschungsdiskurs geprägt, der Patient
hingegen vom öffentlichen. Eines der wichtigsten Prinzipien dieses Diskurses ist die Patientenautonomie. Sie erfordert vom Patienten ein klares
Verständnis der Situation und der Möglichkeiten sowie die Fähigkeit, über
sich selbst unabhängig von medizinischen Zwängen nach eigenen Wertvorstellungen zu entscheiden. Ausgangssituation und Handlungsmöglich-
keiten als Grundvoraussetzungen dieser Autonomie sollen vom Fachmann
erläutert werden. Zu dieser Aufklärung gehört einerseits eine Reduktion der
Komplexität der wissenschaftlichen Erkenntnisse auf das aktuell Wesentliche, d.h. auf eine Auswahl, die der Aufnahmekapazität der Patienten
innerhalb eines Gesprächs entspricht, und andererseits die angemessene
Darstellung in einem sprachlichen Koordinatensystem, das dem Patienten
hilft, die medizinischen „Fakten" in seiner Erfahrungswelt zu begreifen. In
diesem Aufklärungsdiskurs haben deshalb Metaphern durch ihre Fähigkeit
zur Unschärfe und durch die Fähigkeit der Analogieherstellung zu anderen
Erfahrungen eine wichtige Funktion. Dabei haben sie aber auch ein
deutliches Defizit, denn sie übertragen nicht nur bewusst ausgewählte
Ähnlichkeiten, sondern auch unbeabsichtigte Botschaften, und sie wirken
zugleich normativ. Sie leiten das Nachdenken oft nur unbemerkt in eine von
ihnen bestimmte Richtung, bieten einen Rahmen für die Interpretation des
Problems und betonen dabei nur die medizinische Rationalität. Vom
Patienten wird hingegen erwartet, dass er seine Entscheidungen im Hinblick
auf einen größeren Zusammenhang autonom trifft. Die Fähigkeit dazu wird
– wie sich zeigen wird – durch manche Metaphern gefördert, durch andere
eher eingeschränkt.

Alle drei Diskurse sind miteinander eng verbunden, dennoch können sie
aufgrund ihrer Kontextbedingungen als separate Einheiten betrachtet werden. Alle drei werden weitgehend von Metaphern und von der Deutungsmacht der Metaphern geprägt. Diese Metaphern bilden den Ausgangspunkt
vieler Aktivitäten in der Forschung, vieler Berichte in den Medien und
vieler Entscheidungen im Arzt-Patienten-Gespräch. Deshalb ist es aus
ethischen Gesichtspunkten äußerst relevant, wie mit Metaphern in der
Medizin umgegangen wird.

1.1. Genetik als Paradigma für medizinische Diskurse

Die vorliegende Studie soll Grundphänomene der metaphorischen Deutung
im medizinischen Diskurs aufklären und Prinzipien für eine angemessene
Verwendung der Metaphern in all ihren Diskursbereichen formulieren. Um

diese Mechanismen aufzudecken und Prinzipien formulieren zu können, soll hier der Fokus der Analyse auf konkrete Diskurseinheiten reduziert werden. Als Diskursparadigmen der Medizin scheinen Diskurse in der Genetik aus vier Gründen am besten geeignet zu sein:

Erstens ist Genetik eine Wissenschaft mit einer großen Tradition im Gebrauch von Metaphern. Sie hatte von Anfang an mit einer epistemischen Ebene zu tun, auf der Erkenntnisse nicht mit herkömmlichen Begriffen erfassbar waren. Subzelluläre Prozesse mussten mit einer Sprache dargestellt werden, die für die Beschreibung der alltäglichen Erfahrungswelt entwickelt wurde. Analogien mussten gefunden werden, um die Phänomene nicht jedes Mal mit einer neuen Wortschöpfung benennen zu müssen. Zweitens ist Genetik eine Wissenschaft, die mit einem besonders ausgeprägten öffentlichen Diskurs verbunden ist und über deren Inhalte auch im Arzt-Patienten-Gespräch ausführlich gesprochen wird. Drittens wurden zur Metaphorik der Genetik bereits mehrere Studien veröffentlicht, welche dieser Untersuchung zugrunde gelegt werden und die Validität der Ergebnisse dieser Arbeit unterstützen können. Viertens lässt sich am Beispiel der Genetik die Überschreitung diskursiver Grenzen zwischen der Medizin und anderen Wissenschaften hervorragend zeigen, denn die Genetik selbst ist kein ausschließlich medizinischer, sondern ein interdisziplinärer Diskurs, in dem Physiker und Biologen einen gleichwertigen Status haben können wie Ärzte und sonstiges klinisches Personal. Diese Interdisziplinarität hat für die Analyse der Metaphorik in der Medizin relevante Folgen.

Genetiker bilden dennoch ein beinahe einheitliches wissenschaftliches Kollektiv, das für ihre untersuchten Phänomene einen gemeinsamen metaphorisch mitgeprägten Denkrahmen zugrunde legt. Dieser Denkrahmen entsteht im sozialen Netz der Wissenschaft und durch dasselbe Netz bleibt er erhalten.[8] Die Genetik hat mittlerweile einen weitgehend ausgebauten und geschlossenen Denkrahmen, der als solcher nach Ludwik Fleck auch für sein eigenes Fortbestehen sorgt:

„Ist ein ausgebautes, geschlossenes Meinungssystem, das aus vielen Einzelheiten und Beziehungen besteht, einmal geformt, so beharrt es beständig gegenüber allem Widersprechenden."[9]

---

8   Zum Denkrahmen gehören neben Objekten auch Methoden und Messgeräte. Ein Thermometer z.B. zwingt den Arzt in einer vom Denkkollektiv festgelegten Interpretation von Temperatur zu denken und andere für falsch oder höchstens für analog zu halten. Durch die Messung von Temperatur sind manche alte Erfahrungen mit Wärme und Kälte aus dem Temperaturbegriff ausgeschlossen, dass z.B. manche Gewürze heiß sind und im Mund brennen. Vgl. Fleck (1983), S. 98. Diese Interpretationen lassen sich immer wieder bestätigen und stabilisieren sich im wissenschaftlichen Diskurs.

9   Fleck (1980), S. 40.

Das metaphorisch mitgeprägte Meinungssystem der Genetik wird durch das geschlossene Meinungssystem stabil und hilft dem Forscher, bestimmte Objekte bzw. Vererbungsphänomene wahrzunehmen, manch andere, die in diesem Denkrahmen keinen Platz haben, lässt es jedoch gerade nicht wahrnehmen oder als Objekt nicht entstehen. Wenn Objekte dem Meinungssystem widersprechen, werden sie nicht gedacht und nicht erkannt. Sie erscheinen zunächst gar nicht. Wenn sie erkannt werden, werden sie mit großer Kraftanstrengung dem Denkrahmen angepasst oder verschwiegen. Für das Mitglied eines solchen wissenschaftlichen Kollektivs gibt es keine andere Möglichkeit, Vererbungsphänomene zu sehen, als sie der Denkrahmen vorgibt.[10] Dieses Meinungssystem, das Kuhn als „normale Wissenschaft" bezeichnet,[11] bringt der Genetiker in den Diskurs mit den Nicht-Genetikern ein, und weil er davon überzeugt ist, „zwingt" er – bewusst oder auch ungewollt – diese Sichtweise und damit Teile seines Weltbildes allen anderen Diskursmitgliedern auf.[12]

Am Diskurs der Genetik nehmen nicht nur Mitglieder des wissenschaftlichen Kollektivs teil. Nach den Teilnehmern lassen sich drei große Diskurseinheiten identifizieren, von denen nur der erste wissenschaftlich orientiert ist: „die Forschung", „die Öffentlichkeit" und „die genetische Beratung". Die Diskurse haben zwar ein gemeinsames Thema, aber nicht nur unterschiedliche Teilnehmer, sondern auch andere Deutungsrahmen, andere Bedingungen, andere Ziele und andere Mittel, weshalb eine Gleichsetzung von Metaphern in den einzelnen Diskursen nicht angemessen ist. Metaphern werden in allen drei Diskursen abhängig von den Zielen und den Rahmenbedingungen diskursspezifisch gedeutet.[13] Es geht also nicht nur um eine neutrale Beschreibung der Metaphernverwendung, sondern es sollen Wirkungsweisen der Metaphern geklärt, Schwächen und Stärken der metaphorischen Sprechweise herausgearbeitet und Kritik gegen unangemessene Metaphorik formuliert werden. Dazu wird zunächst die Analysemethode geklärt.

---

10 Fleck (1980), S. 175-176.

11 Kuhn (1978), S. 25.

12 Jeder Diskutant braucht eine Sichtweise, die er vertritt, auch der diskursstärkste Fachmann. Dafür braucht er sich nicht zu entschuldigen. Da seine Meinung aber so wichtig ist, soll er besonders gründlich prüfen, ob sein Meinungssystem, das er in den Diskurs bringt, die Werte anderer Diskutanten nicht verletzt. Darauf wird in den einzelnen Diskursanalysen näher eingegangen.

13 Damit die Botschaft, die der Sprecher in eine Metapher verpackt, mit der beabsichtigten Botschaft ankommt, müssen viele Bedingungen erfüllt werden: Nicht nur eine gemeinsame Sprache, aber auch ein gemeinsames kulturell bedingtes Vorwissen müssen vorhanden sein. Vgl. Massa (2000), S. 330. Diese Voraussetzung wird bei Überschreitung der fachspezifischen Diskursgrenzen nicht erfüllt, und es muss damit gerechnet werden, dass sich Bedeutung und Botschaft der Metapher verändern.

1.2. Die Methode der Analyse

Für die Analyse der Wahrnehmung der Genetik bieten sich zwei unterschiedliche Methoden an: die quantitative und die qualitative. Die quantitative Methode hat den großen Vorteil, dass ihre Ergebnisse statistisch gesichert und generalisierbar sind. Ihr Nachteil liegt in der relativen Oberflächlichkeit. Eine qualitative Analyse vertieft sich mehr ins untersuchte Material, kann hermeneutische Zusammenhänge beleuchten, muss dafür jedoch die Einschränkung der untersuchten Menge in Kauf nehmen, wodurch eine Generalisierbarkeit schwieriger wird. In der vorliegenden Studie wird qualitativ vorgegangen, um Metaphern in ihrer Funktion im Diskurs zu erfassen.[14]

Eine weitere Unterscheidung muss vorgenommen werden zwischen der synoptischen Analyse von standardisierten Quellen, die nach einem einheitlichen Modell strukturiert sind und bei denen es darum geht, Texte auf ihre Struktur hin zu vergleichen, und der zusammenfassend-vergleichenden Analyse von Diskursfragmenten, die in Länge, Thematik und Textsorte so erheblich divergieren, dass ein eng definierter Vergleich kaum möglich ist. Eine qualitative Analyse nach dem letzteren Modell kann nur vorsichtige Behauptungen machen, behutsame Vergleiche anstellen, Unterschiede und Gemeinsamkeiten beobachten.[15] Deshalb muss dieser epistemische Status einer qualitativen Studie schon am Anfang betont werden. Dem Anspruch auf eine naturwissenschaftliche Objektivität entspricht eine qualitative Analyse nicht. Die Art und Weise, wie einem Sachverhalt eine Bedeutung zugewiesen wird und wie daraus Erkenntnisse abgeleitet werden, ist notwendigerweise immer subjektiv. Wenn aus der Analyse ein einheitliches Bild entsteht, ist das zum Teil der Analyse selbst, also der Einheit des Diskurses dieser Arbeit zuzuschreiben. Aus den Mosaiksteinen formt sich ein Bild, das nach Erfahrung erweitert, ergänzt und eventuell korrigiert werden soll.

Das hier gesammelte empirische Textmaterial könnte selbstverständlich noch näher, feiner und genauer analysiert werden. Die Studie ließ jedoch keine noch tiefere Reflexion zu, ohne an Breite, d.h. Generalisierbarkeit zu verlieren. Eine breitere Analyse war aus demselben Grund nicht möglich, denn der Rahmen einer Dissertation war nicht zu überschreiten. Der Fokus

---

14 Die zwei Methoden sind als gegensätzliche Pole denkbar, zwischen denen die Praxis der Diskursanalyse ein Kontinuum bildet. Es können keine rein quantitativen Studien gefunden werden, die nur eine große Menge an Texten verarbeiten und nichts über sie sagen. Ebenso sind keine rein qualitativen Studien vernünftig, die nur analysieren, aber auf eine gewisse Textmenge verzichten. Die vorliegenden Analysen versuchen durch die verwendeten Quellen für die jeweiligen Kapitel den Diskurs möglichst breit abzudecken, dennoch soll für die Analyse von Metaphern die qualitative Vorgehensweise überwiegen.

15 Vgl. Jäger/Jäger (1997), S. 304.

dieser Aufnahme ist genügend detailreich und genügend breit, um thematisch verwandte Diskurse zu vergleichen und aufzuklären, in welchem Verhältnis sie miteinander stehen, wie und mit welcher Absicht in ihnen Metaphern geprägt werden, welche Leistungen diese in dem jeweiligen Kontext haben, wie mit den Metaphern selbst und mit ihrer diskursiven Leistung umgegangen wird, welche Chancen und welche Gefahren die Verwendung dieser Diskurselemente in sich birgt. Um diese Aspekte zu untersuchen, wurde nach dem Modell der „content analysis"[16] von Krippendorff vorgegangen. Die grundlegende Hypothese der Methode ist, dass Symbole und Begriffe indirekt andere Botschaften vermitteln, als sie direkt bedeuten. Die indirekte Botschaft hängt immer von den Rahmen- bedingungen und vom Kontext der Aussagen ab. Um eine angemessene Deutung zu ermöglichen, müssen diese Faktoren mitberechnet werden. Auch die Abhängigkeit der sprachlichen Mittel voneinander in einem Diskurs und zwischen Diskursen lässt sich nach dieser Methode als „association structure" erfassen.[17] Diese Methode bildet mit einiger Anpassung an die Fragestellung das Gerüst der gesamten Studie und der einzelnen Kapitel.

Nach einer Einleitung in die Metaphorologie wird die historische Entwicklung von Metaphern im genetischen Diskurs des 20. Jahrhunderts untersucht. Die Darstellung der historischen Entwicklung soll als Funda- ment der aktuellen Diskurse und als Einführung in die Methodik dienen. Die Kapitel mit den aktuellen Diskursanalysen haben den gleichen Aufbau: Im ersten Teil werden jeweils Rahmenbedingungen des Diskurses erfasst, dann die einzelnen Quellen dargestellt, die den engeren Kontext des Dis- kurses bilden. Aus diesen Quellen werden prägende Textabschnitte zur Veranschaulichung zitiert und aufgrund dieser Textabschnitte die darin liegenden Metaphern gedeutet. Für jeden einzelnen Diskurs lassen sich diskursspezifische Maßstäbe für die ethisch akzeptable Verwendung von Metaphern finden. Nach diesen wird der Metapherngebrauch am Ende jedes Kapitels ausgewertet. Metaphern sind angemessen, wenn sich ihre Botschaft nach der Botschaft des Diskurses über Vererbung richtet und keine „Sonderbotschaften" über den Kompetenzbereich des Diskurses hinaus vermittelt. Metaphern sind in diesen Diskursen zwar nicht moralisch, aber epistemisch normativ. Diese Normativität schafft zudem Rahmenbedingungen für moralisch relevante Entscheidungen, deshalb soll sie einer ethischen Reflexion unterworfen werden.

---

16 *Content Analysis* ist eine Forschungstechnik der Textanalyse, die vor allem die Zusammenhänge zwischen Begriffen und deren Kontext erfassen hilft. Sie definiert, welche Kontextebenen relevant sind, sie gibt an, wie Daten gesammelt werden sollen, und bietet ein Konzept, wie symbolische Bedeutung und Botschaften der Daten gefunden werden können. Vgl. Krippendorff (1980), S. 21-22.

17 Ebd., S. 114.

1.3. Aufbau der Studie

Kapitel zwei ist eine Einleitung in die moderne Metaphorologie. Es geht vor allem um die Fragen: Was ist eine Metapher? Welche diskursiven Leistungen hat sie? Es wird eine kurze Entwicklungsgeschichte der Metaphorologie vorangestellt, um die hier verwendete weitere Definition von älteren Metaphernkonzepten, die in der Wissenschaft auch heute noch eine Rolle spielen, abzugrenzen. Metaphern nach der neueren und weiteren Definition werden je nach Metapherntheorie unterschiedlich gedeutet. Mit Hilfe von zwei umfassenden Theorien werden die diskursiven Leistungen von Metaphern an unterschiedlichen Beispielstexten gezeigt. Zum Schluss des Kapitels werden die vier wichtigsten Leistungen der Metaphern im wissenschaftlichen Diskurs erarbeitet: die illustrative und die innovative, die konstitutive und eine normative Leistung. Einzelne Metaphern erbringen diese Leistungen aber nicht allein, sondern sie stehen im Diskurs unter dem Schirm einer Leitmetapher, aus der die einzelnen Metaphern abgeleitet werden oder hervorgehen. Diese Leitmetapher enthält die indirekte Botschaft, die „association structure", die für eine Diskursanalyse besonders wichtig ist.

Kapitel drei enthält einen Rückblick auf die Wirkungsgeschichte der Metaphern in der Entwicklung der Genetik. Historische Arbeiten haben die Geschichte der Genetik bereits unter vielen verschiedenen Aspekten zusammengefasst. Dieses Kapitel soll auch historische Quellen verarbeiten, aber keine grundsätzlich neuen historischen Erkenntnisse ans Licht bringen. Die meisten Fakten sind für viele, die sich mit der Geschichte der Vererbungstheorien auseinandergesetzt haben, bekannt. Die Identifizierung von Leitmetaphern und ihren Leistungen in der Entwicklung der Genetik führt aber zu neuen und spannenden Zusammenhängen. Die Wahl der ersten Leitmetaphern war eine wichtige theoretische Entscheidung der Genetik. Diese Metaphern haben auf die Theoriebildung eingewirkt, und sobald sie in der wissenschaftlichen Gemeinschaft angenommen wurden, funktionierten sie als Grundgerüst des Nachdenkens sowie als Maßstab der weiteren Metaphernbildung.[18] In den Anfangsphasen der Genetik waren die einzelnen Leitmetaphern einflussreicher und weniger stabil als in späteren Phasen, deshalb hatten sie noch eine größere Deutungsmacht im Gesamtfeld der Forschung und waren auch in größerer Gefahr, nach erfolgreicher „Laufbahn" wieder aus dem Zentrum der wissenschaftlichen Gedanken zu verschwinden. Demgemäß zeichnet sich in der Entstehungsgeschichte der

---

18 Alle sprachlichen Komponenten eines Diskurses müssen in jedem kohärenzgeleiteten System, wie die Wissenschaft es ist, in einem Sinnzusammenhang stehen. Die ersten Metaphern einer Wissenschaft bestimmen also die spätere sprachliche Beschreibung der Inhalte, welche unter Druck steht, sich immer dem ursprünglichen Kontext anzupassen. Vgl. Kap. 2.4.3.

Genetik ein Wettkampf um die Autorschaft dieser konstitutiven Metaphern ab.[19]

Natürlich könnte man die Analyse der Metaphern im Vererbungs-diskurs mit gutem Recht bereits vor der Genetik, d.h. vor dem Beginn des 20. Jahrhunderts beginnen. Metaphorische Vorstellungen haben das Nachdenken über Vererbungsmechanismen schon immer geprägt. Die Darstellung der Geschichte dieser Metaphern würde aber den Rahmen dieser Arbeit sprengen. Drei der wichtigsten Leitmetaphern der alten Vorstellungen können – angefangen von der Antike – bis in die heutige Zeit immer wieder gefunden werden und sollen daher besonders dargestellt werden: „Aktivität", „Text" und „Maschine".

Aktivität als Leitmetapher bedeutet eine metaphorische Zuschreibung der Fähigkeit, sich und oder andere selbständig zu bewegen und oder zu verändern. In den Naturwissenschaften wird diese Fähigkeit z.B. Molekülen zugeschrieben, die wiederum von anderen Molekülen bewegt werden, aber die Schwierigkeit der unendlichen Beschreibung oder der Zirkularität soll nicht jedes Mal an- oder ausgesprochen werden; der Einfachheit halber wird ein Punkt gesetzt, von dem her Bewegung und Veränderung abgeleitet werden kann. Somit hat die Verwendung der Metapher ihre Wurzeln in der Antike, als zur Erklärung der Welt die Frage nach dem „unbewegten Beweger" gestellt wurde.

Die Text-Metapher ist ähnlich alt wie die Aktivitäts-Metapher. Die großen Buchkulturen[20] hatten alle schon das menschliche Leben als Buch und Text interpretiert. Diese Interpretation nahm aber in der abend-ländischen Kultur in der Renaissance eine bedeutende Wende, als der Text (Buch und Sprache), auf die Naturforschung übertragen wurde.[21] Die Genetik griff diese Metapher wieder auf und machte das Buch zu einer der wichtigsten Analogiebilder der Vererbung.

Die Metapher der Maschine gewann vor allem nach Descartes an Bedeutung in der Interpretation der Vererbungsmechanismen. Mit ihr ver-band sich eine mechanistische Vorstellung der Körperfunktionen, die bald nach ersten wissenschaftlichen Untersuchungen zur biologischen Verer-bung im 18. Jahrhundert die Grundstruktur der Vorstellungen lieferte.

In Kapitel vier wird die Verwendung dieser drei Leitmetaphern auch im heutigen Diskurs der Genetik wieder gezeigt. Das Ziel dieses Diskurses ist der wissenschaftliche Erkenntnisgewinn, in dessen Dienst die Metaphern gestellt werden. Sie werden eingesetzt, um konzeptuelle Rahmen für das

---

19 Die Darstellung dieses Wettkampfes soll auf politische oder finanzielle Dimensionen der Durchsetzungsfähigkeit der Meinung und Wortschöpfung mancher Autoritäten verzichten und sich nur auf wissenschaftsinterne Komponenten konzentrieren. Der Wettkampf wird als ein ehrliches wissenschaftliches Streben nach der bestmöglichen Beschreibung der Vererbungsmechanismen dargestellt.

20 Vgl. den Begriff *bookish culture* von Bono (1995b).

21 Vgl. Kap. 2.3.5.

Nachdenken und das Experimentieren zu schaffen. Mit der Zeit verlieren sie aber allmählich diese Funktion und werden immer konkreter definiert. Durch diesen Prozess wird die Plastizität der Deutung erhärtet und eingeschränkt, was unter anderem zum Verlust von Interpretationsraum und zu einem Gewinn an Definiertheit in der ganzen Genetik führt. Zwei große Gruppen lassen sich in diesem Diskurs voneinander trennen: die mit Kuhnscher Terminologie „normale" Genetik,[22] welche die Festigung der Definitionen anstrebt sowie eine philosophisch kritische Gruppe von „alternativen Genetiken", die alte Metaphern anders interpretiert und neue Metaphern in den Diskurs einzuführen versucht. Es wird festgestellt, dass das Gen im wissenschaftlichen Diskurs Ende des 20. Jahrhunderts und besonders aber nach Abschluss des Humangenomprojekts seine früher durch Metaphern verkündete Sonderstellung verloren hat und zu einem von vielen Bestandteilen des Organismus geworden ist. Die Verschiebung der metaphorischen Interpretation ist aber leider nicht für jeden erkennbar, sondern erschließt sich nur dem Kenner des Kontextes, d.h. dem Mitglied der Deutungsgemeinschaft der Genetiker.

Diese Verschiebung der metaphorischen Interpretation wird in Kapitel fünf im öffentlichen Diskurs geprüft. Es wurde anhand von Print-medienartikeln nachgewiesen, dass die Öffentlichkeit über die Erkenntnisse der Genetik in einer metaphernreichen Sprache informiert wird. Die Deutungsveränderung dieser Metaphern bleibt ihr aber weitgehend ver-schlossen. Die alten Leitmetaphern werden in der Regel weder ausgetauscht noch uminterpretiert. Sie verbinden sich häufig mit unangemessenen Vorstellungen. Diese Metaphern führen das öffentliche Verständnis der Genetik zu einem wesentlich anderen metaphorischen Bild, als es in der normalen Genetik vorherrscht. Es ist vor allem ein Bild der Machbarkeit und der genetischen Macht über unterschiedlichste Phänomene des Lebens. Dieses Bild ist kaum dem Zufall zu verdanken. Eine bewusste Medien-aktivität der obigen Deutungsgemeinschaft lässt sich nachweisen. Diese Aktivität wird zum Teil sicherlich bewusst für eine öffentliche Macht-erhöhung eingesetzt. Die konkreten Resultate der metaphorischen Deu-tungen sind zwar nicht genau zu berechnen, dennoch können Mechanismen nachgewiesen werden, an denen eine beabsichtigte Erhöhung der öffent-lichen Deutungsmacht der Genetik zu erkennen ist. Für einen ange-messenen Umgang mit Metaphern in der Öffentlichkeit sollen massen-mediale Akteure die öffentliche Deutungsmacht der Metaphern bedenken und Metaphern so verwenden, dass sie mit ihnen das Erklärungspotenzial ihrer Wissenschaft in der öffentlichen Wahrnehmung nicht überschreiten.

In Kapitel sechs wird den beiden aktuellen Diskursanalysen ein Diskursfeld entgegengestellt, das sowohl medizinisch-wissenschaftlich als auch am Laienverständnis orientiert ist: die genetische Beratung. Nach der Klärung des Interesses der Beratung an der Metaphernverwendung wird

---

22 Siehe auch Kuhn (1978), S. 25.

auch hier eine qualitative Analyse anhand von empirischem Material aus der Beratung durchgeführt. Beispiele aus der Praxis unterschiedlicher Beratungszentren in Deutschland zeigen, dass durch die Veränderung der Deutungsrahmen sich dieselben Leitmetaphern mit einer holistischen Perspektive gegen den Gen-Reduktionismus einsetzen lassen. Das genetische Beratungsgespräch hat zwar nicht die primäre Aufgabe einer biologischen Aufklärung, dennoch kann es durch die angemessene Darstellung der Fakten zur künftigen Lebensqualität der Ratsuchenden wesentlich beitragen. Metaphern sollen dem Krankheitsbild angemessen ausgewählt werden, und der Berater soll die Ratsuchenden und ihre Probleme auch in seinen Metaphern konsequent von den untersuchten Genen und ihren Problemen trennen.

Kapitel sieben fasst die Ergebnisse der drei vorgestellten Diskurse zusammen. Es enthält nochmals einen Hinweis auf die Diskursabhängigkeit von Metaphern, die deshalb immer mit Rücksicht auf die Vorkenntnisse und Erfahrungen der Zielgruppe, d.h. auf den Interpretationskontext, geeicht werden sollen. Ferner soll aber auch die Möglichkeit des Missbrauchs aufgezeigt werden, wenn z.B. Metaphern gewählt werden, die den Eindruck erwecken, dass die Wissenschaft die Antwort auf Fragen gefunden hat, die – angemessen verstanden – nicht einmal zu ihrem Forschungsbereich gehören. Insgesamt soll diese Arbeit durch eine gründliche Metaphernanalyse nach dem vorgestellten Modell zum angemessenen Verständnis der Genetik und auch generell der Medizin beitragen sowie den wiederholten Versuch der Naturwissenschaften, Metaphern zu vermeiden oder zu ignorieren und nur Fakten wahrzunehmen, kritisch ergänzen. Skeptiker dürften nach dieser Arbeit die Reflexion über Metaphern in der Medizin weniger exotisch finden, und Enthusiasten der Metaphorologie erfahren, dass Leistungen der Metaphern in diesen Diskursen bei weitem nicht so willkürlich zu definieren sind, wie es oft passiert.

2. Metapher – Bildersprache und Theoriebildung

> „Es ist aber bei weitem das Wichtigste,
> dass man Metaphern zu finden weiß. Denn
> dies ist das einzige, das man nicht von
> einem anderen erlernen kann, und ein
> Zeichen von Begabung."[23]

In der Alltagssprache wird die Metapher meistens als ein schmückendes Element gesehen, das eigentlich in die Poesie gehört. Einen Naturwissenschaftler wegen seiner Metaphern zu loben, könnte als Kritik am Inhalt verstanden werden. Metaphern werden als rein sprachliches Element gesehen ohne direkten Bezug zur Handlung, zur Theoriebildung oder zu Fakten. Beim genaueren Hinsehen müssen wir jedoch feststellen, dass die Naturwissenschaften ohne Metaphern gar nicht auskommen und diese für viele Bereiche nicht nur eine schmückende, sondern auch eine das Verstehen unterstützende, manchmal sogar konstitutive und die wissenschaftliche Erkenntnis vorantreibende Funktion erfüllen. Metaphern können also nicht nur als Sprachschmuck, sondern auch durch ihre epistemische Leistung zur naturwissenschaftlichen Forschung beitragen.

Bevor aber Metaphern in Theorien reflektiert wurden, die ihnen einen so hohen kognitiven Wert für die Wissenschaft zusprachen, waren sie in der Tradition der Philosophie und der Wissenschaften als grundsätzlich unwissenschaftlich diskreditiert. Sie wurden kritisiert, weil sie die Fähigkeit haben, den Zuhörer oder den Leser ohne Wahrheitsanspruch von einer Sache zu überzeugen: Gegenübergestellt wurde den Metaphern, die einen großen Einfluss auf die Vorstellungswelt ausüben, die Logik und später die Empirie, durch die allein man zur sicheren Wahrheit gelangen könne. Diese galten als Grundlage des naturwissenschaftlichen Denkens, während die Metapher in den Bereich der Kunst der Überzeugung, der Rhetorik zu zählen war. Deshalb waren Metaphern in der Suche nach Wahrheit lange Zeit „unerwünscht". Diese zwei unterschiedlichen Diskurse und alle ihre Elemente mussten getrennt werden, um Klarheit zu schaffen. Viele Wissenschaftler vertreten heute noch eine vergleichbare Vorstellung von naturwissenschaftlichen Erkenntnissen.

Diese traditionelle Unterscheidung zwischen den zwei Diskursen, dem mit wissenschaftlichem Wahrheitsanspruch und dem mit Metaphern und anderen Sprachbildern, muss jedoch mindestens aus drei Gründen neu begriffen werden: Erstens ist es zwar sicher richtig, die Verschiedenheit der Verfassung und der Methoden der zwei Arten von Nachdenken – Wissenschaft und Rhetorik – aufzuzeigen. Dennoch haben Philosophen und Naturforscher Metaphern außerhalb ihres exakten Erkenntnisanspruches für

---

23 Aristoteles (1976), S. 94.

pädagogische Zwecke immer schon genutzt, d.h. zur Wahrheit gelangten und gelangen die Schüler auch durch Metaphern. Zweitens zeigen Wissenschaftstheoretiker eine Bestrebung der Wissenschaftler auf, Metaphern und jegliche übertragene Sprache in möglichst klare und stabile Definitionen zu verwandeln. Dieses permanente Bestreben bestätigt aber gerade die Tatsache, dass es nie ganz gelungen ist, in der Wissenschaft ohne Metaphern auszukommen. Viele Wissenschaftler versuchen intensiv, Metaphern aus ihrer Fachsprache zu verbannen. Der Versuch wird wohl nie ganz gelingen, aber es wäre auch schade, denn Metaphern haben wichtige Leistungen für die Wissenschaft. Statt des Verbannens sollten sie vielmehr der gründlichen Analyse unterworfen werden. Drittens kann ein allgemein anerkanntes Verbot der Verwendung von Metaphern in der Wissenschaftssprache nur bis in das 17. Jahrhundert nachgewiesen werden. Parallel zum Geist der rationalen Aufklärung hat sich auch ein Geist der Poesie der Erkenntnis entwickelt. Die scharfe Trennung zwischen Metaphern und Wissenschaftssprache war nach der Aufklärung immer weniger möglich. Im Laufe der Zeit haben sich immer mehr Denker gefunden, die Wert auf die Analyse der figürlichen anstatt der wörtlichen Sprache gelegt haben.[24] Dem aktuellen Verständnis der Metapher gingen unterschiedliche Metapherntheorien voraus, die ihre Spuren in der Deutung der Metaphorik hinterlassen haben. Um die Aussagen dieser Arbeit über Rolle und Wirkung von Metaphern in den Naturwissenschaften allgemein und speziell in der Genetik nachvollziehen zu können, ist eine Einführung und ein kurzer historischer Überblick zum Begriff der Metapher sowie die Darstellung von Theorien zur Deutung von Metaphern sinnvoll.

Im zweiten Teil des Kapitels werden Beispiele für die metaphorische Wirkung gezeigt und die Funktion von Metaphern geprüft; abschließend werden die wichtigsten Leistungen der Metaphern in wissenschaftlichen Diskursen im Zusammenhang mit den genannten Beispielen dargestellt. Durch die gewählten Ansätze und Analysemethoden sollen die wichtigsten metaphorischen Leistungen in biowissenschaftlichen Diskursen erfasst werden.

2.1. Zur Entwicklungsgeschichte der Definition der Metapher

Die oben vorgestellte traditionelle Sicht der Metapher als Sprachschmuck ernährt sich nicht nur vom aktuellen Wahrheitsanspruch mancher Naturwissenschaftler, sondern auch von ihren historischen Wurzeln, die bis in die Antike zurückgehen. Die antike Welt sah sich dem Ganzen des Seienden gewachsen, die erkannten Inhalte waren für sie richtig erkannt und brauch-

---

24 Die Geschichte der modernen Metaphorologie beginnt also nicht – wie oft angenommen – mit dem Strukturalismus des 20. Jahrhunderts, selbst wenn diese Strömung wesentlich zu deren Entwicklung beigetragen hat.

ten nur in eine schöne Sprache übertragen zu werden. Hans Blumenberg beschreibt diese Zeit als „die vollkommene Kongruenz von Logos und Kosmos",[25] die es dem Redner erlaubte, alles Seiende in einer theoretisch-begrifflichen Sprache zu erfassen. Auf diese Weise kam der Metapher – als Ornament der Sprache – „nur" die Aufgabe der Ausschmückung zu. Sie sollte die Attraktivität der mitzuteilenden Wahrheit erhöhen. Das war für den antiken Redner eine hoch angesehene Aufgabe, allerdings außerhalb des Wahrheitskriteriums. Dadurch war der Gebrauch von Metaphern auch mit der Gefahr verbunden, die Wahrheit zu verschleiern oder manipulierend durch Unwahrheit zu ersetzen.[26]

Dieser Gefahr bewusst, räumte Platon der Redekunst eine wichtige Funktion in der Erkundung der Wahrheit ein. Er definierte die Metapher noch nicht, dennoch zeigte er schon, dass treffende „Metaphern" für ihn Instrumente der Redekunst waren, die Wahres zu vermitteln vermochten.[27] Die Vermittlung einer gesicherten Wesenserkenntnis bedurfte daher nach Platon auch einer angemessenen Rhetorik.[28]

Platon folgend lud Aristoteles den Philosophen ein, die Wahrheit mit argumentativer Überzeugungskraft zu formulieren, aber die zwei Ebenen der philosophischen Rede (Form und Inhalt) trennte er systematisch voneinander, indem er auch die Metapher unter den Fragen der Poetik diskutierte. Er gab uns die erste überlieferte Definition der Metapher in seiner „Poetica":

„Eine Metapher ist die Übertragung eines fremden Nomens und zwar entweder von der Gattung auf die Art oder von der Art auf die Gattung, oder von einer Art auf eine andere, oder nach den Regeln der Analogie."[29]

„Unter einer Analogie verstehe ich eine Beziehung, in der sich die zweite Größe zur ersten ähnlich verhält, wie die vierte zur dritten. Dann verwendet der Dichter statt der zweiten Größe die vierte oder statt der vierten die zweite; und manchmal fügt man hinzu, auf was sich die Bedeutung bezieht, für die das Wort eingesetzt ist."[30]

---

25 Blumenberg (1960), S. 286.

26 Diese Gefahr wird in der Rede des Phaidros mit Sokrates als eine echte Bedrohung der Wahrheit dargelegt: „Phaidros: So vielmehr habe ich immer gehört, lieber Sokrates, wer ein Redner werden wolle, habe nicht nötig, was wahrhaft [...] gut sei oder schön, sondern nur was so scheinen werde, denn hierauf gründe sich das Überreden, nicht auf der Sache wahre Beschaffenheit." Platon (1984), S. 96.

27 „Sokrates: Wird er aber wohl im Stande sein, wenn er die wahre Beschaffenheit eines jeden Dinges nicht kennt, die größere oder geringere Ähnlichkeit mit diesem unbekannten in anderen Dingen zu unterscheiden? / Phaidros: Unmöglich." Ebd., S. 99. Demnach mag eine wirkungsvolle Metapher eine Lüge sein, der Redner kann aber unmöglich die Zusammenhänge nicht verstanden haben.

28 Ebd., S. 110.

29 Aristoteles (1976), S. 89.

30 Ebd., S. 90.

Mit dieser Formulierung legte Aristoteles bereits die Fundamente für die spätere Substitutionstheorie der Metapher[31]. Er erstellte eine Art Proportionalgleichung B : A = D : C, in der nur entweder D oder B verwendet und eventuell der Bezug genannt wird. Dieses Beschreibungsmodell hat sich in seiner Struktur seit Aristoteles nicht geändert, auch wenn die Elemente einer Metapher heute konkreter benannt werden können.

In der Antike nach Aristoteles und im Mittelalter wurde die philosophische Frage nach der Wahrheit von dem sprachtechnischen Gerüst getrennt, und die Metapher als Teil des letzteren diente innerhalb der Rhetorik höchstens dem „Gefallen" an der Wahrheit. Zu dieser Trennung und zu einer kritischen Einstellung gegenüber der Redekunst und damit indirekt gegenüber der Metapher leistete Augustinus mit seinen Bekenntnissen einen neuen Beitrag, indem er sein Leben als geschulter Rhetoriker vor seiner Bekehrung dem der rhetorisch unbewandten Christen, die als solche die absolute Wahrheit ohne die Redekunst besaßen, als wertlos gegenüberstellte.[32] Da weiterhin die Scholastik die Grundlage jeder sicheren Erkenntnis in der puren Logik sah, wurde die Metapher aus der wissenschaftlichen Diskussion noch weiter verbannt. Auch in der Neuzeit wurde die Metapher eher als eine Sprachform mit rhetorischem oder pädagogischem Wert gesehen – ohne irgendwelche Leistung für die Wissenschaft. Sie habe als Gegenteil von klaren Definitionen nur eine Ausschmückung oder im schlimmeren Fall das Verderben der Wahrheit angestrebt. Thomas Hobbes formulierte diesen Gegensatz in seinem „Leviathan":

> „Klare Wörter sind das Licht des menschlichen Geistes, aber nur, wenn sie durch exakte Definitionen geputzt und von Zweideutigkeiten gereinigt sind. Die Vernunft ist der Schritt, die Mehrung der Wissenschaft der Weg und die Wohlfahrt der Menschheit ist das Ziel. Und im Gegensatz dazu sind Metaphern und sinnlose und zweideutige Wörter wie Irrlichter, und sie dem Denken zugrunde legen heißt durch eine Unzahl von Widersinnigkeiten wandern, und an ihrem Ende stehen Streit und Aufruhr oder Ungehorsam."[33]

John Locke hat sich ebenfalls ausdrücklich gegen die Verwendung von Metaphern in der Wissenschaftssprache ausgesprochen.[34] Die Angst vor der

---

31 Vgl. Kap. 2.2.

32 Augustinus schreibt abwertend von dieser seiner Ausbildung: „Und je besser es einer verstand, die Affekte des Zornes und des Schmerzes lebendig und so, wie es der dargestellten Persönlichkeit entsprach, hervortreten zu lassen, indem er zugleich die Gedanken in angemessene Worte kleidete, desto größeres Lob erwarb er mit seiner Rede. Was half es mir, mein wahres Leben, mein Gott, dass mir meines Vortrags wegen von vielen meiner Mitschüler und Altersgenossen Beifall gezollt wurde? War das nicht alles Wind und Rauch?". Augustinus (1948), S. 48.

33 Hobbes (1992), S. 37.

34 „Wie bei Bildern [metaphors] und Anspielungen, auf denen zum größten Teil das Unterhaltende und Fesselnde der geistigen Beweglichkeit beruht, die die Einbildungskraft so stark anregt und deshalb bei jedermann so willkommen ist, weil ihre

Unwahrheit setzte scharfe Grenzen vor die Nutzung der metaphorischen Leistungen der Sprache.

Erst Giambattista Vico bestritt die vorherrschende Trennung zwischen der Erkenntnis der logisch gesicherten, objektiven Wahrheit und der menschlichen „Phantasie". In der „Scienza nuova" (1744) zählte er Gründe dafür auf, dass die Beziehung von Poesie und Philosophie nicht so sehr als eine Beziehung der Gegensätze, der extremen Pole gesehen werden sollte, sondern vielmehr als die der Korrelation.[35] Die erste Regung des menschlichen Geistes war nach Vico nicht die Logik, sondern die „Logik der Phantasie". „Die Poesie ist also ursprüngliche und (damit auch primitive) und selbständige Form des Wissens."[36] Die auf diese Weise erlangte „poetische Wahrheit" befand sich jedoch keineswegs auf einem niedrigeren Niveau als die „logisch-rationale". Sie hatte für ihn sogar denselben genealogischen Vorrang vor der logisch-rationalen, wie das erkennende Moment vor dem beurteilenden. Das erkennende Moment war mit dem Begriff „Ingenium" beschrieben, welcher diejenige vom Intellekt verschiedene Fähigkeit des Geistes meint. Die Logik der Phantasie war also erstens weitgehend metaphorisch geprägt,[37] zweitens verfügte sie über zweierlei Fähigkeiten: Die „similitudines" zu „finden" oder sie zu „schaffen". Im ersten Fall müssen diese Ähnlichkeiten schon als etwas Gegebenes existieren, im zweiten sind sie nicht in der Sache selber existent, sondern das Ingenium bringt sie als geistige Produkte hervor. Vico verstand Metaphern aber nicht als bloße bildliche Ausdrücke, sondern als Mikro-Erzählungen, die einer Interpretation bedürfen, aus denen eine Geschichte entsteht.[38]

Vico schrieb damit den Metaphern eine revolutionär neue Rolle zu: Sie unterschied sich von der aristotelischen Funktion im Wesentlichen darin, dass ihr nun der Rang eines Erkenntnisinstrumentes mit kognitiver Funktion zukam. Diese Erweiterung der Metapherntheorie sprengte den alten Rahmen, was vor allem zu den Verdiensten Vicos gezählt werden kann. In drei Aspekten blieb jedoch das Modell von Vico den heutigen Metapherntheorien unterlegen. Erstens geht die moderne Metapheranalyse einen Schritt tiefer bei der Analyse der kommunikativen Funktion der Metapher.[39] Vico erforschte die Funktion der Metaphern nur nach ihrer rhetorischen bzw. erkenntnistheoretischen Rolle, daher konnte er z.B. noch

---

Schönheit auf den ersten Blick in Erscheinung tritt und sie keine mühsame Gedankenarbeit erfordert, um zu prüfen, wieviel Wahrheit und Vernunft sie enthält. Ohne weiter auszuschauen, ruht der Geist befriedigt durch die Gefälligkeit des Bildes und die Heiterkeit der Phantasie." Locke (1962), Bd. I, S. 176-177.

35   Vgl. Patella (1995), S. 173.
36   Cacciatore (2002), S. 115.
37   Die Metapher muss in jedem Fall die Ähnlichkeiten (similitudines) zwischen zwei Dingen zur Sprache bringen.
38   Vgl. Bono unter Kap. 2.2.2.
39   Vgl. Kap. 2.2.2.

nicht erkennen, wie durch eine Metapher ein Objekt konstruiert werden kann. Zweitens hat seine Theorie nur einige wenige Spielarten der Metapher zur Kenntnis genommen und beschränkte sich bei der Anwendung des Terminus Metapher deshalb auf einen sehr begrenzten Bereich. Im 20. Jahrhundert wurde die Definition der Metapher wesentlich erweitert und erlaubte die Analyse von mehr Funktionen. Drittens spielten für Vico Metaphern noch keine Rolle in der sich gerade herausbildenden empirischen Wissenschaft. Empirisches Erkennen war für ihn noch gebunden an das „verum factum" Prinzip, d.h. dass „die Regel und das Kriterium der Wahrheit ist, etwas gemacht zu haben".[40]

Bis ins 20. Jahrhundert gab es keine größeren Veränderungen in der Theorie der Metapher. Das 18. Jahrhundert beschränkte sich weiterhin defensiv auf die Untersuchung von ganz bestimmten Typen von Metaphern. Im 19. Jahrhundert spezialisierte man sich auf wieder andere Typen, wobei die Metapher immer mehr an Bedeutung gewann. Nietzsche beschrieb sie schon als allgegenwärtiges Prinzip der Sprache: Wir glauben etwas von den Dingen selbst zu wissen, wenn wir von Bäumen, Farben, Schnee und Blumen reden und besitzen doch nichts als Metaphern der Dinge, die den ursprünglichen Wesenheiten ganz und gar nicht entsprechen.[41]

Erst die strukturalistische Linguistik bot den Nährboden für einen grundlegenden Wandel in der Theorie der Metapher. Mit Ivor Armstrong Richards' einflussreichem Artikel über die Philosophie der Rhetorik von 1936 wurde die Untersuchung von Metaphern neu geprägt. Seine Metapherntheorie diente der Auflösung der persuasiven Grenzen der Rhetorik. In der Metapher schien vor Richards die Semantik nur der Auslöser von behavioristisch zu beschreibenden Reaktionen zu sein, wobei nur diese erreichte Wirkung Objekt der Forschung war, nicht die Semantik der Metapher selbst. Richards schaffte die Analyse der emotiven Wirkung nicht ab, sondern er trennte sie von der linguistischen Ebene und machte sie der psychologischen Untersuchung zugänglich. Er teilte die von Aristoteles vorgeschlagenen „Größen der Übertragung" neu ein und nannte sie Tenor [tenor] und Vehikel [vehicle]. Die „Doppeleinheit" [double unit] Metapher hat immer eine zugrunde gelegte Vorstellung oder einen Hauptgegenstand

---

40   Seifert (1995), S. 53.

41   „Das ‚Ding an sich' (das würde eben die reine folgenlose Wahrheit sein) ist auch dem Sprachbildner ganz unfasslich und ganz und gar nicht erstrebenswert. Er bezeichnet nur die Relationen der Dinge zu den Menschen und nimmt zu deren Ausdrucke die kühnsten Metaphern zu Hülfe. Ein Nervenreiz, zuerst übertragen in ein Bild! Erste Metapher. Das Bild wieder nachgeformt in einem Laut! Zweite Metapher. Und jedesmal vollständiges Überspringen der Sphäre, mitten hinein in eine ganz andre und neue." Nietzsche (1973), S. 373.

[tenor], die das Vehikel oder die Figur meint:[42] „(M)an kann den Tenor beschreiben oder qualifizieren, indem man das Vehikel beschreibt."[43]

Auch die Definition der Metapher legte Richards weiter aus als seine Vorgänger. Er war sich dessen bewusst, dass er „den Sinn des Terminus ‚Metapher' fast bis an die Grenze des Vertretbaren generalisiert oder ausgedehnt" hat.[44] Er zitierte Johnson, wo er auch Aristoteles hätte zitieren können und stellte die alte Definition von Metaphern die „zwei Vorstellungen in einer" als zu eng vor. Er ging weiter und behauptete, dass auch all jene Vorgänge als metaphorisch miteinbezogen werden müssen, „bei denen wir unsere Wahrnehmung, unser Denken oder unsere Empfindungen über eine Sache in Worten ausdrücken, die eigentlich zu etwas anderem gehören."[45] Damit eröffnete er eine Tür außerhalb der bewussten persuasiven Rhetorik und nahm auch Metaphern in seine Analyse auf, die bisher aufgrund enger Definitionen außer Acht gelassen wurden. Zugleich nahm er natürlich eine gravierende Ambivalenz in Kauf:

> „ob ein Wort nun wörtlich oder metaphorisch gebraucht wird, ist nicht immer, und schon gar nicht in der Regel einfach zu entscheiden [...] Ein Wort kann simultan sowohl wörtlich als auch metaphorisch sein."[46]

Diese Definitionsschwierigkeit konnte auch seither keine Theorie der Metapher überwinden. Dennoch war diese Erweiterung wichtig für die spätere Metaphernanalyse, denn erst diese weite Definition ermöglichte es, eine grundlegende Ebene der naturwissenschaftlichen Sprachform, die Verwendung von Begriffen im uneigentlichen Sinne, als Metaphern zu analysieren. Ähnlich definierten die Metapher auch jüngere Metapherntheoretiker wie z.B. Sabine Maasen und Peter Weingart:

> „[W]e acknowledge metaphors in whichever form and function they appear: as a term or a phrase; as a figure of speech, a heuristic, a scientific model, a catchword. The single most important feature of a term or phrase being a metaphor is that they are ‚nomadic', that is, taken up by and interacting with various discourses over time, thereby showing their malleability both actively and passively."[47]

---

42 Richards (1936), S. 37.
43 Mit diesem Satz hat Richards das Wesen der Vergleichstheorie im Grunde erfasst. Ebd., S. 39.
44 Ebd., S. 41.
45 Ebd., S. 42. Als Beispiel bringt er die Ausdrücke: Bein des Tisches gegenüber dem Bein eines Pferdes. Aber nicht nur diese Art von Wahrnehmung gehört zur Metapher, sondern jede andere Art, die das Denken strukturiert und für die Wahrnehmungsübertragungen, Empfindungsübertragungen oder Denkübertragungen benutzt werden: Wenn also der Mond am Himmel wandert, ist für Richards das „Wandern" eine Metapher, denn es ist nur eine menschliche Aktivität, die hier auf den Mond übertragen wird, an sich ist das kein Wandern, sondern ein Vorgang, für den die Sprache keine eigene Beschreibung gefunden hat, den sie aber metaphorisch hervorragend erfassen kann.
46 Richards (1936), S. 43.
47 Maasen/Weingart (2000), S. 3.

Die Bedeutung von Richards in der Entwicklung der Metaphorologie ist somit kaum zu überschätzen. Er erweiterte die Definition der Metapher, sodass alle möglichen Arten von begrifflichen Übertragungen als Metaphern definiert werden konnten. Das Konzept von Richards diente den meisten späteren Konzepten der Metaphorologie des 20. Jahrhunderts als Grundlage. In der vorliegenden Studie wird auch mit dieser sehr weiten Definition gearbeitet.

2.2. Metapherntheorien

Wie es sich aus der oben skizzierten Entwicklungsgeschichte der Metaphorologie vermuten lässt, gibt es keine einheitliche Metaphernforschung und keine einheitliche Theorie der Metapher. Die heute bekannten konkurrierenden Ansätze sind auf verschiedene Paradigmen zurückzuführen und lassen sich nicht aufeinander abstimmen. Diese Uneinigkeit führt zu einer verständlich metaphernkritischen Haltung, aufgrund welcher Metaphern in vielen Diskursen lieber ignoriert als untersucht werden. Trotz allem können wir – auch aus dem Zuwachs an Publikationen – darauf schließen, dass die Metaphorologie der Gegenwart kein vernachlässigtes Gebiet der Forschung ist. Die verschiedenen Ansätze im „Dschungel" der Metapherntheorien wurden schon vielfach nach unterschiedlichen Kriterien strukturiert und überschaubar gemacht. Die Auswahl der Theorien, die hier vorgestellt werden, orientiert sich an den zu beschreibenden Phänomenen, die durch empirische Analysen in der Genetik als diskursprägend gefunden wurden.[48] Von diesen Theorien wird erwartet, dass sie zur Metaphernanalyse im naturwissenschaftlichen, medizinischen und öffentlichen Diskurs die wichtigsten metaphorischen Funktionen aufzeigen können. Ob der Einsatz von Metaphern in diesen Diskursen in bestimmten Funktionen angemessen ist, kann eine Metapherntheorie nicht beantworten. Dies ist erst in der Einzelanalyse möglich. Zur Bestimmung von Metaphernfunktionen werden hier zwei große Gruppen von Metapherntheorien eingesetzt: semantische und konstruktivistische Theorien. Wie die Namen verraten, dient die erste Theorie eher zur Deutung der geplanten semantischen Botschaft der Metapher und die zweite eher zur Identifizierung der meist ungeplanten metaphorischen Vorprägung und Kanalisierung des Diskurses, die als solche eine eher verborgene aber ebenfalls sehr starke Botschaft verkörpert. Beide Theorien sind wichtig, um die Leistungen der Metaphern im Kontext angemessen zu verstehen.

---

48 Es gibt viele Theorien der Metapher, die hier nicht weiter erörtert werden, denn mit ihnen kann das Problem der metaphorischen Leistung in der Wissenschaftssprache weniger erfolgreich beschrieben werden, z.B. die Anomalietheorie oder emotive Theorien. Vgl. Frieling (1996), S. 29-30, oder im größeren Zusammenhang Rolf (2005).

2.2.1. Semantische Theorien

In diese Richtung der Metapherndeutung weisen sowohl die aristotelische Definition als auch die Theorie von Richards. Der vielleicht bekannteste Vertreter dieser Richtung ist Max Black. Er gehörte mit seinem Artikel „Metaphor" 1962 zu den ersten, welche die explosionsartige Metapherndiskussion in der Wissenschaft seit den 70er Jahren einleiteten. Er stellte die zu seiner Zeit bekanntesten drei Herangehensweisen der Metapherndeutung vor, alle drei aus der Perspektive der Semantik der Metapher.

2.2.1.1. Substitutionstheorie

Nach dieser Auffassung wird der metaphorische Ausdruck „anstelle eines äquivalenten wörtlichen Ausdrucks"[49] gebraucht. Diese Theorie setzt einen grundlegenden Unterschied zwischen der wörtlichen und der figürlichen Sprache voraus. Bei der ersteren geht man davon aus, dass es Begriffe gibt, die eine definierbare Bedeutung haben. Bei der letzteren, die oft einfach mit der metaphorischen Sprache gleichgesetzt wird, wird der Begriff statt in dieser wörtlich definierbaren Bedeutung in einer „devianten" oder „absurden"[50] Weise, d.h. nicht im wörtlichen Sinne gebraucht. Es wird also angenommen, dass es für den metaphorischen Ausdruck auch einen wörtlichen Ausdruck gibt (oder dieser geprägt werden könnte), und der gleiche Inhalt hätte deshalb auch in der wörtlichen Sprache ausgedrückt werden können. Der Autor tauscht die zwei Wörter aufgrund der Ähnlichkeit aus, und der Zuhörer oder der Leser hat die Aufgabe, diese Substitution umzukehren und dabei die wörtliche Bedeutung zu entdecken.

Für die Anwendung einer Substitution, d.h. eines sprachlichen Rätsels, gibt es nach Black zwei Gründe:

(1) Wenn es in der Sprache kein geeignetes Wort oder keine wörtliche Entsprechung für die Metapher gibt, schließt die Metapher eine Lücke im Wortschatz (Katachrese), und wenn sie lange genug gebraucht wird, verschwindet ihr metaphorischer Charakter und das Wort wird wörtlich verstanden.[51] Dafür ist im Deutschen das Wort „Zweck" ein typisches Beispiel. „Zweck" hatte ursprünglich die Bedeutung eines Nagels in der Mitte einer Zielscheibe, den es zu treffen galt. Diese Bedeutung aber hat das Wort allmählich verloren und heute wird es nur noch in der ursprünglich metaphorischen Bedeutung als Ziel verstanden.[52] Dieses

---

49 Black (1954), S. 61.
50 Vgl. Strub (1991).
51 Black (1954), S. 63.
52 Mit der Ausnahme von zusammengesetzten Wörtern, wie „Reißzweck" oder wenn der Kontext eindeutig auf die alte Bedeutung hinweist. „Zweck" ohne charakteristischen Kontext heißt im Deutschen heute so viel wie „Ziel", aber eine

Bedeutungsfeld verkörpert die gegenwärtige wörtliche Verwendung. In der Wissenschaftssprache kommt die Katachrese des öfteren vor, wenn ein neu entdecktes Phänomen mit einem bekannten Wort bezeichnet wird und diese Bezeichnung unter Fachleuten lange Zeit für dasselbe Phänomen gebraucht wird [53]

(2) Außerdem kann der Grund der Metaphernverwendung die reine Dekoration der Sprache sein. In diesem Fall bereichert die Metapher das Vokabular nicht. Sie wird immer metaphorisch verstanden. Aristoteles bringt hierfür die Beispielmetapher „Abend des Lebens", die für das Alter steht. Diese Metapher füllt keine Lücke im Wortschatz und wird auch nach langer Verwendung nicht wörtlich genommen. Die Entschlüsselung des metaphorischen Ausdrucks soll dem Zuhörer bzw. Leser Vergnügen bereiten, indem er ein gedankliches Problem löst. In diesem Fall ist die Metapher nach der Substitutionstheorie ein bloßes Sprachornament ohne Zusatzleistung.

Diese Theorie beschränkt sich auf eine zu enge Definition von Metaphern, nämlich auf eine solche, die eine vorhandene Korrelation B : A = D : C darstellt. Für Metaphern in der Wissenschaft, vor allem aber in der Genetik ist eine breitere Definition angemessener. Auch die Zweiteilung in eine „frühe Form der Katachrese" und in eine „reine Dekoration" kann man schwer nachvollziehen. Im ersten Fall ist es problematisch, dass man die Länge der Verwendung einer Metapher eigentlich nicht als Argument für die wörtliche Umdeutung angeben kann. Es gibt Metaphern, die immer metaphorisch verwendet werden und bei denen eine wörtliche Interpretation auch nach längerer Zeit unbedingt falsch wäre, z.B. wenn die Sonne „aufgeht", „geht" sie im wörtlichen Sinne nicht. Dennoch können wir sicher sein, dass „gehen" in diesem Fall eine sprachliche Lücke füllt und nicht nur als schmückende Alternative für einen anderen wörtlichen Ausdruck steht. Der zweite Fall hilft die Funktion der Metapher auch nicht erfassen, denn das Wort „Alter" hat nicht nur weniger Reiz oder Vergnügen, sondern es hat auch eine andere Konnotation, z.B. eine Reihe von Vorstellungen, die mit dem Wort „Abend" verbunden sind.

Die besondere Leistung der Theorie besteht darin, dass sie nicht nur den Übergang der wörtlichen Rede in eine metaphorische feststellt, sondern

---

Katachrese ist, wie dieses Beispiel auch zeigt, nie vollständig ohne metaphorische Reste möglich.

53   Blacks Katachrese geschieht in Wirklichkeit nicht plötzlich, sondern als langsame Verwandlung. Dieser Mechanismus ist eine wichtige Quelle der Fachsprachen, neue Begriffe einzuführen. Der Prozess ist jedoch nur ein wachsender, der fast nie vollkommen sein wird, denn, selbst wenn in der Wissenschaftssprache Metaphern konsequent zur Bezeichnung eines Phänomens gebraucht werden, tragen die Katachresen ihren Herkunftssinn in einer „verbleichten" Form weiter. Dies kann manchmal eine neue Wortkombination erschweren, weil der Herkunftssinn einer Katachrese in seiner sprachlichen Kohärenz nicht alle Begriffe im selben Kontext zulässt. Vgl. Kap. 2.4.3.

auch umgekehrt, einen Übergang von der metaphorischen Sprache in die wörtliche (Katachrese) entdeckt.[54]

2.2.1.2. Vergleichstheorie

Die Vergleichstheorie ist ein Sonderfall der Substitutionstheorie, bei dem die Metapher nicht mit einem wörtlichen Ausdruck, sondern mit einem wörtlichen Vergleich gleichgesetzt wird. Die metaphorische Aussage ist somit ein elliptisches Gleichnis und könnte jederzeit durch den äquivalenten Vergleich ersetzt werden. Die Metapher kommt dadurch zustande, dass der Vergleichspartikel „wie" weggelassen wird. Wenn man dieses Partikel nachträglich einfügt, erfährt der Ausdruck nach dieser Theorie keinerlei Änderungen in seiner Semantik. Wie am vorhin von Aristoteles zitierten Beispiel erkennbar ist, macht es keinen großen Unterschied, ob wir sagen: „Dieses Jahr war sein Lebensabend" oder „Dieses Jahr war wie sein Lebensabend." Zweck der Metapher nach der Vergleichstheorie ist nichts anderes als der Zweck eines Vergleichs, nur der metaphorische Ausdruck ist kürzer und bündiger. Zur Stützung dieser Auffassung wird oft Aristoteles zitiert, der feststellte, dass eine Metapher nach den Regeln der Analogie entsteht, die ja nichts anderes als ein Vergleich ist.[55]

Der Haupteinwand gegen diese Theorie besteht darin, dass sie das Problem der Deutung von Metaphern nicht löst, sondern es nur in eine andere Diskussion verschiebt. Sie sagt letztlich nichts anderes, als dass der metaphorische Ausdruck nicht als Synonym zu einem wörtlichen Ausdruck gelten kann, diesem aber „ähnlich" sei. Die Versuchung ist groß, Ähnlichkeiten als etwas Gegebenes zu sehen. Gleichnisse gehorchen jedoch nicht so strengen Regeln wie physikalische Gesetze und werden mit dieser Theorie auch nicht weiter erklärt. Ähnlichkeiten können in verschiedenen Eigenschaften (qualitativ) und in Abstufungen (quantitativ) unterschiedlich sein.[56] Ein zweites Problem mit diesem Ansatz ist die Gleichsetzung von

---

54 Das Phänomen des Übergangs aus der Metapher in einen wörtlichen Begriff betont auch Hans Blumenberg und zeigt, wie grundlegend die ursprüngliche Metapher zur Definition des Begriffes beigetragen hat. Sein Beispiel ist die Entstehung des Begriffs „Wahr-schein-lichkeit", der ursprünglich nichts mit der Wahrheit zu tun hatte, sondern nur so aussah, als wenn er die Wahrheit zeigen wollte; jeder wusste aber vom Begriff, dass er nur der Schein des Wahren war. Als Schlüsselbegriff einer wissenschaftlichen Theorie hat sich die Bedeutung des Wortes Wahrscheinlichkeit aber auch außerhalb der Theorie, in der Alltagsprache geändert und gefestigt. Vgl. Blumenberg (1960).

55 Aristoteles (1976), S. 90.

56 Z.B. „Das Alter ist der Abend des Lebens" wird übersetzt in „Das Alter ist wie der Abend des Lebens". Man kann sich aber fragen, was mit diesem Abend gemeint ist: quantitativ, wie viel Wärme, Licht und wie viele andere Eigenschaften dieser Abend im Vergleich zum Tag hat; und qualitativ, wie schön dieser Abend ist und was seine

Metaphern und Vergleichen, so hat eine Metapher in der Regel eine stärkere Wirkung auf die Vorstellung als ein Vergleich.

Beide vorgestellten Theorien bauen auf einer aristotelischen „Standard-definition"[57] der Metapher und dem Austausch der wörtlichen Semantik auf. Beide Theorien beschreiben die Metapher als einen nicht wörtlich zu nehmenden Ausdruck, der weitgehend „übersetzbar" in eine wörtliche Sprache ist. Da sie aber keine exakte Deutung der Übertragung bieten, wo diese möglich wäre, wurden sie in wissenschaftlichen Diskursanalysen gerade aufgrund dieser Mängel vermieden. Wenn nach dieser Theorie Metaphern in einen wissenschaftlichen Diskurs eintreten, muss der Wissenschaftler danach streben, sie in ihrer Bedeutung möglichst zu stabilisieren. Dieses Bestreben wird in den neueren Metapherntheorien für nicht mehr haltbar, im Gegenteil, sogar für ausgesprochen unerwünscht gehalten.[58] Substitutions- und Vergleichstheorie sind dennoch keine vollkommen überholten Ansätze. Sie können trotz ihrer Begrenztheit in vielen Kontexten wesentliche Aspekte der metaphorischen Botschaft aufzeigen.

2.2.1.3. Interaktionstheorie

Der Begründer der Interaktionstheorie ist Ivor Armstrong Richards. In „Die Metapher" entwickelt er 1936 aufgrund der Kritik der beiden oben vorgestellten Übertragungsmodelle einen neuen Ansatz zur Interpretation der Metapher, allerdings noch unter semantischer Perspektive. Richards glaubt nicht mehr an die eigentliche Bedeutung der Worte, die eventuell in einem übertragenen Sinn gebraucht werden können. Er meint, dass die Worte nur eine Abbildung der Realität aus einer Perspektive sind. „Ein Wort ist kein Ersatz für einen isoliert dastehenden Eindruck."[59] Metaphorik ist für ihn ein Beispiel für die kommunikative Leistungsfähigkeit der Sprache, die keine Abweichung vom Normalen, sondern ein kommunikati-

---

Schönheit ausmacht, oder welcher Zustand nach dieser Tageszeit zu erwarten ist. Diese Aspekte werden auch in einem Vergleich nicht beantwortet.

57 Vgl. die Definition von „*standard view of metaphor*" bei Bono. Er reiht alle Metapherntheorien vor Richards in diese traditionelle oder ,*standard'* Theorien der Metapher ein und stellt dieser die „*revisionistischen*" Metapherntheorien des 20. Jahrhunderts nach Richards entgegen. Vgl. Bono (1990), S. 62 f.

58 Blumenberg argumentiert für die Vorteile nicht vollständig abgeschlossener Definitionen, die noch das Denken fördern und durch erneute Interpretation neue Impulse in der Wissenschaft liefern können. Vgl. Blumenberg (1960), S. 285-286.

59 Richards (1936), S. 34.

ves Prinzip darstellt, das in jeder Sprache permanent gegenwärtig ist.[60] Das kann sogar „anhand bloßer Beobachtung nachgewiesen werden."[61] Die Metapher entsteht in einem Wechselwirkungsprozess zweier inkongruenter Vorstellungen. Dies wird in dem berühmten Satz deutlich:

> „Auf die einfachste Formulierung gebracht, bringen wir beim Gebrauch einer Metapher zwei unterschiedliche Vorstellungen in einen gegenseitig aktiven Zusammenhang, unterstützt von einem einzelnen Wort oder einer einzelnen Wendung, deren Bedeutung das Resultat der Interaktion beider ist."[62]

Max Black führte diese Theorie weiter und ergänzte sie durch einen „kreativen Rahmen" der Metapher. Sein prägender Beispielsatz war: „Die Armen sind die Neger Europas", an dem er zeigte, dass sowohl die Substitutions- als auch die Vergleichstheorie in der Interpretation der Metapher mangelhaft bleiben, denn das Wort „Neger" fungiert in diesem Rahmen nicht nur als Ersatz oder Analogie zum Wort „Arme", sondern bekommt im neuen Kontext eine neue, weiter zu fassende Bedeutung (extension of meaning).[63] Die Metapher „Neger" impliziert hier nicht nur, dass Arme ein unveränderbares Merkmal – wie die schwarze Hautfarbe – tragen, sondern sie werden mit dieser sozialen Schicht Amerikas gleichgestellt, mit der die allgemeine Bevölkerung zu Blacks Zeit klischeehaft viele Eigenschaften assoziiert: beschränkte Intelligenz, gesellschaftliche Last etc. Durch die Metapher wird behauptet, dass das bunte Bündel von Eigenschaften, das in Amerika der schwarzen Bevölkerung zugeschrieben wird, in Europa auf die Armen zutrifft. Es reicht also nicht, die Bedeutungsschnittpunkte der zwei Wörter – wie Richards vorgeschlagen hat – zu finden, sondern es gilt, diese Bedeutung und die Bedeutungserweiterung – aufgrund einer „subjektiven Kenntnis eines Systems miteinander assoziierter Gemeinplätze"[64]– zusammen bewusst wahrzunehmen und eine Verbindung zu erstellen. Auf diese Weise kann das Rätsel einer Metapher aufgelöst werden. Die Auflösung des metaphorischen Rätsels ist subjekt-gebunden. Über die Forderung einer weiter gefassten und subjektgebundenen Interpretation hinaus führt die Interaktionstheorie eine neue Sichtweise in die Diskussion der Metaphern ein: Analogien

---

60 Für das Weiterleben der Omnipräsenzthese der Metapher sorgen 1980 Lakoff und Johnson. Vgl. Lakoff/Johnson (2003).

61 Richards (1936), S. 33.

62 Richards (1936), S. 34.

63 Vgl. Black (1954), S. 69.

64 Black verwendet den Ausdruck „commonplaces". In der deutschen Übersetzung wurde das als „Gemeinplätze" übertragen, meint jedoch nicht die geläufige abwertende Bezeichnung für eine abgegriffene Redensart, sondern eher ein allgemeines Wissen, worüber alle verfügen. Diese Gemeinplätze kennen wir nach Black alle intuitiv, aber wir können sie relativ objektiv auch durch Befragung von Laien ermitteln. Dadurch eröffnet Black eine Möglichkeit zur sprach- und kulturspezifischen Interpretation von Metaphern. Vgl. ebd., S. 71.

werden nicht *erkannt*, wie bei Aristoteles, sondern vom Redner *gemacht*, der sie zur Strukturierung des Denkens verwendet.

Als Ergebnis dieser Theorie wird klar, warum Richards der Meinung sein konnte, dass Metaphern unser Denken „steuern". Metaphern wirken nach Black innovativ im Denken, und diese Wirkung geht noch weit über die Verbindung von bisher getrennten Lexemen hinaus. Durch die Bedeutungserweiterung kann die Metapher sogar die Vorstellung von der Sache bzw. die (sprachlich vermittelte) Wirklichkeit umwandeln. Blacks Beispiel hierfür ist der Versuch, die Metaphern des Schachspiels zu verändern. Das Schachspiel durch ein anderes Vokabular als das der Schlacht zu beschreiben – behauptet er –, würde unsere Wahrnehmung des ganzen Spiels transformieren.

Die Interaktionstheorie hat drei Neuerungen eingeführt: (1) dass das Verstehen einer Metapher durch eine subjektive Kenntnis eines Systems miteinander assoziierter Gemeinplätze geschieht, (2) dass Metaphern nicht bereits existierende Ähnlichkeiten aufzeigen, sondern sie erst schaffen und (3) dass Metaphern nicht der Verweis auf diese Ähnlichkeit sind, sondern in der Interaktion zwischen den beiden Inhalten liegen. Aufgrund dieser Eigenschaften wird die semantische Botschaft von Metaphern mit Rücksicht auf die Wahrnehmung in ihrer Zielgruppe planbar oder kalkulierbar.[65]

Weniger begriffsorientierte Metapherntheoretiker, wie auch Ricoeur, kritisieren diese Theorie, denn durch das System assoziierter Gemeinplätze kommt man zu keiner umfassenden Übersetzung für „echte Metaphern". Bei „trivialen Metaphern" könnte eine solche potenzielle Skala von Konnotationen hilfreich sein, aber bei echten Metaphern geht die „kontextuelle Wirkung" über die bloße Verwirklichung von assoziierten Gemeinplätzen weit hinaus.[66] Die Interaktionstheorie schließt den praktischen Nutzen der letzterwähnten zwei semantischen Theorien nicht aus, dennoch bietet sie eine neue Alternative, ein praktisch nachvollziehbares, für viele Zwecke sogar pragmatisch anwendbares Modell zur Auflösung von Metaphern. Der große Wert dieser Theorie ist, dass sie die Interpretation des metaphorischen Ausdrucks durch das allgemeine System

---

65 Vgl. Strub (1991).

66 Als triviale Metapher führt Ricoeur das Beispiel „Der Mensch ist ein Wolf, ein Fuchs oder ein Löwe" an. Diese Metapher lässt sich durch das System assoziierter Gemeinplätze erklären. Wenn die Metapher auf diese Weise erklärt wird, „entsteht keine neue Bedeutung, und wir lernen nichts dazu". Ricoeur (1972), S. 364. Im Gegensatz dazu stehen alle Metaphern, die neu geschaffen werden, die „überhaupt nirgendwoher genommen" werden. Ricoeur (1972), S. 366. Eine solche Metapher ist eine momentane Sprachschöpfung und lässt sich nicht durch Gemeinplätze erfassen. Diese echte Metapher ist „eine semantische Innovation, die in der Sprache keinen bereits bestehenden Status hat, weder als Bezeichnung, noch als Konnotation." In diesem Fall gibt es keinen anderen Weg zur Interpretation, als den Standpunkt des Lesers oder Hörers einzunehmen.

der miteinander assoziierten Gemeinplätze für eine externe Analyse zugänglich macht.

2.2.2. Konstruktivistische Metapherntheorien

Die Interaktionstheorie kann aber nicht das gesamte Phänomen „Metapher" begreifen. Im Gegensatz zu den semantischen Theorien der Metapher nehmen konstruktivistische Theorien an, dass Metaphern Funktionen haben, die über ihren semantischen Gehalt hinausgehen. Metaphern stehen – so argumentiert z.b. Blumenberg – ständig im Hintergrund des Denkens und eröffnen dem Verstehen den Spielraum einer Typik, durch den fremde Aussagen vorstellbar gemacht werden können.

> „Nicht nur die Sprache denkt uns vor, [...] noch zwingender sind wir durch Bildervorrat und Bilderwahl bestimmt, ‚kanalisiert' in dem, was überhaupt sich uns zu zeigen vermag und was wir in Erfahrung bringen können."[67]

Damit stellt sich eine neue Frage nach dem, was über die Systematik der Metapher hinausgeht, d.h. was uns die Metaphern erlauben vorzustellen. Mit dieser Frage befassen sich konstruktivistische Metapherntheorien. Hier werden drei dieser Positionen vorgestellt, damit sie Grundstrukturen für die Analyse nicht-semantischer Funktionen der Metaphern liefern.

2.2.2.1. Kognitive Theorie von Lakoff und Johnson

> "Metaphor is for most people a device of the poetic imagination and the rhetorical flourish – a matter of extraordinary rather than ordinary language. Moreover, metaphor is typically viewed as characteristic of language alone, a matter of words, rather than thought or action. For this reason most people think they can get along perfectly well without metaphor. We have found the contrary, that metaphor is pervasive in everyday life, not just in language, but in thought and action. Our ordinary conceptual system, in terms of which we both think and act, is fundamentally metaphorical in nature."[68]

Lakoff und Johnson entdecken, dass die soziale Lebenswelt – so auch die Wissenschaft – durch einen grundsätzlichen, von Metaphern geprägten Konstruktivismus entsteht. Sie betonen zwei Punkte in diesem Zusammenhang. Erstens konstatieren sie, dass die Sprache mit viel weniger Wörtern auskommt, als es Phänomene zu beschreiben gibt. Erfahrungen und Phänomene werden aber ständig in der konzeptuellen Vorstellung („in terms of") einer anderen Erfahrung oder eines anderen Phänomens verstanden, auch wenn dabei die Metapher als solche nicht identifiziert

---

67 Blumenberg (1960), S. 291.
68 Lakoff/Johnson (2003), S. 3.

wird. Wenn es heißt, „time is money", dann ist es denkbar, dass man Zeit „sparen", „verlieren", „verschenken", „investieren" kann, dann kann man ein „Zeit-Budget" erstellen und „genug" Zeit haben; dann wird es denkbar, dass man aus der Zeit viel oder wenig „profitiert", denn Zeit wird wie eine wertvolle und begrenzte Ressource verstanden. Diese Auffassung prägt unsere ganze Lebenswelt: Zeiteinheiten beim Telefonieren, Jahres-Beträge usw.[69] Die beiden Metaphernforscher vertreten die Meinung, dass der Mensch bis auf Erfahrungen der Orientierungssinne fast alles durch Analogien begreift. Die sprachliche und soziale Wirklichkeit wird dementsprechend durch Metaphern geprägt, oder sogar durch sie gestaltet. Sie sind mit anderen Worten gemeinsame kulturelle Werkzeuge des Begreifens, konstitutiv für alltägliche Wahrnehmungen ebenso wie für die gesamte Weltanschauung des Menschen. Die äußere Welt wird hauptsächlich in Metaphern wahrgenommen und strukturiert, d.h. Zusammenhänge zwischen Erfahrungen werden durch Metaphern erfasst. Diese Art von Metaphern nennen Lakoff und Johnson ontologische Metaphern. Sie stammen vor allem aus der körperlichen Erfahrung, welche in die abstrakte Kategorie projiziert wird.[70] Aber die metaphorische Übertragung von einer Erfahrung in eine andere ist so selbstverständlich, dass sie meistens gar nicht auffällt. Metaphern (wie ‚time is money' oder ‚an argument is a war' etc.) bilden ein System und in diesem System heben sie bestimmte Aspekte hervor und verdecken andere, da die Bedeutungsfelder metaphorischer Konzepte mit dem zu Beschreibenden nicht deckungsgleich sind: Man kann z.B. Zeit verschenken, aber die verschenkte Zeit kann man nicht zurückbekommen.

Zweitens behaupten sie, dass die Mehrheit der Erfahrungen und Phänomene in metaphorischen Systemen bearbeitet und verstanden werden. Einzelne metaphorische Aussagen fügen sich zu kohärenten konzeptuellen Metaphernsystemen, zu Leitmetaphern (conceptual metaphor) zusammen, die oft unentdeckt bleiben, nicht unbedingt ausgesprochen werden, sozial und kulturell jedoch verbindlich sind und das Denken vorstrukturieren. Diese sorgen für eine begriffliche Kohärenz der Beschreibungen, regen die Verwendung von Begriffen an, die aus der Leitmetapher ableitbar sind, und hindern die Verwendung von Begriffen, die nicht in das sprachlich kohärente Umfeld der Leitmetapher passen. Leitmetaphern liegen dem Nachdenken zugrunde und lassen das Neue in einem von ihr bestimmten Denkrahmen deuten. Lakoff und Johnson geben für dieses Phänomen das

---

69 Lakoff/Johnson (2003), S. 7-9.
70 Der Mensch erfährt vor allem seinen Körper. Im Verhältnis zum Körper werden deshalb viele Erfahrungen konzeptualisiert, die mit ihm nichts zu tun haben. *Up* heißt *more/better*; *down* heißt *less/bad*. Vgl. ebd., S. 14 f. Dazu muss angenommen werden, dass Metaphern mit einem solchen Inhalt auf gewisse allgemeine, kulturübergreifende kognitive Grundlagen verweisen, d.h. sprachliche Universalien wurden vorausgesetzt.

Beispiel „an argument is a war". Das Argument (oder das Debattieren) wird im Englischen, aber auch im Deutschen vielfach im Sinne eines Krieges verstanden. Auch wenn das nie in dieser Form ausgesprochen wird, werden in diesem Sinne Metaphern verwendet, wie: „Er *griff* jeden Punkt in meiner Argumentation *an*" oder „Deine Ansichten kannst du nicht *verteidigen*" oder „Ich habe gegen ihn noch nie eine Debatte *gewonnen*".[71] In all diesen Fällen wird unausgesprochen angenommen, dass das Debattieren ein Krieg sei und unter dieser Annahme wird das Kriegsvokabular metaphorisch selbstverständlich verwendet. Die Leitmetapher aber bleibt versteckt und erwirkt eine kohärente Sprechweise in ihrem Deutungsrahmen.[72]

Auch Bio-Wissenschaften sind von Leitmetaphern geprägt. Die Frage nach Wahrheit (sogar in der empirischen Wissenschaft) ist nicht unabhängig von dem konzeptuellen System, das ihre Leitmetaphern bilden. Lakoff und Johnson gehen sogar so weit, dass sie behaupten: „We see this as a clear case of metaphor to create a reality rather than simply to give us a way of conceptualizing of preexisting reality."[73]

Nach dieser konstruktivistischen Position gibt es – wenn überhaupt – nur ganz wenige begrifflich erfasste objektive Beschreibungen. Das sind vor allem Begriffe der körperlichen Befindlichkeit. Alles andere wird nur „in terms of" Metaphern konstruiert. Die Unterscheidung zwischen einzelnen metaphorischen Aussagen und konzeptuellen Metaphernsystemen ist allerdings nach der kognitiven Theorie in der Praxis oft nur schwer nachvollziehbar.[74] Eine wichtige Leistung der Theorie ist dennoch die Erkenntnis der Leitmetaphern, die ungenannt sowohl die subjektive Wahrnehmung einer Sache, als auch die Auswahl einzelner Metaphern für einen Diskurs über diese Sache weitestgehend beeinflusst.

2.2.2.2. Metaphorischer Antirealismus von Richard Rorty

Im Gegensatz zu der konzeptuellen Theorie von Lakoff und Johnson, die wegen der Abhängigkeit der subjektiven Erfahrung einer bestehenden Sache von einer im Hintergrund wirkenden Leitmetapher ausgeht,

---

71 Lakoff/Johnson (2003), S. 4. Hervorhebung hinzugefügt.
72 Vgl. auch „You spend time" oder „You waste time". Das sind metaphorisch gebrauchte Ausdrücke, aber die Leitmetapher hinter ihnen ist immer dieselbe, nämlich „time is money". Ebd., S. 7-9.
73 Ebd., S. 144.
74 Zum Beispiel ist, wenn die Metapher „love is a journey" in einem Text steht, nicht unbedingt klar, ob diese Metapher nun nur eine metaphorische Aussage ist, die zu einem anderen konzeptuellen System gehört, oder sie bereits diejenige konzeptuelle Metapher darstellt, aus der andere Metaphern ableitbar sind, wie „Das war ihr gemeinsamer Weg im Leben", „Wie weit seid ihr gekommen?" oder „Er ist in seinem Leben durch Vieles gegangen". Vielleicht gehören diese Beispiele von Johnson bereits einem anderen konzeptuellen Metaphernsystem an.

behauptet Rorty, dass es wissenschaftliche Fakten gar nicht gibt, sondern dass sie erst von Metaphern konstruiert werden. Er geht der Frage nach, wie Fakten als wahr anerkannt werden.

In seinem Buch „Kontingenz, Ironie und Solidarität" (1989) stellt Rorty zwei gegenwärtige aber gegensätzliche philosophische Meinungen über Wahrheit vor: diejenige, die noch einen Streit zwischen den Kräften der nicht-vernunftbasierten Kultur- und der vernunftbasierten Naturwissenschaft sieht und dabei annimmt, dass durch letztere die Wahrheit „gefunden" wird, und diejenige, welche auch die vernunftbasierte Naturwissenschaften nur als „*eine* menschliche Tätigkeit von vielen" sieht und sie als eine mögliche Beschreibung der Welt bewertet. Diese Naturwissenschaft „findet" demnach die Wahrheit nicht, sondern sie „macht" sie.[75] Nach der letzteren Meinung, die auch Rorty vertritt, erfindet der Naturwissenschaftler nur „Beschreibungen der Welt, die dem Zweck der Vorhersage und Kontrolle dessen, was geschieht, dienen können, ganz so, wie Dichter und politische Denker andere Beschreibungen der Welt zu anderen Zwecken erfinden".[76]

Autor einer solchen Beschreibung, d.h. einer Metapher, ist immer ein großartiger Denker – wie Rorty formuliert ein „starker Dichter" (strong poet).[77] Er erfindet eine metaphorische Neubeschreibung[78] der Welt, die aber nicht sofort anerkannt wird. Ihr stehen die alten Beschreibungen oft noch lange im Wege und sie lassen sie nicht zur Entfaltung kommen. Die neue Metapher rivalisiert mit der alten und wenn sie zur Beschreibung der Welt besser geeignet ist, setzt sie sich durch.[79] Neue Metaphern bringen eine Veränderung der Redeweise und damit auch eine Veränderung dessen,

---

75   Im weiteren Sinne des Wortes Wahrheit, wie z.B. Ian Hacking ihn definiert – vgl. Hacking (1996), S. 43-44 – ist Rorty aufgrund dieser Aussage als Antirealist anzusehen; im engeren Sinne jedoch nicht, denn er schreibt: „Wenn wir sagen, wir sollten die Vorstellung aufgeben, dass die Wahrheit dort draußen ist und darauf wartet, von uns entdeckt zu werden, dann sagen wir damit nicht, wir hätten entdeckt, dass es dort draußen überhaupt keine Wahrheit gibt. Wir sagen nur, unseren Zwecken wäre am besten gedient, wenn wir aufhörten, die Wahrheit als eine tiefe Angelegenheit, ein Thema von philosophischem Interesse zu sehen." Rorty (1989), S. 29.

76   Ebd., S. 22.

77   Rorty erfindet diese Bezeichnung nicht selber, sondern er gebraucht den Ausdruck von Harold Blooms. Ebd., S. 48.

78   Den Ausdruck übernimmt Rorty von Mary Hesse. Nach ihr sind wissenschaftliche Revolutionen nur *metaphorische Neubeschreibungen* der Natur, nicht die Einsichten in die immanente Natur der Natur. Vgl. ebd., S. 42.

79   Rorty geht hier nach dem Kuhnschen Modell wissenschaftlicher Revolutionen vor, dem er aber nicht in jeder Hinsicht folgt. Vgl. Kuhns Ansatz zur Krisenbewältigung unter wissenschaftlichen Theorien, Kuhn (1976), und Rortys Unterscheidung bei der Verwendung der sprachlichen Zeichen. Vgl. Rorty (1989).

was wir tun wollen und was wir zu sein glauben. Ihre Dynamik wird beschrieben als

> „eine Unterscheidung zwischen vertrauten und unvertrauten Verwendungen von Geräuschen und Zeichen. Die buchstäbliche Verwendung von Geräuschen und Zeichen bekommen wir mit unseren alten Theorien über das, was Menschen unter verschiedenen Bedingungen sagen werden, in den Griff. Die metaphorische Verwendung zwingt uns dazu, uns um die Entwicklung einer neuen Theorie zu bemühen."[80]

Unvertrautheit also, wie es bei der Metapher der Fall ist, ist immer verbunden mit dem Zwang zu einer neuen Theorie. Ein wissenschaftlicher Fortschritt, eine theoretische Revolution ist gleichsam ein Wechsel von einer alten zu einer neuen Metapher.[81]

Rorty bezieht die Übertragungsleistung der Metapher auf wissenschaftliche Erkenntnisse. Sein Modell erklärt, dass Metaphern nicht nur ein System von Gemeinplätzen, sondern komplexe Theorien sind und konkrete inhaltliche Zusammenhänge von einem Diskurs in den anderen übertragen können, die im neuen wissenschaftlichen Diskurs nach einer neuen Interpretation verlangen.

Trotz dieses wichtigen Bezugs zu wissenschaftlichen Diskursen hat Rortys Theorie auch manche Mängel. Er sagt nichts Näheres über Entstehung und Erfolg von Metaphern, oder wie ihre konkrete Leistung erfasst werden kann. Er gibt sich mit der Antwort zufrieden, dass Metaphern von großen Denkern, „strong poets", erfunden werden, ohne kulturellen, historischen oder sozialen Kontext. Rorty meint, die Welt habe dem Menschen keine Kriterien, keine „Tatsachen" gegeben, wie er zu Metaphern gelangen könnte.[82]

2.2.2.3. Metapher als "locating narrative"

Auf dieses Problem geht James J. Bono ein. Er kritisiert Rortys Vorschlag wegen seiner sozialen und kulturellen Blindheit und betont das Eingebundensein des „starken Dichters" in die jeweilige Gesellschaft. Bono stellt Metaphern als sprachliche Elemente dar, die eine kleine Erzählung in einem Ausdruck zusammenfassen und damit den Tenor der Metapher im System des Wissens verorten.[83] Es ist nach Bono nicht zu definieren, was im Prozess der metaphorischen Deutung genau passiere, aber durch eine neue Metapher entstehe immer eine Konstellation von Resistenz und

---

80 Rorty (1989), S. 43-44.
81 Diesen sprachlichen Wechsel vergleicht Rorty mit einem verengten Konzept der biologischen Evolution: Die neue Form tötet die alte Form ab – „nicht um höhere Zwecke zu erreichen, sondern blind". Ebd., S. 46.
82 Rorty (1989), S. 48.
83 Bereits Vico schlug zur Deutung der Metaphern vor, sie als Mikro-Erzählungen aufzufassen. Vgl. Kap. 2.1.

Opposition, in der neue wissenschaftliche Interpretationen, neue Bedeutungen, neue kulturelle Praktiken ausprobiert werden können. Diese metaphorischen Narrative müssen sich nicht bekämpfen, sondern können auch nebeneinander parallel existieren.[84] Nach Bono wirken neue Metaphern in einem wissenschaftlichen Diskurs jedoch immer destabilisierend, wo ein stabiles Vokabular angestrebt wird.[85] In diesem Prozess kommt den durch die Metapher verkörperten Narrativen (stories) eine entscheidende Funktion zu, denn sie können die Bedeutung stabilisieren oder paradoxerweise auch destabilisieren und zwischen den Diskursen einen Wechsel in der Interpretation von Metaphern provozieren. Eigentlich sind es diese Narrative, die den Metaphern eine Bedeutung im jeweiligen Kontext, im jeweiligen Diskurs geben. Deshalb nennt Bono diese Narrative „locating narratives". Sie kommen nicht aus dem Nichts, sie werden nicht von einem Genius geprägt, sondern entstehen im sozialen und kulturellen Milieu. Im Gegensatz zu Kuhn aber sind bei Bono diese Milieus oder diese wissenschaftlichen Gemeinschaften nicht homogen und sie streben auch nicht nach Homogenität. Sie sind verschieden und der einzelne Wissenschaftler ist sowohl als Individuum als auch als Teil dieser Gemeinschaft sowie anderer Gemeinschaften zu sehen.[86] Er steht in einem kommunikativen Netzwerk von verschiedenen Diskursen und verkörpert die Nahtstelle der Rezeption und der Transmission verschiedener Narrative. Er sorgt – bewusst oder unbewusst – für den Austausch von Metaphern unter den Diskursen, an denen er sich beteiligt.

Bono folgt Vico, wenn er Metaphern als „locating narratives" deutet. Seine wichtigste Entdeckung für die folgenden Diskursanalysen ist darüber hinaus, dass er die Deutung und Wirkung der Metapher vom Kontext des jeweiligen Diskurses abhängig macht und dass er den Autor und Empfänger der Metapher als Teil von unterschiedlichen Diskursen sieht. Diese Diskurse geben eine spezifische Erklärung für die Entstehung von Metaphern. Dieselben Metaphern in anderen Diskursen haben aber möglicherweise eine ganz andere Funktion, sind mit ganz anderen „locating narratives" verbunden und regen die Phantasie in eine andere Richtung an. Die Metapher dient damit zur Orientierung und Positionierung in der Welt.

Aus der Darstellung verschiedener Ansätze zur Funktions- und Bedeutungsbestimmung von Metaphern ging klar hervor, dass die Bewertung der Leistung von Metaphern nicht nach einem gemeinsamen und diskursunabhängigen Schema möglich ist. Die Theorien sind in der Regel auch viel zu abstrakt, als dass man nach diesen Darstellungen in die Analyse von

---

84   Bono (1995a), S. 128-130.
85   Mit neuen Metaphern erhält die Disziplin ein neues Paradigma, das zuerst neu gedacht werden muss. In verschiedenen Fällen verträgt sie sich mit den alten Denkmodellen schwer, und sie destabilisiert das alte Paradigma, indem alt bewährte Definitionen neu definiert werden müssen.
86   Vgl. auch Fleck (1980).

Metaphern in der Praxis einsteigen könnte. Folgende Beispiele sollen helfen, die Theorien verschiedener wissenschaftlicher Diskurse konkreter zu machen.

2.3. Metaphern in der Wissenschaft

Aufgrund der vorgestellten Theorien werden drei Annahmen gemacht, die im Folgenden geprüft werden sollen. (1) Wissenschaftliche Diskurse im Allgemeinen und der biowissenschaftliche Diskurs im Besonderen sind reich an Metaphern. (2) Metaphern haben einen semantischen Inhalt zu vermitteln, der vom Autor bewusst oder unbewusst geprägt und durch den Diskurs nochmals bereichert bzw. verändert wird. Der semantische Inhalt der Metapher ist nicht in jedem Diskurs gleich, er lässt sich aber durch das System der mit der Metapher verbundenen Assoziationen weitgehend erfassen.[87] (3) Metaphern haben über ihre semantische Leistung hinaus eine kontextabhängige aber zugleich diesen Kontext prägende Botschaft nicht definitiver, sondern narrativer Art. Durch diese Botschaft werden Objekte der Wissenschaft häufig erst konstituiert. Die Leistungen der Metaphern in einem Diskurs lassen sich nur durch eine Kombination der beiden Metapherntheorien identifizieren.

Alle drei Annahmen sollen hier mit Beispielen belegt werden. Die Beispiele zeigen typische Leistungen der Metaphern in verschiedenen Kontexten auf. Die erste Annahme wird durch die Vielfalt und den Erfolg der Metaphern in verschiedenen Kontexten nachgewiesen, die zweite und die dritte werden durch die identifizierten Leistungen erkennbar. Sechs Beispiele werden angeführt. In den ersten drei Beispielen werden Metaphern gezeigt, die ihren Ursprung in einer Biowissenschaft hatten, welche aber im Laufe des wissenschaftlichen Diskurses in andere Disziplinen übernommen wurden: der menschliche Körper in die Religion, die Evolutionstheorie in die Wirtschaftswissenschaft und schließlich Darwins Kampf ums Dasein in die Politik. Die letzten drei Beispiele zeigen den umgekehrten Weg der Metapher. Sie illustrieren die Übertragung der Konzepte aus anderen Wissenschaften in die Biologie: der Kampf im Körper, der Text in der Natur und zuletzt die Körper-Maschine.

2.3.1. Der menschliche Körper in der Religion

Als der Apostel Paulus aus seinem jüdischen Kulturkreis in andere Kulturen gereist ist, um das Christentum, eine neue, selbst für Juden fremde Art jüdischer Weltanschauung, zu predigen, war er oft damit konfrontiert, dass

---

87 Vgl. Kap. 2.2.1.

seine Zuhörer ihn nicht verstanden haben, auch wenn er deren Sprache gut beherrschte.[88] Auf seinen Reisen lernte er, dass er durch Metaphern seine Kulturgrenzen überschreiten konnte. Seine Briefe an die von ihm gegründeten Gemeinden waren immer reich an Metaphern. Bekannt war Paulus dafür, dass er den neuen Glauben unter anderem mit den Begriffen des menschlichen Körpers beschrieb.[89] Er stellte die Kirchengemeinde als ein Lebewesen vor, das verschiedene Organe hat, die für verschiedene Funktionen geeignet sind. Nur wenige können Kopf sein, andere müssen die Rolle der Füße oder der Hände, der Augen oder des Bauches einnehmen, je nach Berufung durch Gott. Ein willkürlicher Funktionswechsel nach der Präferenz der Glieder würde den Organismus definitiv zum Tod führen. Jeder soll also die Aufgabe, die ihm zugeteilt wurde, nach bestem Können verrichten und keine Ausschau nach anderen Funktionen halten. Die Funktionen der Gemeinde wurden, wie beim Körper, von Gott bestimmt und jeder soll sie als göttliche Berufung wahrnehmen. Die metaphorische Übertragung der Körperglieder auf die Struktur der Glaubensgemeinschaft machte nicht nur klar, dass die Glieder unveränderbar sind, sondern auch, dass sie z.B. durch Eintracht zu etwas höherem fähig sind als allein. Paulus legte für seine Leser die semantische Botschaft der Körper-Metapher aus. Insofern war sie geplant und beabsichtigt. Diese Metapher hatte jedoch im christlichen Kirchenverständnis eine lange und bunte Rezeptionsgeschichte, die bis heute immer wieder in neuen Deutungsrahmen interpretiert wird. Auch das Zweite Vatikanische Konzil (1962-65) hat diese Metapher in die Reihe der möglichen Definitionen der Kirche aufgenommen und verbindet damit eine 2000 Jahre alte Tradition der Auslegung, zahlreiche Interpretationen und Erzählungen. Für die Kirche von heute trägt die Metapher eine andere, reichere Botschaft, vielfältigere Assoziationen und Ansätze zur Selbstdeutung als vor 2000 Jahren.

Von dem konkreten Fall abstrahiert, zeigt dieses Beispiel eine weitere wichtige Grundfunktion der Metaphern. Mit ihrer Hilfe ist es möglich, komplizierte, kulturell und religiös gebundene Inhalte in eine fremde Kultur oder in eine fremde Religion, d.h. in einen fremden Diskurs zu übertragen. Dieses Übertragen hat besondere Eigenschaften, z.B. dass die Inhalte im Empfängerdiskurs nicht als fremd empfunden, sondern als Teil des eigenen Diskurses erkannt werden, oder dass mit der Übertragung neue Narrative im Diskurs erscheinen. Eine erfolgreiche Metapher ermöglicht dadurch eine Denkstruktur, in der sogar der menschlichen Logik widersprechende Inhalte auf einmal denkbar und sogar überzeugend werden. Dieses Phänomen ließ sich auch in der Geschichte der Genetik mehrfach erkennen.

---

88   Vgl. Apostelgeschichte 17, 15-33.
89   Vgl. 1 Korinther 12, 14-26.

2.3.2. „Survival of the fittest" in der Wirtschaft

Ökonomen haben schon vor der Einführung von Evolutions-Metaphern in ihre Wissenschaft neben anderen, vor allem mechanistischen und militärischen Metaphern, in Begriffen der Konkurrenz, des Eigennutzes bzw. der Tauglichkeit gesprochen und gedacht. Mit der erfolgreichen Verbreitung der Evolutionstheorie in der Biologie wurden aber in diese Wirtschaftswissenschaft auch neue, biologisch orientierte Evolutions-Metaphern eingeführt und damit manche Konzepte neu gedacht. Das biologische Prinzip „survival of the fittest" von Herbert Spencer[90] wurde in der Ökonomie zur bekanntesten Metapher aus der Biologie. Bereits Marshall und Marx haben sich auf sie berufen.[91] Manche Mechanismen der Ökonomie wurden infolge der Metapher nach den anerkannten Prinzipien der Evolution konzipiert: In den ersten Jahrzehnten des 20. Jahrhunderts haben in den USA große Monopole kleinere Firmen bankrott gedrückt, und die Taktik wurde mit dem Motto „survival of the fittest" gerechtfertigt, d.h. nur der beste soll überleben, alle anderen nicht – auch wenn dies oft nur mit unfairer Konkurrenzpraxis möglich war. Mit der Anerkennung der Metapher im ökonomischen Diskurs ging also ein Verhaltensmodell einher: Die Großen sollen die Kleinen nicht aufkaufen, sondern zerstören. Nach der Denkstruktur der Metapher steigen „Überlebenschancen", wenn das Leben anderer bedroht wird.[92]

An diesem Beispiel kann wiederum eine typische Funktion der Metaphern gezeigt werden: Metaphern bringen bestimmte Ähnlichkeitsaspekte zum Ausdruck, ignorieren aber möglicherweise andere wichtige Unterschiede zwischen dem Heimatdiskurs und dem Empfängerdiskurs. Außerdem beherrschte die biologische Evolutions-Metapher das ökonomische Denken so stark, dass andere Akteure als jene, die in der Biologie Platz hatten, einfach vergessen und nicht einmal als potenzielle Akteure identifiziert wurden. So z.B. der Staat, der mit regulativen Mitteln in die Marktkonkurrenz hätte eingreifen können. Diese Rolle des Staates wäre nach der Metapher innerhalb der Biologie gar nicht denkbar. Er wäre vielleicht mit der Rolle des Schöpfers in der Natur vergleichbar, der außerhalb des „survival of the fittest" lebt und die Prozesse nach seiner besseren Einsicht beeinflusst. Diese Ebene wurde in der Biologie nach Darwin nicht mehr mitgedacht, deshalb hat die Metapher sie auch nicht übertragen. Die Wirtschaftswissenschaft hingegen hätte diese Handlungs-

---

90 Diese Metapher stammt nicht von Darwin, wie oft angenommen, er adoptierte nur diesen Ausdruck von Spencer in der sechsten Auflage seines „The Origin of Species", vgl. z.B. Laurent (2001), S. 19. Spencer meinte mit „survival of the fittest" nicht das, was in der Ökonomie darunter verstanden wurde, sondern eher das beste Hineinpassen des Organismus in seine Umwelt.
91 Vgl. Laurent (2001), S. 21-23.
92 Vgl. Morgan (1995), S. 317.

ebene finden können, wenn sie sich nicht durch die biologische Metapher so sehr hätte leiten lassen. Die zwei disziplingebundenen Diskurse haben dementsprechend mit ihren hilfreichen Metaphern gegenseitig nicht nur neue Ideen gefördert, sondern auch andere Möglichkeiten verhindert. Es ist eine typische Funktion der Metapher, dass sie eine selektive Wahrnehmung wirklichkeitswichtiger Aspekte ermöglicht: Sie betont bestimmte Aspekte der Gesamtproblematik, andere Aspekte lässt sie im Dunkeln, sie übersieht diese oder sie kann diese mehr oder weniger bewusst vernachlässigen.

2.3.3. Kampf ums Dasein in der Politik

Auch die Politik übernahm Metaphern aus der Evolutionstheorie. Als Metapher hatte der Ausdruck „struggle for life" oder „struggle for existence" die Funktion, eine Reihe von theoretischen Postulaten in der Biologie zusammenzufassen, die Darwin im dritten Kapitel seines Origin of Species beschrieben hat. Darwin betont ausdrücklich, dass der Ausdruck nur metaphorisch zu verstehen sei. Über die Herkunft de Metapher wurde anfangs gestritten,[93] aber sie gewann nach der Klärung ihrer Rolle im biologischen Diskurs eine mehr oder weniger gefestigte und definierte Bedeutung und hat sich in der Biologie als erfolgreiche Beschreibung eines Naturphänomens bewährt. Dieser Erfolg war der größte Reiz, die Metapher auch in andere Kontexte als erfolgversprechendes Konzept zu übernehmen. Für den deutschen politischen Diskurs kam aber noch das Problem der Übersetzung hinzu.

Die erste deutsche Übersetzung von Darwins Metapher erfolgte bereits ein Jahr nach der Veröffentlichung des Originals im Jahre 1860.[94] Der Titel hieß im Englischen: „On the Origin of the Species by Means of Natural Selection, or the Preservation of Favoured Races in the Struggle for Life". Die deutsche Übersetzung lautete: „Über die Entstehung der Arten im Thier- und Pflanzen-Reich durch natürliche Züchtung, oder Erhaltung der vervollkommneten Rassen im Kampfe um's Daseyn".[95] Damit wurde – wie Darwin es auch in seinem Text ausführt – mehr ausgedrückt, als die ursprüngliche Metapher in der Tat beabsichtigt hatte: das Streben einer Art, in einer bestimmten Umgebung zu überleben. Kampf ist mehr als

---

93   In der frühen Rezeption wurde Darwin vorgeworfen, dass dieses Element seiner Theorie eine Übertragung aus der Gesellschaftstheorie von Hobbes und Malthus sei.

94   Pörksen (1986), S. 131.

95   Darwin selbst war deshalb mit dieser Übersetzung nie zufrieden. Diese war natürlich nicht die einzige Übersetzung, aber leider die bekannteste. Bronn z.B. übersetzt die Metapher 1863 mit „Ringen ums Dasein". Häckel schlägt 1898 die Übersetzung „Mitbewerbung um die notwendigen Existenz-Bedürfnisse" vor. Aber „Kampf ums Dasein" konnte im sozialen Kontext der Jahrhundertwende und danach im „Dritten Reich" am wirksamsten werden. Vgl. ebd., S. 139.

„struggle", denn während „struggle" ein aktives, aber einseitiges Ringen bezeichnet, meint Kampf immer eine doppelseitige Auseinandersetzung. Kampf ums Dasein drückt einen bewussten und am Ende tödlichen Konflikt eher nach dem Modell von Hobbes' „bellum omnium contra omnes" aus.[96] Diese Leistung kann man bereits aufgrund der Semantik der Metapher erkennen. Was aus der Metapher im neuen Kontext wurde, kann aber nur im diskursiven Entwicklungsprozess nachvollzogen und nach einer konstruktivistischen Theorie gedeutet werden. In der Zeitschrift „Ausland" wurde kaum mehr als zehn Jahre später 1871 schon Darwins Metapher als Beweis für das Naturgesetz des Krieges interpretiert und für das Verhältnis sowohl zwischen Individuen als auch zwischen Völkern angewendet.[97] „Kampf ums Dasein" wurde schnell zu einem allgemeinen Prinzip der Natur ernannt, das für jeden Bereich des Lebens und jede Ebene der menschlichen Gesellschaft Anwendung finden konnte. Durch diese Übertragung aus der Biologie in den gesellschaftlichen und politischen Diskurs war die Metapher nicht mehr von der in der Biologie noch stark betonten deskriptiven Konnotation geprägt, sondern sie wurde als Entlastung von Verantwortung verstanden – denn gegen Naturgesetze kann der Mensch nichts machen. Die Metapher wurde aus dem Darwinschen Zusammenhang herausgelöst und mit ihr wurde die Notwendigkeit des Kampfes zwischen Individuen, Klassen und Völkern beschrieben. Um die Jahrhundertwende wurde die Metapher auch in die Diskussion der Rassenunterschiede aufgenommen, wobei sie bald zur Begründung des Rassismus herangezogen wurde.

„Struggle for Existence" oder „Kampf ums Dasein" ist eine Metapher, an deren Entwicklungsgeschichte vor allem der Schritt von der Deskriptivität zur Normativität gezeigt werden kann. Die Metapher wurde im Rahmen der Biologie geprägt, kritisch diskutiert, und sie reifte zum Träger einer mehr oder weniger klaren Bedeutung heran. Nach der Übertragung in die Politik erhielt sie nicht nur einen neuen diskursiven Rahmen, sondern auch eine Verallgemeinerung des Verwendungsfeldes, jedoch zugleich eine Konkretisierung im neuen Kontext. Im Fall des „Kampfes ums Dasein" war dies unter anderem deshalb so stark der Fall, weil die Metapher in einer wissenschaftsgläubigen Welt das Prestige der Wissenschaftlichkeit trug. Sie brachte ein Faktum, ein unveränderbares Prinzip der Natur zum Ausdruck. Es war nach wissenschaftlicher Erkenntnis unmöglich, dieses Gesetz der Natur zu verändern oder nur an ihm vorbeizugehen. Aktivitäten in der Politik, die bis dahin unter dem moralischen Gesetz des guten Handelns standen, wurden durch die Metapher zu naturgesetz-ähnlichen Prozessen erklärt, in denen moralische Prinzipien keinen Platz haben. Deshalb musste

---

96 Daran zeigt sich auch das Problem der Nicht-Übersetzbarkeit der Metapher. Eine Übersetzung ist immer eine neue Metapher, die in dem neuen Kontext, der möglicherweise nur sprachlich neu ist, sich erneut durchsetzen muss.
97 Weingart (1995), S. 132.

jede menschliche Gesellschaft diesen Zustand akzeptieren, egal auf welches Gebiet des Lebens das Prinzip übertragen wurde, wie z.B. von Individuen und Arten auf Rassen und Völker.

2.3.4. Kampf im Körper

Das menschliche Immunsystem wurde seit Ende des 19. Jahrhunderts in vielen populären und wissenschaftlichen Texten als ein Schlachtfeld mit zwei Gegnern dargestellt – eine erfolgreich gewählte metaphorische Semantik, die das ganze Forschungsfeld und die alltägliche Wahrnehmung der Immunreaktionen durchdrang. In konkreten Diskursen kommen oft nur einzelne Momente dieser Schlacht vor, die aber ein ganzes Narrativ bilden. Auf der einen Seite steht die große und komplexe Einheit „Körper", ihm entgegengesetzt der „Feind" in Form von diffusen kleinen fremden Stoffen und Lebewesen. Der Körper verfügt über ein verfeinertes Verteidigungssystem, verschiedene Zellen oder Moleküle stellen die Soldaten des Körpers dar. Bei einem Angriff fahren sie mit molekularen Waffen heran und zerstören die Eindringlinge. Die Fremden dringen aber wieder und wieder in den Körper ein und versuchen sich auf Kosten des Körpers zu vermehren. Die kleinen Feinde haben ein völlig blindes und fanatisches Verhalten, denn wenn sie den Körper zerstören, zerstören sie meist auch ihren eigenen Lebensraum. Da hilft keine Verbesserung, keine Erziehung, nur die Vernichtung. Die intelligenten militärischen Einheiten im Blut, eine Reihe von höchst sensitiven und lernfähigen Zellen, können genau ausweisen, wer zu den eigenen Bürgern gehört und wer Fremder ist, d.h. eine Zelle oder ein Mikroorganismus, die nicht zum Körper gehören. Alle Körperzellen sind mit einem besonderen Ausweis des eigenen Körpers ausgestattet, eine spezifische Anordnung von Proteinmolekülen an der Außenseite der Zellmembran. Sie werden jedes Mal geprüft, aber nicht angegriffen und nicht vernichtet.[98] Wenn sie diesen Ausweis z.B. durch eine karzinogene Veränderung verlieren, werden auch sie „ausgemerzt".

An diesem Beispiel lassen sich unter anderem epistemische Probleme der metaphorischen Beschreibung zeigen. Der Kampf ist eine Leitmetapher in diesem Diskurs, sie erscheint nicht in jedem Gespräch über den Inhalt, aber sie gibt einen Rahmen für das Nachdenken im Hintergrund des Gesprächs vor. Der fachkundige Forscher wird in seiner Suche von den Strukturen der Kampf-Metapher angeleitet, d.h. die Metapher mag sogar in Bezug auf das Immunsystem konstitutiv und epistemisch normativ wirken. Sie ermöglicht automatisch eine durchgängige metaphorische Darstellung, die jede beobachtbare Erscheinung im gleichen Deutungssystem beschreibbar macht. Die Metapher macht alles denkbar, was im Krieg denkbar ist; sie ordnet die Teilnehmer und ihre Tätigkeiten in einen

---

98 Vgl. Ohlhoff (2002), S. 86.

Deutungsrahmen ein und macht dem Forscher viel versprechende Andeutungen, in denen er möglicherweise weitere Systemdetails finden kann. Die Metapher formuliert zugleich eine Vermutung, wie die noch nicht vollständig verstandenen Prozesse aussehen könnten. Sie ist in diesem Zusammenhang keineswegs nur ein Ornament der Sprache. Sie ist sogar mehr als die Basis der Erkenntnis. Sie leitet die Erkenntnis an, eröffnet ein Feld für das Nachdenken über die Phänomene des Immunsystems und bietet ein Vokabular zur Beschreibung desselben. Aspekte, die diese Metapher nicht beinhaltet, kommen einem beim Nachdenken meist gar nicht in den Sinn. Andere bieten sich durch das Vokabular gerade an. Dass der Stoffwechsel notwendig ist, und dass diese Elemente nicht von Antikörpern bekämpft werden müssen, ist für jeden eindeutig, auch wenn dieser Aspekt nicht in das System der Metapher passt. Die zwei Prozesse werden jedoch nicht zusammengedacht. Zwei unterschiedliche Narrative können gut nebeneinander existieren.[99] Auch die Darmbakterien werden nicht als „fremde" Lebewesen eingestuft, denn sie bilden in unserem Körper mit uns eine „symbiotische Lebensgemeinschaft". Sie gehören einfach zu den „Ausnahmen". Als weiteres Beispiel gilt die Schwangerschaft. Während dieser Zeit trägt die Mutter ebenfalls ein genetisch fremdes Lebewesen in ihrem Körper, ohne es abzustoßen. Da wird der Embryo vom „Körpermilitär" nicht nur respektiert, sondern alle seine „fremden" Zellen, die während der Schwangerschaft in den Kreislauf der Mutter herüberwandern, werden als „eigene" erkannt. Bei Autoimmunerkrankungen werden hingegen eigene Zellen fälschlicherweise nicht mehr als „eigen" sondern als „fremd" eingestuft und „bekämpft".

Auf diese Weise kann eine Leitmetapher mehr bewirken, als bloß das System miteinander assoziierter Gemeinplätze der einzelnen Metapher jemals für den Diskurs bedeutet. Sie überschreitet ihre eigene semantische Botschaft und trägt zur Erkenntnis und zur Wahrnehmung konstruktiv bei.[100]

---

99 Vgl. Bonos *locating narratives* in Kap. 2.2.2.
100 Trotz der Probleme, die eine Leitmetapher durch die Anleitung und zugleich Einengung der Wahrnehmung verursacht, scheint die Verwendung von Metaphern einerseits notwendig, andererseits von Vorteil zu sein. Wenn neue Phänomene in der Forschung identifiziert werden, können für diese nicht gleich neue Wörter geprägt werden. Es wäre nicht hilfreich, die Phänomene mit neu geprägten Namen zu bezeichnen, denn bis auf den Autor könnte dann niemand den Text verstehen. Die Verwendung einer neuen Metapher ermöglicht eine neue Sichtweise des Phänomens und kann durch die neuen Gedankenstrukturen z.B. den einen oder den anderen Forscher auf neue Ideen bringen.

2.3.5. Der Text in der Natur

Die Vorstellung, dass das Leben des Menschen in einem Buch aufgeschrieben sei, geht auf die Antike zurück. Diese Vorstellung hat ihre Akzeptanz auch im jüdisch-christlichen Weltbild gefunden.[101] Sie wurde in der europäischen Kultur bald von dem christlich geprägten anthropozentrischen Verständnis ausgeweitet und für die ganze Natur verwendet. Die intensive wissenschaftliche Auseinandersetzung mit diesem Gedanken begann in der Renaissance. In dieser Zeit entwickelte sich eine neue Sprachtheorie, in der eine Parallele zwischen der Verschiedenheit der Sprachen und der Verschiedenheit der Lebewesen gezogen wurde. Über diese Zeit und über die Wirkung des Wortes in der Erforschung der Natur[102] berichtet James Bono.[103] Er beschreibt die herrschende linguistische Theorie der Renaissance: Ursache für die Verschiedenheit der Sprachen war die Sprachverwirrung zu Babel. Vor der Sprachverwirrung hat der Mensch noch die Sprache Adams gesprochen, von der angenommen werden konnte, dass sie die wahre Natur der Dinge gespiegelt hat. Sie war ein menschliches Produkt,[104] denn die Wörter hat Adam im Garten Eden frei von jeglichem Zwang oder Einfluss Gottes geprägt: Adam hat im Zustand der unverletzten Natur die Dinge noch nach ihrer wirklichen Natur erkannt, und er konnte sie auch dementsprechend benennen,[105] d.h. er konnte mit seiner Sprache die Vollkommenheit der Welt widerspiegeln. Erst nach Babel wurde die Sprache des Menschen so verändert, dass sie nicht mehr fähig war, die Natur der Dinge zu erfassen.[106] Um der ursprünglichen Sprache näher zu

---

101 Vgl. z.B. Offenbarung 5, 1.

102 Der Ausdruck „Biologie" als Lehre von der lebendigen Natur entstand erst im 18. Jahrhundert, deshalb kann diese Art von Theoriebildung und Beobachtung noch nicht Biologie genannt werden. Nach ihrem Forschungsobjekt wäre sie natürlich als eine biologische Forschung zu denken. Vgl. Engels (2005), S. 137-138.

103 Vgl. Bono (1995b).

104 Dabei entsprach diese Sprache auch derjenigen Gottes, denn Adam hat sich im Buch Genesis mit Gott verständigt. Er musste diese Sprache auch nicht lernen, sondern wurde mit dieser Sprache geschaffen.

105 Paracelsus beschreibt das folgendermaßen: „Die hat Adam unser erster vater volkomlich gewusst und erkantnus gehabt. Dan gleich nach der schöpfung hat er allen dingen ein iedwedern seinen besonderen namen geben, den tieren einem ieden besonderen namen, also den beumen ieden seinen besonderen namen, den wurzeln ire besondere namen, also auch den steinen, erzen, metallen, wassern und anderen früchten der erden, des wassers, lufts und feurseim ieden sein namen. Und wie er sie nun tauft und inen namen gab, also gefiel es got wol, dan es geschach aus dem rechten grunt, nit aus seinem gut gedunken, sondern aus einer praedestinirten kunst, nemlich aus der kunst signata, darumb er der erst signator gewesen." Bono (1995b), S. 130-131.

106 Die Minderheit der Gelehrten vertraten die Theorie, dass eine Gruppe von Menschen – die vielleicht in Babel nicht anwesend waren – die Ursprache behalten haben, und nur andere wurden verwirrt. Wenn das stimmte, gälte es herauszufinden, welche

kommen, musste der Sprachforscher der Renaissance zuerst die Natur kennen lernen. Diese Forschung konnte zur Sprache Adams, d.h. zu einer Sprache, die das Wesen der Dinge erfasste, mit der größten Gewissheit näher bringen. In der Natur, vor allem in den Lebewesen war ja das Wort Gottes[107] verwirklicht. Und diese Sprache war dem Menschen im Prinzip auch zugänglich. Die Natur bekam deshalb größere Beachtung in der Forschung, musste aber von nun an – und darauf kommt es hier an – mit den Methoden der Textanalyse erforscht und interpretiert werden. Die Natur wurde in diesem Fall metaphorisch durch das „Wort", und den „Text" für erfassbar erklärt, wobei dem Forscher die Verschiedenheit der zwei Objekte immer bewusst blieb, denn er wollte ja durch die Analyse des einen dem anderen näher kommen. Ihm ging es nicht nur darum, ob er zwischen seinen zwei Forschungsobjekten Unterschiede sieht oder nicht, sondern darum, dass eine vollständige Identifikation der Methoden und der erwarteten Erkenntnisse erfolgt. Wenn die Natur als Sprache abgebildet werden kann, dann muss sie allen bekannten Gesetzen der Textologie gehorchen. Wenn der Wissenschaftler Neues in der Natur entdeckt, darf das diesen Gesetzen nicht widersprechen und muss in den Begriffen der Sprachwissenschaft ausgedrückt werden können.

Die Metapher des Textes in der Interpretation der Natur beginnt nicht in der Renaissance und hört auch nicht mit der neuzeitlichen empirischen Naturforschung auf. Diese Analyse soll aber nicht das ganze Spektrum dieser Metapher erfassen. Sie wurde ausgewählt, um zu verdeutlichen, wie eine Metapher in einer fremden Disziplin auftauchen kann und wie sie dort wirkt. Die hier vorgestellte Wirkung der Metapher unterscheidet sich von vorher gezeigten insofern, als die Evolutions-Metaphern in der Wirtschaft „nur" eine begriffliche Orientierung für die Suche nach möglichen Problemfeldern und Fragestellungen waren, die Aspekte der Gesamtproblematik beleuchtet oder verdunkelt haben. Diese Metapher ermöglicht hingegen die Übertragung der Methoden und zwar aufgrund der Annahme der Austauschbarkeit, die später natürlich einen strukturellen Einfluss auf die wissenschaftlichen Ergebnisse haben sollte.

2.3.6. Die „Körper-Maschine"

Descartes ist zwar nicht der erste, aber der bekannteste Verfechter der Maschinen-Metapher in Bezug auf die Körper der Lebewesen. Er spricht sogar von einem göttlichen „Automatenbauer", der Menschen und Tiere

---

Gruppe das wohl war, also welche Sprache der Ursprache entspricht. Da kamen nur ganz alte Sprachen in Frage wie Hebräisch, Altgriechisch oder auch „barbarische" Sprachen wie Ungarisch.

107 Gott hat die Welt mit seinem Wort aus dem Nichts geschaffen: „Und Gott sprach: Es werde..." Gen. 1,3-31.

gebaut hat, wie der Mensch Uhren, Wasserfontänen und Mühlen baut.[108] Die Maschinen seiner Zeit boten Descartes bei seiner Theoriebildung eine Analogie zur Deutung des Körpers samt seiner Funktionen und Eigenschaften. Er geht über die Beschreibung der vitalen Funktionen des Menschen hinaus und definiert den Körper im Gegensatz zur Seele und gibt ihn damit zu jedem mechanischen Eingriff frei.[109] Auf diese Weise entstand z.B. das metaphorische Bild des Körpers als einer Dampfmaschine.[110] Nach der Erkenntnis des Blutdrucks sollten in ihm alle Funktionen aus innerer Druckregulation ableitbar sein. Nicht nur die Sprache, die Begriffe, sondern auch viele Werkzeuge der Medizin wurden nach der Metapher der hydraulischen Maschine entwickelt. Es war kein Zufall, dass die Entdeckungen über Hydraulik und über hydraulische Eigenschaften des Körpers zur selben Zeit gemacht wurden.

Die Maschinen-Metaphern des Körpers wurden immer dem aktuellen Maschinen-Modell angepasst. Eine Deutung der Maschinen-Metapher stellte den lebenden Körper als chemisches autopoietisches System dar.[111] Die Kybernetik als die Wissenschaft von der Steuerung und

---

108 Vgl. Schneider (1993), S. 155.

109 Vor der Maschinen-Metapher dominierte die Tempel-Metapher die öffentliche aber auch die wissenschaftliche Auffassung vom menschlichen Körper. Aufgrund von biblischen Aussagen galt der Körper metaphorisch als der Tempel des Heiligen Geistes und musste als solcher geachtet und geschützt werden. Vgl. 1. Korinther 6, 19. Er durfte deshalb nach dem Tode nicht seziert werden. Aber wenn der Körper kein Tempel des Heiligen Geistes war, sondern eine Maschine, dann durfte sie auch seziert und beliebig verändert werden.

110 Der menschliche Körper funktioniert aufgrund von Nahrungsverarbeitung. Zunächst wird im Magen durch Einwirkung gewisser Flüssigkeiten so verdaut, dass ihre Teile getrennt, erhitzt und bewegt werden. Hierbei handelt es sich um einen „Fermentations-Prozess", etwa wie bei der Wassereinwirkung auf ungelöschten Kalk oder der Einwirkung von Scheidewasser auf Metall oder auch bei der Zersetzung und Erhitzung von feuchtem Heu, das man aufeinander presst. Aufgrund der Bewegung durch Erhitzung werden die gröberen Teile der Nahrung ausgeschieden, die feineren gelangen durch feine Öffnungen in die Verzweigungen der großen Vene und von dort in die Leber, wo sie in Blut verwandelt werden. Das Blut wird in die rechte Herzkammer geführt und durch das Blutfeuer in Dampf verwandelt. Der Dampf gelangt dann in die Lunge, dort wird er abgekühlt, verdichtet und wieder in Blut verwandelt, das dann in die linke Herzkammer hereintröpfelt, von wo aus es sich durch die große Arterie im ganzen Körper verteilt. Zum Schluss gelangt das Blut von dort wieder in die Venen, so dass ein ständiger Kreislauf entsteht. Die feinsten und kräftigsten Teile gelangen ins Gehirn. Diese werden entweder zur Nahrung verbraucht oder es wird aus ihnen die „spiritus animales" hergestellt. Die Wärme und die „spiritus animales" erhalten alle Lebensfunktionen aufrecht. Ein wichtiges Prinzip ist die Fermentation, die für Descartes wiederum ein mechanischer Mischvorgang ist. Vgl. Schneider (1993), S. 155-156 u. 413 oder auch Jakob (1991), S. 229.

111 Vgl. Schneider (1993), S. 63-64.

Kommunikation – im Tier und in der Maschine[112] – lenkte die Aufmerksamkeit der Biologen auf eine computerähnliche Funktionsbeschreibung des Körpers, auf die Steuerung der gesamten Lebensprozesse nach binären Systemregeln.[113]

Die Definition des biologischen Körpers als hydraulische, chemische oder kybernetische Maschine hat jeweils auch ersehnte Früchte gebracht: Verständnis und Heilung von vielen Krankheiten. Die Metaphern, welche eine solche Konzeptualisierung des Körpers ermöglicht haben, trugen zu diesen Erkenntnissen wesentlich bei. Sie machten es möglich, disziplinfremde Methoden in die Biologie und die Medizin zu übertragen und mit ihnen zu arbeiten. Wenn der Körper eine Maschine ist, dann können ebenso die Methoden, welche sich im Umgang mit Maschinen bewährt haben, auf den Körper angewendet werden. In der Folge einer solchen Metapher werden nicht nur diskursfremde Ideen in die Forschung eingeführt, wie es bei der Immunologie der Fall war. Hier geht der Forscher weiter: Er hält das eigene epistemische Objekt für ein anderes Objekt und behandelt es dementsprechend. Der Körper wurde nicht nur metaphorisch als hydraulische Maschine beschrieben, sondern in seinem Wesen für eine hydraulische Maschine gehalten, die prinzipiell jede Eigenschaft einer Maschine hat und deshalb auf diese Eigenschaft auch geprüft werden soll. Die Versuche, welche Forscher damals an Tieren und Menschen durchgeführt haben, beruhten auf den gleichen Prinzipien, wie die der hydraulischen Versuche.

2.4. Was kann eine Metapher leisten?

Die obigen sechs Beispiele haben natürlich nur einige typische Funktionen der Metaphern hervorgehoben. Die angeführten Beispiele lassen selbst nach den gleichen metapherntheoretischen Ansätzen auch alternative Analyseergebnisse zu. Hervorgehoben wurden aber diese Funktionen mit der Absicht, auf regelmäßig auftauchende Metaphern-Funktionen in Diskursen der Biowissenschaften aufmerksam zu machen. Die Verwendung von Metaphern in den Biowissenschaften ist demnach nicht nur unvermeidbar,

---

112 Vgl. Wiener (1961).
113 Wiener wollte zur Steuerung von Automaten das Reaktionsmuster der Tiere verwenden und ging davon aus, dass dieses Muster mathematisch beschreibbaren Regeln gehorcht, denen die Information und die Rückkopplung zugrunde liegen. Dieses Modell wurde in der Steuerung von Maschinen erfolgreich und deshalb wiederum zur Erklärung der Körperfunktionen der Tiere metaphorisch verwendet. Dass Metaphern einen solchen Zirkel durchgehen, ist in der Wissenschaft nicht selten. Computer wurden zunächst nach dem Funktionsmodell des menschlichen Gehirns entwickelt, heute wird in der Neurowissenschaft umgekehrt das Gehirn als Hochleistungscomputer konzeptualisiert und mit Begriffen der Computerwissenschaft beschrieben. Vgl. Roth (1997), S. 105-108.

sondern auch vorteilhaft. Erstens sind zu eng gefasste Definitionen in der Forschung oft weniger hilfreich als etwas offenere Konzepte, die viele Interpretationen zulassen.[114] Metaphern sind aus dieser Perspektive epistemische Modelle des Forschers, denn sie können sehr konkret sein, aber gleichzeitig lassen sie oft mehrere Interpretationen zu. Zweitens bringen sie viele Erkenntnisse zu einem gemeinsamen wissenschaftlichen Weltbild zusammen und vermitteln es in der wissenschaftlichen Gemeinschaft sowie an die Öffentlichkeit. Welche Leistungen von Metaphern in diesen unterschiedlichen Prozessen der Vermittlung identifiziert werden können, wird hier anhand der vorgestellten Beispiele in vier Charaktermerkmale eingeteilt.

2.4.1. Die illustrative Leistung

Der wichtigste Grund für die Verwendung von Metaphern ist meistens der Wunsch nach einer Illustration. Nach antikem Verständnis illustriert jede Metapher ein Verhältnis zu einem Bezugsobjekt, das nach dem Autor der Metapher in bestimmter Hinsicht Ähnlichkeiten mit dem zu beschreibenden Objekt hat. Der Autor sagt mit der Metapher etwas über diese Ähnlichkeit aus. Um die illustrative Leistung der Metapher zu verstehen, muss der Adressat diese Ähnlichkeit entdecken. Die Ähnlichkeit ist im realen Leben immer ein komplexes Phänomen, deshalb lässt die Metapher jeweils eine komplexe Deutung zu. Trotz der Komplexität muss man zugeben, dass Metaphern keine illustrative Kraft hätten, wenn sie keine mehr oder weniger eindeutige Botschaft tragen würden. Manche Metapherntheoretiker gehen sogar davon aus, dass diese Botschaft so konkret ist, dass sie verifiziert oder falsifiziert werden kann.[115] Aber auch vorsichtigere Theoretiker geben zu, dass sich die Botschaft der Metapher inhaltlich je nach Kontext planen[116] und paraphrasieren lässt. Hierzu dient zum Beispiel das Deutungsmodell von Black: das System miteinander assoziierter Gemeinplätze. Diese illustrative Leistung ist eine fundamentale Leistung der Metapher, auch wenn sie noch weitere Leistungen hat.

Die Überzeugungskraft, die nach Aristoteles eine Person in den Bann der Metapher versetzen kann, ist der illustrative Erfolg einer Metapher. Dieser Erfolg lässt sich nicht so planen und überprüfen, wie die Botschaft. Damit eine Metapher in einem Diskurs etabliert wird, muss sie eine gewisse Erfolgsgeschichte durchlaufen. In den meisten Fällen werden im Diskurs nur erfolgreiche Metaphern bekannt, denn unpassende werden gleich nach ihrem Erscheinen im Diskurs vergessen. Hier werden drei der wichtigsten

---

114 Vgl. Rheinberger (2000), S. 219-239.
115 Vgl. Netzel (2003), S. 163.
116 Vgl. Strub (1991).

Aspekte aufgezeigt, die eine illustrative Metapher erfolgreich werden lassen.

Das Beispiel 2.3.1 zeigt, wie Paulus vor einem ausführlichen theologischen Diskurs mit den Adressaten der Botschaft mit pädagogischem Sinn zunächst das vorstellt, was seinen Zuhörern bereits bekannt ist. Erst dann enthüllt er die Ähnlichkeiten zu einem anderen Inhalt. Mit Richards' Vokabular: Paulus sucht ein bekanntes Vehikel aus, um somit einen unbekannten Tenor vorzustellen. Er stellt prätheoretische Elemente vor und führt damit seine Theorie bereits ein, denn die Parallelen müssen nach dem ersten Schritt nur noch erkannt werden. Die erste Voraussetzung für den illustrativen Erfolg einer Metapher ist also eine gewisse Bekanntheit des Vehikel-Konzeptes, damit der Adressat der Metapher einen Platz in seiner Erfahrung zuordnen kann. Dann kann er aus der Metapher noch weitere Aspekte ableiten, die im ursprünglichen Vehikel-Konzept nicht vorhanden waren. Die Metapher muss also gleichzeitig „bekannt und unbekannt" sein.

Derselbe Mechanismus ist im Fall 2.3.2 zu beobachten. Beim Auftauchen der Evolutions-Metapher musste sie zunächst in manchen ihrer Aspekte eine bekannte Größe darstellen. Sie tat es, indem sie die Akteure der Wirtschaft als Lebewesen der Natur identifizieren konnte. Als sie auftauchte, konnte sie auf den Diskurs deshalb so stark einwirken, weil sie schon erwartet wurde, d.h. in der Wirtschaft fehlte es an einer einschlägigen Erklärung eines Phänomens, einem angemessenen Verhältnis zwischen verschiedenen Akteuren, für das die Metapher eine Lösungsstruktur anbot. Der Erfolg einer Metapher ist also unter anderem davon abhängig, ob der Empfängerdiskurs gerade vor einem Problem steht und zur Lösung nach einer „passenden Denkstruktur verlangt". Dieses Verlangte muss in der Metapher in einer Weise zusammengefasst werden, die eine Identifizierung von allen (erkannten) Beteiligten erlaubt.

Die Tatsache, dass eine Metapher diese Kriterien erfüllt – also sowohl bekannt als auch unbekannt ist und auf ein Problem die passende Denkstruktur liefert – macht sie noch nicht notwendig zu einer erfolgreichen Metapher. Ricoeur formulierte dazu ein weiteres, schwerer erfassbares Kriterium: Die Metapher muss eine Kraft haben, die mehr ist, als eine bestimmte Struktur, sie muss „Einbildungskraft" haben.[117] Diese Einbildungskraft ist die Grundlage der innovativen Funktion der Metapher.

2.4.2. Die innovative Leistung

Seit den 1960er Jahren gibt es immer mehr namhafte Wissenschaftstheoretiker, die eine innovative und konstitutive Rolle der Sprache, insbesondere der Metaphern, in der Wissenschaft erkannt haben (vgl. etwa

---

117 Vgl. Ricoeur (1972), S. 375.

Bono, Maasen, Rheinberger, Weingart). Trotz der mittlerweile relativen Bekanntheit dieser Position herrschte und herrscht heute noch Uneinigkeit darüber, was diese Funktion für die Entwicklung von neuen Theorien bedeutet. Sicherlich ist es eine der wichtigsten und dringendsten Unterscheidungen, in diesem Forschungsbereich festzustellen, was die Wissenschaft oder der Wissenschaftler von der Natur an sich herausfinden kann, und welche Inhalte er über die Sprache vermittelt bekommt.[118]

Abgesehen von dieser inhaltlichen Innovationskraft, trägt die Metapher bereits durch ihre Anwesenheit zur Anregung der Kreativität bei. Sie regt konstruktive Denkprozesse an, die die Bildung von Assoziationen unterstützen. Damit spielt sie in der Herausbildung der Kreativität eine entscheidende Rolle. Auf diese Leistung weist auch der Heidelberger Psychologe Joachim Funke hin, wenn er von der „Gewürzrolle der Metaphern in der Kreativitätssuppe"[119] spricht und verlangt, dass Kreativitätsforscher und Metaphernforscher enger zusammenarbeiten. In seinen Studien zur Psychologie der Metapherndeutung stellt er fest: „Durch den Zwang der Analogiebildung, den eine Metapher auslöst, werden Suchprozesse angeregt, die neben trivialen Bezügen auch Neues aufdecken helfen."[120]

Anders beschreibt die innovative Leistung der Metaphern der Wissenschaftstheoretiker Richard Boyd. Er ist der Auffassung, dass die wissenschaftliche Gemeinschaft selbst als Hüter ihrer Sprache die Verwendung von theorie-konstitutiven Metaphern kontrolliert. Diese Metaphern werden nach Boyd im Gegensatz zu den literarischen Metaphern einer Prüfung der wissenschaftlichen Gemeinschaft unterzogen, und wenn sie zur Beschreibung der Sache geeignet befunden werden (*linguistic precision*), werden sie verwendet.[121] Etwas vereinfacht kann Boyd so verstanden werden, dass Metaphern mit Rücksicht auf ihr innovatives Potenzial absichtlich ausgewählt werden, so als ob die wissenschaftliche Gemeinschaft wüsste, was diese metaphorische Dynamik alles enthält und man nur herausschälen müsse, was darin steckt. Die Interpretation einer Metapher ist in diesem Modell ein bewusster Akt, d.h. Wissenschaftler können beurteilen, welche sprachlichen Leistungen sie für die Beschreibung ihrer Erkenntnisse brauchen und gestalten ihren Diskurs mit all den Diskurselementen nach ihrer Erwartung.

---

118 Die Unterscheidung darf nicht als exklusiv missverstanden werden: Natürlich spielt die soziale, historische, politische und kulturelle Einbettung des Wissenschaftlers eine gleich bedeutende Rolle in der Wissenschaft wie die Sprache selbst. Dennoch ist die Sprache derjenige Faktor, der am leichtesten auszumachen ist; andere Faktoren wirken auf den Wissenschaftler zudem oft nur mittelbar durch die Sprache ein.

119 Funke (2005), S. 156.

120 Ebd., S. 164.

121 Boyd (1979), S. 372 f.

Boyd formuliert einen Teilaspekt der Problematik: Metaphern können den wissenschaftlichen Diskurs nicht beliebig verändern. Wissenschaftler wählen immer die eine oder die andere Metapher aus. Bei der Auswahl fokussieren sie jedoch nur auf wenige Aspekte, die für sie im Moment wichtig sind, andere Leistungen der Metapher zeigen sich erst durch ihre Verwendung im Diskurs. Es gehört zum Grundmechanismus der Metapher, dass zunächst ihre wörtlich stabile Bedeutung zerstört wird, und dass sie im neuen Kontext eine unerwartete, mit der ersten nur irgendwie verwandte Bedeutung gewinnen. Diese neu entstandene und nicht berechenbare Bedeutung ist die innovative Leistung der Metapher.

Zur Darstellung dieses Prozesses ist das Beispiel 2.3.3, der Kampf ums Dasein geeignet. In diesem Fall hat die neue metaphorische Bedeutung im politischen Diskurs ganz andere Eigenschaften, als der Ausdruck mit seiner gefestigten Bedeutung in der Evolutionstheorie hatte. Die neue Bedeutung lag in der Dynamik der Metapherninterpretation, die stark von dem historisch-kulturellen Kontext des Empfängerdiskurses abhing. Der fremde Diskurs zwang die Metapher in eine neue Bedeutung, die vor ihrer Übertragung nicht zu erschließen war. Keiner hätte voraussagen können, zu welchem Zweck diese Metapher im „Dritten Reich" missbraucht werden würde. Die Metapher konnte einen Diskurs in eine unerwartete Richtung verändern und in diesen neue Aspekte einführen.

Auch die Text-Metapher unter 2.3.5 hatte in der Naturwissenschaft der Renaissance eine innovative Leistung. Sie hat es ermöglicht, die Schöpfung aus einer neuen Perspektive zu sehen und sie durch ein anderes Vokabular zu beschreiben. Während sich die Naturforschung der Prä-Renaissance vor allem auf die Einheit der Schöpfung und die Ähnlichkeit der Kreaturen konzentrierte und immer nach einem vereinheitlichenden Prinzip suchte, lenkte der Vergleich mit Sprachen die Analyse in der Renaissance auf die Verschiedenheit der Kreaturen und auf eine Gruppierung, welche die spätere Artentheorie vorbereitete. Die Metapher war fähig, diese Innovation in die Naturforschung durch ihre neue Perspektive einzuführen.

Die Verwendung einer Metapher ist immer mit der Hoffnung verbunden, dass die fremde Struktur der Metapher auch im Kontext des neuen Diskurses erfolgreich sein wird und unbeschriebene Sachverhalte erläutern kann. Damit eine Metapher innovativ erfolgreich wird, muss sie mit den vorhandenen, alten und bewährten Konzepten der Empfänger-disziplin kooperieren, sie muss die beabsichtigte Ergänzung (illustrative Funktion) ermöglichen und darüber hinaus noch Anregungen zu weiterer Interpretation in sich tragen. Der Diskurs bemüht sich, ihr einheitliches Bild mit den fremden Komponenten zu bewahren, also das neue Konzept zu integrieren. Auf diese Weise lässt sich die innovative Kraft der Metaphern abstrakt beschreiben. Metaphern können deshalb selbst metaphorisch als „Motoren der Wissenschaft" dargestellt werden. Eine metaphorische Übertragung heißt folglich zugleich eine Gelegenheit zur Veränderung.

2.4.3. Die konstitutive Leistung

Die konstitutive Leistung der Metapher hat ähnliche Wurzeln wie die innovative Leistung, sie zeigt aber eine andere Wirkungsweise. Wenn der Wissenschaftler ein neues Phänomen wahrnimmt, für das er keinen eigenen sprachlichen Ausdruck hat, bleibt er nicht stumm, sondern er beschreibt es mit Wörtern, die er bereits in anderen Zusammenhängen kennt. Oder er erfindet ein neues Wort für die Benennung dieses neu erfahrenen Phänomens. In beiden Fällen wird dieses Wort nicht allein stehen können, sondern muss von einem Kontext begleitet werden, der wiederum nicht genuin zum neu erkannten Phänomen geprägt, sondern aus anderen Kontexten übernommen und an die Beschreibung des neuen Phänomens angepasst wurde. So präzisiert und bereichert das sprachliche Umfeld durch Sinnübertragungen den Sinn der neuen Bezeichnung. Dieses Umfeld bewirkt das Verstehen des Wortes auf eine Art und Weise, die von den Metaphern des Umfeldes angeregt wird. Dies ist die konstitutive Funktion des metaphorischen Umfeldes. Es lässt viele Eigenschaften des entdeckten Phänomens „entstehen". Würde man denselben Ausdruck in einem anderen sprachlichen Umfeld verwenden, würde man ihn anders verstehen. Dafür kann Blacks Beispiel mit dem metaphorischen Umfeld des Schachspiels angeführt werden. Würde man das Spiel durch ein anderes metaphorisches Umfeld beschreiben, was durchaus möglich wäre, hätte man ein anderes Spiel vor Augen. Man würde vielleicht vollkommen andere Spielstrategien entwickeln können, da man nicht im gleichen metaphorischen Ko-ordinatensystem gefangen wäre.

Die Verwendung von konstitutiven Metaphern hat für die Biowissenschaften einen unersetzlichen heuristischen Wert. Durch sie kann der Forscher neue Phänomene für seinen wissenschaftsinternen Zweck objektivieren, zugänglich und zählbar machen. Es war und ist seine Aufgabe, Metaphern zu verwenden, denn dies bringt seine Forschung voran. Durch sie eröffnet er Repräsentationsfelder für Inhalte, die ohne Metaphern sprachlich nicht zu beschreiben wären. Durch die sprachliche Repräsentation machen sie das Nachdenken, die Kommunikation, sogar den Entwurf eines Experimentes möglich. Der Forscher braucht konstitutive Metaphern als Ausgangspunkt für seine Arbeit, damit er seine Analysen an einem sprachlich und theoretisch geklärten Punkt anfangen und daraus seine Konsequenzen ziehen kann. Es ist prinzipiell möglich auf die jeweils etablierte konstitutive Metapher zu verzichten, aber bei solchen Versuchen wird anstelle dieser konstitutiven Metaphern eine andere eingeführt.

Im Beispiel 2.3.4 wird im Körper ein Kampf beschrieben. Der Immunologe könnte die Leitmetapher „Kampf" gegen eine andere austauschen, die wiederum die Wahrnehmung der Phänomene konstitutiv beeinflussen würde. Wenn er aber in seiner Darstellung alle Metaphern vermeiden wollte, müsste er für jedes einzelne Phänomen, jedes einzelne

Molekül, jeden einzelnen Vorgang und seine Folgen usw. jeweils ein neues, genuin für das Phänomen, Molekül oder den Vorgang geprägtes Wort einführen. Diese Beschreibung wäre für die Diskutanten nur schwer verständlich. Der Immunologe müsste für seine Adressaten dann jedes Wort einzeln erklären, was das Verstehen erheblich erschweren würde. Schließlich müsste er einsehen, dass er um der Exaktheit willen nicht nur eine unendliche Anstrengung eingekauft hat, sondern auch, dass er auf alle metaphorischen Leistungen verzichten müsste.

Sabine Maasen unterscheidet in dieser Hinsicht zwei unterschiedliche metaphorische Leistungen: Transfer und Transformation.[122] Wenn der Wissenschaftler, so Maasen, ein Forschungsobjekt mit seinen herkömmlichen (sprachlichen) Werkzeugen nicht erfassen kann, dann greift er zu einer Metapher. Durch die fremde Struktur kann er sein Forschungsobjekt oder seine Forschung neu definieren. Der Transfer dieser Struktur hilft dem Wissenschaftler, das Phänomen und die Problematik neu zu organisieren und darzustellen. Metaphern in dieser Funktion haben eine heuristische Rolle: Sie schaffen neue Zusammenhänge zwischen bekannten Begriffen und Phänomenen. Dies geschah auch im 19. Jahrhundert, als die Existenz von Mikroorganismen nachgewiesen und deren Wirkung im menschlichen Körper in der medizinischen Forschung zum Thema wurde. Um dieses neue Phänomen wissenschaftlich einzuordnen, wurde die Kampf-Metapher eingeführt. Sie prägte begrifflich die ersten Forschungsprojekte, Erkenntnisse wurden im Sinn dieser Metapher gedeutet, gefundene Objekte wurden nach dem angebotenen Vokabular der Metapher benannt.

Die Transformation hingegen ist ein weiterer, nicht immer notwendiger Schritt.[123] In diesem Prozess geht der Forscher über die Verwendung der konstitutiven Metapher, die seine Wahrnehmung ohnehin bereits prägt, hinaus. Er schafft seine Objekte nach dieser Metapher, er grenzt die zu erforschende „Scheibe der Wirklichkeit" nach der Vorstellung seiner konstitutiven Metapher von anderen Phänomenen ab.[124] Er fasst das, was er sieht, entdeckt oder zu entdecken hofft, in von der Metapher angeregte Kategorien. Im Beispiel der Kampf-Metapher wird nicht nur die Bezeichnung für ein Phänomen gesucht (Immunsystem als Verteidigung), die in einigen Aspekten auf die Problematik passt, sondern es wird im Körper nach Fremdlingen, nach Soldaten und Waffen gesucht und darüber

---

122 Vgl. Maasen (1995), S. 22-23.

123 Die Grenze zwischen Transfer und Transformation ist nicht scharf, sie zieht sich entlang eines Kontinuums. Ebd., S. 22-23.

124 Rheinberger nennt das, was hier gemeint ist, epistemische Dinge. Damit meint er unter anderem, dass normativ ausgewählte Ausschnitte und Sichtweisen über die Wirklichkeit durch die Metapher zumindest sprachlich aber auch in der Wahrnehmung der Forscher den Status eines empirisch nachweisbar existenten „Dings" erlangen. Vgl. Rheinberger (2001).

nachgedacht, wie sie im Notfall effektiv eingesetzt werden können. Wenn ein Phänomen erkannt, aber noch nicht in jeder Hinsicht verstanden wird, wird es auf seine Leistung im Kampf hin geprüft und wenn sie nur zu einem geringen Teil am „Kampf im Körper" beteiligt ist, wird sie aus diesem Blickwinkel gedeutet. Zusammenhänge mit anderen Lebensphänomenen, die nicht in die Kampf-Metapher passen, gelten als irrelevant oder als gar nicht existent.

Die Metapher der Körpermaschine unter 2.3.6 hatte eine vergleichbare konstitutive Wirkung. An diesem Beispiel lässt sich sogar die Entwicklungsgeschichte einer Metapher zeigen. Das Körperverständnis passte sich immer an die jeweilige Entwicklung der Maschinen an. Die Maschine ist es, die dem Körper als Interpretationsmodell vorschwebt. Als die *High-tech*-Maschine ein hydraulisches System war, wurden Aspekte des Körpers erforscht, nach denen der Körper auch ein hydraulisches System zu sein schien.

Ein Beispiel aus dem Forschungsalltag für die konstitutive Wirkung einer Metapher beschreibt Karin Knorr-Cetina. In ihrer Studie hat sie Naturwissenschaftler beobachtet und deren Tätigkeit beschrieben. Sie traf einen Wissenschaftler, der mit seinem Projekt nicht weiterkam und beim Mittagessen mit einem Kollegen über seine Probleme sprach. Der Kollege sagte ihm, dass sein Forschungsobjekt, in dem Fall die Proteine, wie Sand sind. Jener aber verließ seine Arbeit, zog sich in sein Labor zurück und holte sich chemisch reinen Sand, um darin nach Ähnlichkeiten mit Proteinen zu suchen.[125] Dieser Forscher nimmt den metaphorischen Ausdruck als inhaltlich relevantes Modell für seine Arbeit und versucht sein Forschungsobjekt als etwas anderes zu sehen bzw. zu beschreiben. Dies ist eine in der Naturwissenschaft nicht ungewöhnliche konstitutive Wirkung metaphorischer Modelle. In diesem Prozess der Transformation versucht der einzelne Wissenschaftler, die Forschungsgruppe oder die wissenschaftliche Schule, den Metaphern einen praktisch nutzbaren Sinn zu geben und bestimmt dadurch schon das Bild der Gesamterscheinung.

Zur konstitutiven Leistung der Metapher gehört des Weiteren, dass sie in größeren Zusammenhängen nach einer begrifflichen Kohärenz verlangt. Wenn eine Metapher in einem Diskurs stark etabliert ist, lässt sie nicht mehr alle Begriffe zu. Sie regt die Übertragung von Begriffen aus ihrem eigenen Herkunftsdiskurs an. Diese bilden mit ihr eine kohärente Sprache im wörtlichen Sinn, die einen plausiblen Eindruck macht. Im Gegensatz dazu macht die Verwendung von Metaphern aus unterschiedlichen Herkunftsdiskursen keinen plausiblen Eindruck. Wenn die metaphorische Bezeichnung im Einzelfall auch plausibel ist, aber im Zusammenhang eines Textes oder eines Gesprächs einer Denkstruktur nicht treu bleibt, wirkt sie verwirrend und unplausibel.

---

125 Vgl. Knorr-Cetina (1981), S. 49-50.

2.4.4. Die normative Leistung

Wenn ein Diskurs immer dieselbe Metapher verwendet, trägt sie dadurch zur Normierung einer Sichtweise bei, die nicht in der Sache, sondern nur in der Metapher begründet ist. Die Metapher verlangt nach einer sprachlichen Kohärenz.[126] Insofern erfüllt sie eine normative Leistung. Auf diese Leistung trifft die Foucaultsche Formationsordnung der Dinge zu, denn durch die bewährte Metapher wird das begriffliche Diskursfeld konzipiert und geordnet, seine Inhalte gesucht und beschrieben. Die bewährte Metapher entscheidet, was es zu diskutieren gilt und was außerhalb der Interessen des Diskursfeldes steht. Sie wirkt als Spezifikationsraster.[127] Die Metapher bestimmt, welche Fragen gestellt werden sollen und welche nicht als relevant zu sehen sind. Die Normativität der Metapher ist also keine moralische, sondern eine epistemische. Damit müssen Teilnehmer von biowissenschaftlichen Diskursen rechnen. Die Metaphern, die der Forscher verwendet, sind für seine Forschung eine Brille, die auf etwas Bestimmtes fokussiert und anderes ausblendet. Metaphern, die in der Öffentlichkeit verwendet werden, strukturieren die öffentliche Weltanschauung, und Metaphern, die der Arzt verwendet, geben Strukturen für das Nachdenken über die eigene Krankheit, über sich selbst und eventuell über die Familie vor. Die Metapher schafft gewissermaßen Ordnung im Chaos der Wahrnehmungen, aber das kann sie nur machen, indem sie normativ die Ordnung vorstrukturiert.

Die Metapher des „Kampfes im Körper" verdeutlicht diesen Vorgang aus der Sicht des Forschers. Sobald kleine Lebewesen, die in den Körper gelangen, metaphorisch als Fremdlinge und angreifende Feinde definiert werden, ist es eine Verpflichtung für den Forscher z.B. in der Virologie, Medikamente zu finden, die diese Eindringlinge vernichten. Er definiert seine Aufgabe als Verteidigung des Körpers vor dem Angriff feindlicher Organismen durch medikamentöse „Waffen". Solange er seine Arbeit aus der metaphorischen Perspektive der Kampf-Metapher deutet, könnte er vergessen, dass Medikamente, die keine Feinde, sondern Waffen der „freundlichen" Partei sind, auch viel Schlimmeres anrichten können, als dies die „Eindringlinge" tun. Für ein besseres Verständnis seiner Rolle muss er die Metaphorik seiner Arbeit in mancher Hinsicht uminterpretieren, oder durch eine neue normative Metapher ersetzen. Weder das eine, noch

---

126 Jede bildliche Aussage verlangt nach einer Stimmigkeit, wozu auch die Kohärenz der verwendeten Sprachbilder gehört. Die Vermischung von Sprachbildern wirkt störend z.B. „Der neue König hat mit harter Hand Fuß gefasst." – ist eine Vermischung von Sprachbildern. Nur das eines der beiden Bilder sollte verwendet werden. Die Wahl des Sprachbildes ist ein normativer Akt, der einen Einfluss auf die Wahrnehmung hat.

127 Vgl. Foucault (1992), S. 61-64.

das andere lässt sich künstlich durchführen. Beides bedarf der Erarbeitung eines neuen Verständnisses des Berufsbildes.

Die Einführung einer neuen Metapher in den Diskurs bietet immer eine Neuordnung der Perspektiven an. Manchmal verschwindet sie aber wieder unauffällig. Sie wird ohne weiteres vergessen. Wenn Diskutanten dafür empfänglich sind, regt sie aber den Diskurs doch an und fordert zu einer neuen Stellungnahme auf. Der Diskurs kann dann der Wirkung dieser „schwachen Metapher"[128] nicht mehr entkommen, selbst wenn die Diskutanten sie zu ignorieren versuchen. Die Analogie der Metapher gibt immer eine Denkstruktur vor, nach der Erkenntnisse in einem neuen Zusammenhang gesehen werden müssen. Richards fasst diese Wirkung in einem Satz zusammen: „Die Metaphern, die wir meiden, steuern unser Denken ebenso sehr wie jene, die wir akzeptieren."[129]

Die Stärke der Normativität einer einzelnen Metapher hängt eng mit der gesamten Ordnung der wahrgenommenen Welt zusammen, die selbst durch die konstitutive Leistung der Metapher entstehen kann. Insofern ist die epistemisch normative Leistung der Metapher eine zwangsläufige Konsequenz der konstitutiven Leistung.

2.5. Zusammenfassung

Als Ergebnis dieses Kapitels müssen vier Punkte nochmals hervorgehoben werden:

(1) Metaphern haben sowohl Philosophen als auch Naturwissenschaftler wegen ihrer wahrheitsunabhängigen Überzeugungskraft immer schon beschäftigt. Solange die Naturwissenschaft die Erkenntnis der objektiven Wahrheit für sich beanspruchte, versuchte sie in ihrer Erkenntnisproduktion Metaphern zu vermeiden. Im 20. Jahrhundert wurde aber die besondere Leistung der Metaphern für die Gestaltung des Erkenntnisprozesses und die Vermittlung der Erkenntnisse erkannt. Demnach sollten sich diese Wissenschaften eine neue Einstellung gegenüber Metaphern erarbeiten.

(2) Eine breite Definition der Metapher ermöglicht die Identifikation von vielerlei Übertragungen in der Sprache. Dies wird als Vorteil gesehen, weil auf diese Weise die Metaphernforschung die bisher als Analyselücken angesehenen sprachlichen Übertragungen unter dem Begriff „Metapher" vereinen und Methoden für ihre Untersuchung anbieten kann.

(3) Metaphern tauchen im Diskurs immer als Einzelfälle auf. Sie können einerseits aus der semantischen Perspektive gedeutet werden. Dazu

---

128 Bono meint, dass neue Metaphern in der Wissenschaft wie „die Taktik der Schwachen in einem feindlichen und überwältigend dominierenden Bedeutungssystem" verstanden werden können. Bono (1995a), S. 132.

129 Richards (1936), S. 33.

ist unter anderem die Interaktionstheorie Blacks geeignet: Die inhaltliche Botschaft der Metapher basiert nach diesem Deutungsmodell auf dem „System miteinander assoziierter Gemeinplätze". Andererseits gehen neuere Theorien davon aus, dass einzelne Metaphern zwar identifiziert werden können, aber es sie fast ausschließlich im Zusammenhang mit einer übergeordneten metaphorischen Gedankenstruktur gibt, einer Leitmetapher. Diese Leitmetaphern haben nicht nur eine illustrative Funktion, sondern sie strukturieren die Wahrnehmung der Welt, sind innovativ, konstitutiv und normativ für die Weltanschauung.

(4) Metaphern sind keine Begriffe, die man wörtlich versteht. Sie sind vielmehr Andeutungen an eine Mikroerzählung, die man weiterdenken muss. Vor allem gilt es deshalb, die Metaphern auf ihre Botschaft hin zu prüfen, und diese Botschaft nicht allein aus der Perspektive des Autors, sonder aus der Perspektive des interpretativen Kontexts zu deuten. Dies wird in den folgenden Textanalysen unternommen.

Vor diesem Hintergrund der metaphorischen Funktionen wird zunächst eine historische Analyse unternommen, um die Entwicklungsgeschichte der Metaphern im Diskurs der genetischen Forschung zu erkunden. Anschließend erfolgt eine aktuelle qualitative Analyse von unterschiedlichen Diskursen in der Genetik und deren Vergleich.

3. Ringen um Leitmetaphern in der Genetik

> „Es gibt keine Generatio spontanea der
> Begriffe, sie sind, durch ihre Ahnen
> sozusagen, determiniert. Das Gewesene
> ist viel gefährlicher – oder eigentlich nur
> dann gefährlich – wenn die Bindung mit
> ihm unbewusst und unbekannt bleibt."[130]

Die Erforschung der Vererbungsmechanismen, wie die Entwicklungsgeschichte der Genetik zeigen wird, war ohne Metaphern nie möglich. Die
Forschung brachte vielfach klare Einsichten in bestimmte Mechanismen der
Vererbung, die „definiert" werden konnten, also der Forderung von Thomas
Hobbes entsprachen.[131] Aber gerade im Forschungsprozess, wenn die zu
erwartenden Ergebnisse noch nicht mit klar abgrenzbaren Begriffen zu
beschreiben waren, noch nicht „erkannt" wurden, sondern vielmehr noch
ein bestimmter Spielraum der Gedanken notwendig war, um die
Erkenntnisse zu deuten, sie in theoretische Strukturen einzuordnen, dann
wurden Begriffe mit einer gewissen Plastizität benötigt,[132] welche die
Erkenntnisse und die Theorie in einer kohärenten Sprache zusammenfügen
konnten. Zu dieser Aufgabe sind – wie im zweiten Kapitel gezeigt wurde –
am besten Metaphern geeignet. Sie vermitteln Gedankenstrukturen, die
keine harten Fakten sind und nicht rigide gedeutet werden müssen. Sie
übertragen vorläufige Hypothesen in den Akt des Erkennens und Erkenntnisse in die Denkrahmen der Theorien. Sie üben dabei auf beide eine
konstitutive Wirkung aus: Die Theorie wird unbemerkt und langsam
umgeformt und Experimente werden denk- und machbar.

Metaphern waren deshalb für die genetische Forschung Werkzeuge, die
plastisch genug waren, bei jeder überraschenden Erkenntnis die Grundstruktur der wichtigsten Vorstellungen fortzuführen und dadurch die
Wissenschaft trotz dieser Erschütterungen zu stabilisieren. Sie haben
zugleich die Vorstellung vermittelt, ausreichend harte „Fakten" zu sein, und
forderten als solche behandelt zu werden. Nach der Identifizierung ihrer
besonderen Leistungen kann eine kritische Entstehungsgeschichte der
Metaphern in der Genetik nicht nur ihren Beitrag zu Entwicklungsprozessen
dieser Wissenschaft, sondern auch ihre Teilhabe an goldenen Wegen und
Verirrungen zeigen.

Im ersten Teil des Kapitels wird die metaphorische Dimension von
zwei Grundbegriffen der frühen Genetik, „Faktoren" und „Gen",
aufgedeckt. An diesen Beispielen lassen sich manche der in Kapitel 2 nur
theoretisch beschriebenen Funktionen der Metapher zeigen, und es wird

---

130 Fleck (1980), S. 31.
131 Vgl. Kap. 2.1.
132 Vgl. Rheinberger (2000).

deutlich, dass in der Anfangsphase der Genetik viele wissenschaftliche
Schulen und Autoritäten gewetteifert haben, nicht nur die richtigen
Erkenntnisse zu erzielen, sondern auch die richtungweisenden Leitbegriffe
und Leitmetaphern des wissenschaftlichen Diskurses zu prägen.[133] Im
zweiten Teil wird auf die Wirkungsgeschichte der drei großen
Leitmetaphern, „Aktivität", „Text" und „Maschine" eingegangen.

3.1. Metaphern und Grundbegriffe in der Entstehung der Genetik

Bereits die ersten Schritte in der Entstehung der Genetik waren nicht frei
von Überlegungen, die auf metaphorischen Übertragungen von Konzepten
aus anderen Diskursen basierten. Die ersten Grundbegriffe, wie „Faktoren"
und „Gen" hatten auch Anteil an dieser Interpretation. Ihren heutigen Sinn
bekamen sie durch eine Reihe von Umdeutungen im 20. Jahrhundert. Das
Wort „Gen" war eine Neuschöpfung am Anfang des Jahrhunderts. Selbst
dieses hatte aber in der Vererbungswissenschaft des 19. Jahrhunderts in
einer Vorform eine Rolle gespielt. Beide Begriffe haben ihre Vorge-
schichten und ein metaphorisches, sprachliches und gedankliches Umfeld in
die Genetik transportiert.[134]

3.1.1. Faktoren

Mendel formulierte seine Gesetze 1865 in einer fast rein mathematischen
Sprache,[135] die zu seiner Zeit in der Vererbungsforschung üblich war.[136]

---

133 Für den Machtkampf um Begriffe kann zu dieser Zeit auch der Konflikt zwischen
     dem Tübinger Vererbungsforscher und Wiederentdecker von Mendel, Carl Correns
     und dem englischen Biologen William Bateson angeführt werden. Correns war nicht
     nur durch seine Wiederentdeckung Mendels berühmt geworden. Er fand unter
     anderen Erkenntnissen auch den direkten Weg zur Klärung der Geschlechter auf der
     Keimebene, nämlich dass das Weibchen lauter Eizellen mit weiblicher Tendenz hat
     und das Männchen Samenzellen zur Hälfte mit männlicher, zur Hälfte mit weiblicher
     Tendenz produziert. Er identifizierte die Chromosomen als Träger der Mendelschen
     „Anlagen" und nannte schon 1900 die Partner eines Paars dieser Anlagen „Paar-
     linge". Vgl. Correns (1901), S. 3. Bateson wiederholte die Experimente von Correns,
     und durch unrichtige Interpretation seines Begriffs – die beiden Allelomorphe sollen
     zusammen ein Paarling sein! – diskreditiert er das Wort Paarling und setzt sich 1902
     mit seinem altgriechischen Ausdruck „Allelomorphe" (später zu Allel abgekürzt)
     durch. Vgl. Bateson (1902), S. 30-31.
134 Eine historische Analyse bis zu den Anfängen dieser Metaphorik würde leider den
     Rahmen dieser Arbeit sprengen, deshalb soll hier etwas willkürlich die Analyse mit
     Gregor Mendel und seiner Wiederentdeckung 1900, als Geburtsjahr der Genetik,
     begonnen werden. Historische Erklärungen aus der Vorgeschichte der Genetik
     wurden, wo sie nötig waren, erklärt oder in Fußnoten hinzugefügt.
135 Vgl. Mendel (1866).

Diese Form und die sprachlich bescheiden formulierte Zielsetzung trugen möglicherweise auch dazu bei, dass seine Erkenntnisse zunächst niemandem aufgefallen sind. Ob gut getroffene Metaphern ihm mehr Aufmerksamkeit verliehen hätten, ist heute nicht mehr nachzuprüfen. Er war ein sehr bescheidener, in seinen Beschreibungen äußerst exakter Forscher. Er arbeitete außerordentlich präzise und definierte seine Arbeit so eng, dass sie sich für weitere Interpretationen wenig eignete.

Das Jahr 1900 brachte folglich nicht nur die Wiederentdeckung von Mendel[137] und die Einsicht in die mathematische Regelmäßigkeit der Vererbung von Merkmalen unter Generationen, sondern auch die Herausforderung, für die gewonnenen Erkenntnisse eine angemessene Erklärung zu finden und eine umfassende Theorie zu schaffen. Dies setzte die durch Mendel und andere Zeitgenossen eingeführte eigene Methodik und eine eigene, kohärente Sprache voraus. Der Versuch, von Mendel nicht nur eine Methodik, sondern auch innovative, konstitutive und normative Leitmetaphern zu übernehmen, musste an der Einfachheit von Mendels Ausdrucksweise scheitern. Er beschrieb die Gesetzmäßigkeit der Wiederholungen und nicht die dahinter liegenden Mechanismen. An der einzigen Stelle in seinem Artikel, wo er über diesen Mechanismus spricht, verwendet er einen Begriff, der im späteren Diskurs besondere Bedeutung bekommen sollte:

> „Soweit die Erfahrung reicht, finden wir es überall bestätigt, dass constante Nachkommen nur dann gebildet werden können, wenn die Keimzellen und der befruchtende Pollen gleichartig, somit beide mit der Anlage ausgerüstet sind, völlig gleiche Individuen zu beleben, wie das bei der normalen Befruchtung der reinen Arten der Fall ist. Wir müssen es daher als nothwendig erachten, dass auch bei Erzeugung der constanten Formen an der Hybridpflanze vollkommen gleiche *Factoren* zusammenwirken."[138]

In diesem Textabschnitt wird der Begriff „Factoren"[139] genannt. Für das Gewicht dieses Wortes in Mendels Artikel soll erwähnt werden, dass der

---

136 Vgl. etwa die Zeitschrift „Bibliotheca Botanica" vor 1900.

137 1900 haben drei Wissenschaftler, der niederländische Botaniker Hugo de Vries, der Wiener Pflanzenzüchter Erich von Tschermak-Seysenegg, und der Tübinger Botaniker Carl Erich Correns, ungefähr gleichzeitig, aber voneinander unabhängig die Mendelschen Vererbungsgesetze wiederentdeckt.

138 Mendel (1866), S. 24, Hervorhebung hinzugefügt.

139 Nach einer verbreiteten Meinung wird die Einführung des Begriffs „Faktor" in die Vererbungslehre Mendel zugeschrieben, den er als frühe Alternative zum späteren Genbegriff geprägt habe. Vgl. z.B. Morgan (1921), S. 7; Jacob (2002), S. 224; Weiner (2002), S. 33. Mendel hat das Wort „Factoren" in seinen „Versuchen über Pflanzenhybriden" zwei Mal in der Tat verwendet, dennoch ist dieses Wort keineswegs der Schlüsselbegriff seiner Vererbungslehre. Vielmehr nennt er das, was später mit „Gen" gemeint wurde, und was die Eigenschaften der Nachkommen trägt, „Elemente". Vgl. Mendel (1866), S. 41 und 42. Dabei bemüht er sich nicht, eine

zitierte Textabschnitt etwa in der Mitte des Artikels keineswegs die zentrale Aussage Mendels trifft. Er ist keine Schlussfolgerung, sondern eine Stelle, an der Mendel die Grundannahmen seiner Methode erklärt. In seinen Schlussbemerkungen thematisiert er dasselbe Problem mit anderen Worten und verwendet den Begriff „Factoren" nicht. Dieses Zitat bekam dennoch für die ersten Vererbungsforscher nach der Wiederentdeckung von Mendels Vererbungsgesetzen besondere Bedeutung.

Die „Factoren" wurden aus seiner Arbeit herausgegriffen und weitergedacht. Auch wenn Mendel sie anscheinend aus dem alltäglichen Kontext in seine wissenschaftliche Theorie aufnahm[140] und sie bloß als eine alternative Illustration des Problems verstand,[141] wurden die Faktoren schon als konstitutive Metapher verstanden.[142] Einer der Wiederentdecker, von Tschermak, machte das Wort Mendels durch die Faktorentheorie der Jahrhundertwende für die Vererbungswissenschaft fruchtbar.[143] Die Faktoren der Vererbung hatten nach von Tschermak die gleichen Eigenschaften wie die Faktoren der Gesellschaft.[144] Mendel war anscheinend mit dieser Faktorentheorie nicht näher vertraut,[145] dennoch haben ihn viele seiner Nachfolger dieser Theorie entsprechend ausgelegt. In der Soziologie war mit diesem Ausdruck eine unsichtbare Wirkungskraft in der Gesellschaft gemeint, die als solche selbstverständlich nicht-materieller Natur war und erst durch ihre Folgen eindeutig identifiziert werden konnte. Die Deutung des Wortes „Faktoren" als Metapher hatte einen großen Vorteil für die Forschung. Die Mechanismen der Vererbung konnten folglich mit Methoden der Sozialwissenschaft, wie z.B. statistischen Hochrechnungen, ermittelt werden. Das waren mathematisch-statistische Methoden, welche in

---

Theorie für den Mechanismus der Vererbung zu erfinden. Er beschreibt in seinem Werk nur die mathematischen Regelmäßigkeiten der Vererbung.

140 Mendels „Factor" ist eine ehemalige Metapher aus dem Lateinischen, also wiederum eine Katachrese. In der Interpretation wäre es unangemessen, auf den ursprünglichen Sinn des Wortes („der Macher") zu verweisen. In Mendels Text spricht nichts dafür, dass er die „Factoren" metaphorisch als die „Macher" der Organismen verstanden hätte.

141 Vgl. Kap. 2.2.1.

142 Vgl. die Deutungsversuche der konstruktivistischen Metapherntheorien in Kap. 2.2.2.

143 Vgl. von Tschermak (1913), S. 55.

144 Die Faktorentheorie wurde bereits vor Mendels Artikel in der Gesellschaftstheorie ausgearbeitet und meinte eine Lehre von der Bewirkung der Merkmale durch selbständige, unsichtbare, latente, jedoch reaktionsfähige Teilursachen oder eben „Faktoren" in der Gesellschaft. Vgl. ebd., S. 55.

145 In seinen Texten findet sich kein Hinweis auf eine derartige Rezeption. Im Gegenteil, die Faktorentheorie des 19. Jahrhunderts zeichnet sich als Gegenströmung zum monistischen Materialismus aus und versteht Faktoren als immaterielle Kräfte. Mendel aber vertritt in seinem Artikel eine eher materialistische Auffassung von Faktoren, indem er in seinen Schlussbemerkungen seine zuvor erwähnten Faktoren konsequent als Elemente bezeichnet.

der Vererbungsforschung teilweise bereits vor der Wiederentdeckung Geltung erlangten. Dennoch waren sie auch neu, denn sie ließen Analysemodelle der Gesellschaft zu Analysemodellen der Vererbung werden. Das Methodenarsenal der jungen Genetik konnte auf diese Weise bereichert werden.

Der Ausdruck „Faktoren" wurde im englischen Sprachraum durch den bekannten Naturforscher William Bateson ebenfalls eingeführt. Er übernahm diesen Begriff als Alternative zu de Vries' Pangen.[146] Allerdings änderte sich bei ihm die Bedeutung: Faktoren bedeuteten für ihn „a certain ferment, or *rather, the power to produce that certain ferment*"[147] – also einerseits das Produkt selbst, aber vielmehr noch eine Kraft, die ein Produkt hervorbringt. Das erlaubte ihm, die Mendelschen Faktoren als Kraft zu definieren. Der Vererbung lagen demzufolge Kräfte zugrunde, die deshalb als solche analysiert werden konnten.

In dieser Bedeutung ging der Begriff „Faktoren" auch in die Sprache der so genannten Drosophila-Schule[148] der Genetik ein. Anfangs waren die Vererbungsforscher Thomas Hunt Morgan und seine Kollegen sehr skeptisch gegenüber den postulierten „Anlagen"[149] (damals als „Chromosomentheorie" bekannt). Eine Faktorentheorie schien ihnen angemessener für die Beschreibung der Vererbung, als wenn sie ein materielles Objekt als Träger der Merkmale (z.B. Anlagen) hätten annehmen müssen. Morgan verwendete daher am liebsten den Ausdruck „Faktoren", aber er veränderte ihn, indem er ihn in zwei Gruppen teilte: äußere und innere Faktoren.[150] Er nannte Letztere auch „formative Faktoren"[151] und interpretierte sie als eine „formbildende Kraft", welche sich aber nach Morgan von der vitalistischen „formbildenden Kraft" Drieschs und anderer Vitalisten unterschied.

---

146 Bateson (1905a), S. 137. Vgl. auch Kap. 3.1.2.

147 Bateson (1907), S. 169, Hervorhebung hinzugefügt.

148 Nach 1910 organisierte der Biologe Thomas Hunt Morgan ein neues Forschungsteam für Vererbungsforschung an der Columbia University in New York, in dem vor allem Untersuchungen an der Drosophila Melanogaster (Fruchtfliege) durchgeführt wurden. Diese Arbeiten, vor allem aber die Etablierung einer anerkannten Forschungsmethodik, waren die wichtigsten Grundsteine der Verselbständigung der Genetik. Vgl. z.B. Pauly (1987) oder Brookes (2002).

149 Ebenfalls ein Begriff aus Mendels Artikel, der bereits im 18. Jahrhundert im Vererbungsdiskurs verwendet wurde. Vgl. z.B. Kant (1983), S. 543.

150 Die Unterscheidung wird bereits 1900 beim jungen Morgan gemacht, wo er in seinen Vorträgen über Regeneration bei den Tieren – die er wenige Jahre später mit den Umformungen vergleicht, „welche bei der Embryonal-Entwicklung stattfinden" Morgan (1907), S. 357 – zu den äußeren Faktoren die Temperatur, die Ernährung, das Licht, die Schwerkraft, den physikalischen Kontakt und die chemische Umgebung zählt. Zu den inneren Faktoren gehören Größe, Kern, strukturelle und elektrische Polarität, Geschlecht, usw. Vgl. ebd., S. XIII-XIV. Dieser Faktorenbegriff wurde in den kommenden Jahren mit den Erkenntnissen der Vererbungsgesetze angereichert.

151 Vgl. ebd., S. 348.

„Der postulierte Faktor ist ein physikalischer, und es lässt sich vermuten, dass die
Reaktion der Zellen, welche das Resultat bestimmt, in den meisten Fällen die übliche
Reizbeantwortung durch Kontraktion ist, die bei allen Tieren vorkommt. In dieser
Hinsicht ist anzunehmen, dass die Natur des Prozesses dieselbe ist wie bei anderen
Vorgängen, welche mit Berührung verknüpft sind und Kontraktion zur Folge haben.
Es liegt nichts in der Natur dieser Reaktion, was einen rein physikalischen Vorgang
auszuschließen scheint. Hinzu kommt aber die notwendige Annahme, dass die
Differenzierung der Zellen auch als Resultat gegenseitigen Druckes der Teile aufein-
ander stattfindet."[152]

Vererbungsfaktoren hatten bei Morgan also nicht mehr die gleichen
Eigenschaften wie die gesellschaftlichen Faktoren, die in der Sozialwissenschaft untersucht wurden. Sie wurden als physikalische Faktoren
nach dem Faktorenmodell der Physik gedeutet. Sie waren immaterielle,
aber physikalische Kräfte. Der Unterschied zu von Tschermak liegt hier im
Zugang zu diesen Kräften. Faktoren waren nicht nur nachträglich aus den
Folgen berechenbar. Es wurde angenommen, dass sie – wie die physikalischen Kräfte – in actu gemessen werden konnten. Faktoren der Zelle
waren nach Morgan vergleichbar mit Druck- und Stoßkräften. Noch wollte
Morgan auf keinen Fall eine materielle Realisierung der Faktoren, wie
heute das Gen verstanden wird, unterstützen, aber diese Interpretation hat
eine Wende zur materiellen Interpretation der Faktoren vorbereitet. Nach
seiner wissenschaftlichen „Umkehr" von 1910 versuchte er, seiner
Forschung ein neues Fundament zu geben. Als er feststellte, dass das Geschlecht bei Drosophila nicht durch „äußere Faktoren" aus der Umgebung
oder „innere Faktoren" aus der elektrischen Polarität des Organismus
entstand, sondern durch Chromosomen bestimmt wurde, wandte er sich
mehr der Auslegung des Faktors als eine materielle Entität zu. Er
verwendete den Faktorenbegriff weiter im Sinne einer materiellen Entität,
was dem ursprünglichen Sinn von Faktor nicht mehr entsprach.

Morgans junger Kollege, Alfred Henry Sturtevant, arbeitete in seinen
ersten Forschungsjahren mit demselben Begriff, wobei auch er – wie
Morgan und andere Kollegen in der Drosophila-Forschung – das Wort
„Faktor" immer konkreter mit einer materiellen Grundlage verband. 1913,
im Jahr der begrifflichen Wende der Drosophila-Schule zwischen Faktor
und Gen, verfasste er einen berühmt gewordenen Artikel, in dem er die
lineare Anordnung der Faktoren beschrieb. Der Titel lautete: „The Linear
Arrangement of Six Sex-Linked Factors in *Drosophila*, as Shown by their
Mode of Association". Im Text beschrieb Sturtevant seine Erkenntnisse mit
folgenden Worten:

„It has been found possible to arrange six sex-linked factors in Drosophila in a linear
series, using the number of cross-overs per 100 cases as an index of the distance
between any two factors."[153]

---

152 Morgan (1907), S. 358.
153 Sturtevant (1913a), S. 58.

Eine lineare Anordnung von Faktoren schien von der ursprünglichen metaphorischen Bedeutung des Wortes ziemlich weit entfernt. Sobald von einer linearen Anordnung der Faktoren die Rede sein konnte, konnte weder ein Gesellschaftsmodell, noch eine immaterielle physikalische Energie gemeint sein. Im selben Artikel fand sich auch eine Stelle, an der diese Diskrepanz noch klarer zum Ausdruck kommt:

„If the materials that represent these factors are contained in the chromosomes, and if those that couple be near together in a linear series, then when the parental pairs (in the heterozygote) conjugate like regions will stand opposed."[154]

Die Materie repräsentierte die Faktoren. In wenigen Monaten erschienen aber auch die ersten Artikel, in denen Faktoren eindeutig für materielle Entitäten gehalten wurden. Der Faktor wurde im Vergleich zu von Tschermak und Bateson durch ein neues metaphorisches Umfeld innerhalb von wenigen Jahren einer mehrfachen Transformation unterworfen. Die Bedeutung des Wortes „factors" hat sich mit der Zeit materialisiert, und es dauerte nicht mehr lange, dass es durch ein anderes Wort, „das Gen", ersetzt wurde. Wenige Monate später veröffentlichte Sturtevant einen Artikel in „Science", in dem er im gleichen Kontext mit der gleichen Bedeutung nun nicht mehr von Faktoren, sondern von „genes" spricht: „A third Group of Linked Genes in Drosophila Ampelophila".

„The existence of a group of sex linked genes in Drosophila ampelophila which are linked to each other in different degrees has been demonstrated by Morgan in numerous papers ('10, '11, '12) and by Sturtevant ('13). The fact that black and vestigal factors, which are not sex linked, are linked to each other was reported by Morgan and Lynch ('12) and by Morgan ('12), and these genes were considered as lying in the second chromosome."[155]

Die Einführung des Begriffs „Gen" tilgte natürlich den Ausdruck „Faktor" in der Diskussion nicht. Einige Jahre lang wurden die beiden Begriffe beinahe als Synonyme parallel verwendet.

Die Faktoren-Metapher hat in der Genetik nach 1913 jedoch an Deutungsmacht verloren. Sie wurde unklarer, aber gerade wegen dieser Unklarheit konnte sie in bestimmten Diskursen das gesamte Feld der Genetik besser erfassen und füllte die sprachliche Lücke, denn bald entstand in der Genetik der Bedarf nach einem Wort mit übergreifender und zugleich unscharfer Bedeutung. Es wird bis heute von genetischen Faktoren gesprochen, womit vor allem eine unbestimmbare Gesamtheit der Einflüsse der Gene gemeint ist. Wenn dieser Wechsel zum Gen nicht stattgefunden hätte, hätte die Wissenschaft die genetischen Faktoren weiterdeuten können und sich vielleicht auf immaterielle Kräfte konzentriert. Eine Konzeptualisierung der Vererbung aufgrund solcher Faktoren hätte unser Verständnis von Vererbung vermutlich weitgehend anders gestaltet.

---

154 Sturtevant (1913a), S. 44.
155 Sturtevant (1913b), S. 990.

Teilweise hätte die Genetik die gleichen Erfahrungen und Erkenntnisse gemacht, teilweise andere, aber sie hätte sie mit großer Sicherheit in anderem Rahmen thematisiert, und die Wissenschaft stünde heute vor anderen Fragen.

Den größten metaphorischen Nutzen hatte das Wort „Faktoren" von 1900 bis 1913, als durch seine Verwendung Methoden der Gesellschaftslehre in die Vererbungsforschung übertragen wurden. Damit konnte es eine Erweiterung des mathematisch-statistischen Zugangs zur Vererbung begünstigen. Dies förderte eine empirische Wissensbasis für eine spätere Zeit, als die Genetik zu biologischen Untersuchungen der postulierten Anlagen fähig war.

Am Beispiel der Metapher „Faktor" können die zwei Schritte der Etablierung einer Metapher nach Maasen beobachtet werden.[156] Mendel hat das Wort als eine alternative Darstellung eines Problems eingeführt, aber er hat es nicht weiter erklärt. Erst seine Nachfolger haben die Transformation der Metapher vollzogen: den Ausdruck als ein Wort aus diskursfremden wissenschaftlichen Bereichen interpretiert und diese Leistungen des „Faktors" geprüft. Von Tschermak sah es als Konzept aus der Soziologie, Morgan als eines aus der Physik. Das Wort selbst hat diese Dimensionen der Interpretation bei Mendel nicht beinhaltet, aber zugelassen. Die Forscher haben die Metapher in diese möglichen Kontexte übertragen und sie dort wirken lassen.

3.1.2. Der Genbegriff

Wer sich in der Geschichte der Naturwissenschaften auskennt, wundert sich nicht, dass es zur Zeit der Gründung der Genetik, der Wiederentdeckung von Mendel, das Wort „Gen" noch gar nicht gab. Die Bezeichnung Genetik und all die Erkenntnisse und Assoziationen, die in der modernen genetischen Forschung mit dem Genbegriff verbunden werden, stammen aus dem 20. Jahrhundert. Interessanterweise wurde zuerst der Name *Genetik* geprägt, und erst Jahre später ist der Begriff „Gen" entstanden. Dem englischen Vererbungsforscher William Bateson gelang es 1905, der sich neu formenden Wissenschaft der Vererbung einen Namen zu geben.[157] Bateson spielte mit diesem Namen offensichtlich auf die Pangen-Theorie von seinem holländischen Kollegen, dem Wiederentdecker Mendels, Hugo

---

156 Vgl. Kap. 2.4.3 und Maasen (1995), S. 22-23.
157 Bateson schlug den Namen „Genetik" für das neue Forschungsfeld in einem kurzen Brief an Adam Sedgwick im Zusammenhang mit dem „Professorship relating to Heredity & Variation" mit folgenden Worten vor: „Such a word is badly wanted, and if it were desirable to coin one, ,Genetics' might do." Bateson (1905b), S. 93.

de Vries[158] an, der den Begriff mit verändertem Inhalt von Darwin übernahm.[159]

Das „Gen" wurde hingegen nicht, wie die meisten biochemischen Elemente wie Fette, Eiweißstoffe usw., zuerst als chemische Substanz erfasst und später als relevant für das Lebendige oder als unerlässliche Funktionseinheit des Lebendigen identifiziert; im Gegenteil, es wurde als biologisches Theorem entwickelt und erst nach der Beschreibung seines „Verhaltens" und nach Identifizierung seiner Funktionen „entdeckt". Heute wird es in der Molekulargenetik als ein chemisches Molekül oder ein Teil von ihm mit Eigenschaften eines chemischen Stoffes verstanden. Dieser Doppelsinn des Gens hat zur Folge, dass es in zwei unterschiedlichen, voneinander mehr oder weniger unabhängigen Formen erfasst werden kann: Das Gen kann einerseits durch seine Funktion in der Zelle identifiziert werden. Diese Funktion war bereits vor der Entdeckung der materiellen Realisation des Gens bekannt und erst aus ihr wurde auf einen materiellen Hintergrund geschlossen. Diese Funktionsbeschreibung macht es möglich, Fantasien über die Eigenschaften des Gens relativ frei zu entwickeln. Andererseits kann das Gen aber auch durch seine materielle Struktur identifiziert werden, welche erst eine Manipulation erlaubt und wiederum andere Interpretationsräume eröffnet, die sich in fast unbegrenzte Hoffnungen oder Schreckenszenarien ausmalen lassen.[160] Gene sind nach der einen Sichtweise als molekulare Einheiten zu erfassen, die wie andere Moleküle biochemisch beschreibbar, greifbar und veränderbar sind. Im Diskurs der genetischen Forschung lassen sie sich mit Metaphern der „Perle an einer Kette", des „Informationsträgers" oder des „Bausteins" beschreiben. Nach der anderen Sichtweise sind sie aber durch ihre „Aktivität", ihre Rolle im Lebendigen erfassbar. Dann werden sie als funktionale Einheiten, als aktive verursachende Agenten mit Metaphern des „Wächters", des „Computerprogramms", des „Baumeisters" usw. erklärt. Diese Doppeldeutigkeit und metaphorische Doppelsicht wirken sich auf das sprachlich-metaphorische Umfeld des Gens und dadurch auf das Genverständnis der Forschung aus, dessen Entwicklung in diesem Kapitel untersucht wird.

Der dänische Pflanzenphysiologe Wilhelm Johannsen, der „Erfinder" des Genbegriffs, wollte mit seinem Werk gerade diese Doppelsicht durch einen scharfsinnigen Vorschlag auflösen. Er veröffentlichte 1909 die „Elemente der exakten Erblichkeitslehre – Mit Grundzügen der biologischen Variationsstatistik", ein Buch mit dreißig Vorlesungen. Johannsen war klar, dass die Evolutionstheorie nach einem Vererbungsmodell verlangte, nach dem die befruchtete Eizelle die Eigenschaften ihrer Eltern in irgendeiner Form in sich trägt.[161] Er hat auch angenommen, dass

---

158 Vgl. de Vries (1889).
159 Darwin (1878), S. 429.
160 Vgl. Moss (2002), S. 2.
161 Vgl. Johannsen (1913).

dieser Inhalt der Eizelle als Ausgangspunkt der Vererbungsforschung
definiert wird, aber er entdeckte dabei auch eine Schwierigkeit: Viele seiner
Kollegen in der „morphologischen Tradition" – wie er sie in einer späteren
Schrift bezeichnete[162] – behaupteten, dass Erbeinheiten morphologische
Determinantenstücke seien. Sie vergaßen, dass die morphologischen
Eigenschaften eines Organismus auch von vielen anderen Einflüssen im
Milieu abhängen. Die „morphologische Tradition" sprach zu Recht von der
Vererbung von Eigenschaften, aber ihr fehlte dieser letztere Blick.
Johannsen führte zur Klärung zwei Ebenen der Vererbung ein: „Phänotyp"
und „Genotyp".[163] Damit hoffte er, die Wissenschaft von der „halbblinden"
„morphologischen Tradition" zu befreien und eine angemessene
wissenschaftliche Stellung der genetischen Vererbung zu ermöglichen. So
verlieh er den sich inzwischen „Genetiker" nennenden Forschern eine ihnen
gebührende Stelle in der Vererbungsdebatte und schaffte eine Ebene, auf
die sich diese Forschung nicht erstreckt – ein äußerst scharfsinniger Akt,
damit die Ergebnisse dieser Forschung nicht missverstanden werden.

Zu dieser Trennung gehörte auch die Benennung des Objekts, das die
Genetiker und nur sie erforschen konnten. Für diesen Zweck übernahm er
das „von de Vries im Anschluss an Darwin" eingeführte Wort „Pangene"
und veränderte es nach seiner theoretischen Forderung:

> „[...] das Wort [war] nicht glücklich gewählt, indem es eine Doppelbildung ist, die
> Stämme Pan (neutr. von πᾶς, all, jeder) und Gen (von γί-γ[ε]ν–ομαι, werden)
> enthaltend. Nur der Sinn des letzteren kommt hier in Betracht. Bloß die einfache
> Vorstellung soll Ausdruck finden, dass durch ,etwas' in der Konstitution der
> Gameten die Eigenschaften eines sich entwickelnden Organismus bedingt bezw.
> mitbestimmt werden oder werden können."[164]

Er distanzierte sich also von der Meinung, dass Gene „alles verursachen"
würden, wie das de Vries von seinen Pangenen erwartete. Mit dieser
Definition wollte Johannsen klarstellen, dass das Gen keinen Anspruch auf
eine übergreifende Erklärung der Eigenschaften des entwickelnden
Organismus erheben kann, auch wenn es „für alle ,Charactere' des
Organismus wesentliche Bedeutung hat".[165] Welche Eigenschaften das Gen
konkret haben soll, wollte Johannsen nicht definieren. Er betonte jedoch
sehr stark, dass von der Natur des Gens zunächst mal nichts Näheres
bekannt ist und „[k]eine Hypothese dieses konstitutionellen ,Etwas' [...]
aber dabei aufgestellt oder gestützt werden" sollte.[166] Johannsen sah die

---

162 Vgl. Moss (2003), S. 29.
163 Er begründet die Trennung der zwei Ebenen mit dem Satz: „Die Inspektion der
    fertigen Organismen kann demnach nicht ohne weiteres aussagen, ob gefundene
    phänotypische Unterschiede durch Verschiedenheiten im Milieu oder im Genotypus
    – oder vielleicht in beiden – bedingt sind." Johannsen (1913), S. 146.
164 Ebd., S. 143.
165 Ebd.
166 Ebd.

Gefahr, dass an alten Ausdrücken noch alte Vorstellungen hängen könnten, die nur bei einer Neuprägung zu vermeiden sind. Er vermied deshalb bewusst die Verwendung von „Anlagen". Für ihn war dieses Wort historisch beladen und zu vieldeutig. Das Wort Gen hingegen war eine Neuschöpfung ohne beabsichtigte theoretische Zusatzleistung: „Das Wort Gen ist also völlig frei von jeder Hypothese."[167] Damit lässt er es für die weitere Forschung offen, ob diese Gene „Zustände", „Faktoren", „Einheiten" oder „Elemente" in der Konstitution der Gameten und Zygoten sind.[168]

Johannsens Leistung kann als größtmögliche Vorsicht in der Beschreibung des Gens gewürdigt werden, aber das „Gen" konnte im Diskurs der Forschung nicht ohne sprachlichen Kontext verwendet werden, und alles, was man mit ihm sprachlich verband, trug zur Abweichung von dem hypothesefreien Sinn des Wortes bei. Johannsens Warnung konnte nicht verhindern, dass das metaphorische Umfeld von „Gen" im Diskurs ein Abkommen von dieser Hypothesefreiheit, eine Bereicherung und Veränderung des ursprünglichen Konzeptes verursacht. Das Gen sollte bald als ein physikalisches „Ding" interpretiert werden. Zu diesem Interpretationswandel reichte es, dass vom Gen in Worten gesprochen wurde, die diese Sicht nahe legten, d.h. es wurden Metaphern in der konstitutiven Funktion gebraucht, die das hypothesefreie Gen zum Gen-Ding machten. Im Prinzip hätten sie es auch zu einer Gen-Kraft oder zu einem Gen-Faktor machen können, aber die biologische Forschung erreichte um 1910 gerade eine Phase, die durch die Verbesserung des Lichtmikroskops alles in der subzellulären Welt zu entdecken hoffte. Für diese Forschung musste ein hypothesefreies „Etwas" als eine materielle Entität erforscht werden.[169]

Zu den Ausnahmen dieser neuen Richtung der Genetik gehörte der philosophisch begabte deutsche Vererbungsforscher Richard Goldschmidt, der sich weiterhin an die Voraussetzungslosigkeit des Genkonzepts hielt. Er schreibt 1911 in seiner Einleitung zum Buch „Einführung in die Vererbungswissenschaft":

---

167 Johannsen (1913), S. 143.
168 Ebd., S. 143-144.
169 Ein weiterer Grund dafür mag der Erfolg der „mechanistischen Biologie" in den USA gewesen sein. Der bekannteste Vertreter dieser Richtung war der aus Deutschland in die USA emigrierte Jacque Loeb. Er entwickelte an Seeigeln eine Forschungsmethodik, die er als „artificial parthenogenesis" bezeichnete und für das schlagende Argument der mechanistischen Biologie hielt. Am Anfang seiner Karriere entwarf er dieses Konzept in einer Arbeitsgruppe an der Universität Chicago gemeinsam mit T.H. Morgan. Vgl. Pauly (1987). Wahrscheinlich hat der Erfolg der mechanistischen Biologie bei Morgan und der Drosophila-Schule in ihrer Arbeit nachgewirkt. Morgan distanzierte sich zwar später von der Loebschen Biologieauffassung, löste sich aber nie von der biologischen Mechanik.

„Weitere Vorstellungen darüber, wo und wie sich jene Anlagen der erblichen Eigenschaften in den Geschlechtszellen finden, sind uns vorerst nicht erforderlich. Wir können mit Johannsen sagen, dass sie in den Geschlechtszellen sich als Erbeinheiten finden, über deren Natur sich nichts aussagen lässt, mit denen wir keinerlei bestimmte materielle oder andere Vorstellung verbinden können und die wir deshalb mit einem nichts Weiteres involvierenden Namen als Gene bezeichnen."[170]

Goldschmidt bewertete die Voraussetzungslosigkeit als Offenheit der Forschung für neue Erkenntnisse, die nur für den Schüler hinderlich sei:

„Für die Forschung ist eine derartige Voraussetzungslosigkeit in der Tat wünschenswert, soweit es sich um experimentellbiologische Studien handelt. Für den Lernenden trifft das nicht zu. Er wird leichter Dinge verstehen, mit denen er konkrete Vorstellungen verbindet."[171]

Aus der Sicht des Metapherntheoretikers folgt aus Goldschmidts Forderung nach Voraussetzungslosigkeit eine kritische Abwendung von konstitutiven Metaphern in Bezug auf das Gen und eine Forderung nach metaphernfreier Sprache. Damit hat er aber zu viel verlangt. Aus heutiger Perspektive hatte Goldschmidt Recht und Unrecht zugleich. Recht hatte er insofern, dass die materielle Beschaffenheit des Gens, so wie sie aus den konstitutiven Metaphern des Gens abgeleitet wurde, tatsächlich nicht stimmte und falsche Hoffnungen in der Genetik unterstützte. Unrecht hatte er insofern, dass weder er noch andere Forscher aus der Voraussetzungslosigkeit vernünftige Forschungskonzepte bauen konnten, die eine alternative Sichtweise erlaubt hätten. Er nahm mit dieser Forderung im wissenschaftlichen Diskurs eher nur den Standpunkt des rationalen Kritikers ein. Die konstitutiv-metaphorische Materialisierung des Gens hingegen eröffnete die Türen zu unterschiedlichsten Experimenten. Selbst wenn diese metaphorische Sicht dem heutigen wissenschaftlichen Erkenntnisstand nicht entsprach, hat sie neue Erkenntnisse gefördert und dadurch zur Entwicklung der Genetik und zur eigenen Kritik und Korrektur beigetragen.

3.1.3. Streit um metaphorische Eigenschaften des Gens

Goldschmidts These nach würde man die Forscher Anfang des 20. Jahrhunderts als „Schüler" ansehen müssen, denn sie haben mit der Voraussetzungslosigkeit Johannsens nicht arbeiten können. Die Forderung, voraussetzungslos zu denken, war übertrieben. Eine solche Voraussetzungslosigkeit hätte auf jeden Fall nicht nur die Offenheit für verschiedene Deutungen bewirkt, sondern auch eine Orientierungslosigkeit gebracht. Wie hätten die Forscher wohl von einem voraussetzungslosen „Etwas" im Labor sprechen können? Wie hätten sie das untersucht?

---

170 Goldschmidt (1911), S. 5.
171 Ebd.

Es war notwendig, das Gen durch die Sprache beschreibbar zu machen. Dazu wurde es zunächst nur sprachlich verdinglicht, d.h. es wurde vom Gen gesprochen, als wäre es ein Ding, eine materielle Entität. Diesen Prozess hat Sabine Maasen als metaphorischen Transfer beschrieben. Dem folgte der Schritt der Transformation.[172] Die metaphorische Sprache regte die Forscher an, bestimmte Objekte zu identifizieren und sie zu untersuchen, als wären sie das Gen. In den Jahren von 1910 bis 1920 lässt sich diese Wirkung der Metapher in der Sprache der Drosophila-Schule gut erkennen. Sie haben das Gen nicht nur in ihr Vokabular aufgenommen, sondern es mit Eigenschaften beschrieben, die auf die Wahrnehmung derselben Gene zurückgewirkt hat.

Die Ergebnisse der Drosophila-Forschung wurden 1915 von Morgan et al. in einem wirkungsvollen Buch unter dem Titel „The Mechanism of Mendelian Heredity" veröffentlicht. Hier wurden Gene schon mit „beads on a string" beschrieben, einer Metapher, welche die Unabhängigkeit, Selbständigkeit und Materialität des Gens betont.[173] Wenn Gene „Perlen an einer Kette" sind, dann sind sie nicht nur eine materielle Größe, sondern sie sind in einer eindimensionalen Darstellung erfassbar. Zunächst wurde dafür die Metapher einer „eindimensionalen Landkarte" gefunden, aufgrund derer unendlich lange Gen-Karten der Drosophila erstellt wurden.[174] Morgan verwendete diese Darstellungsform häufig und beschrieb dementsprechend die gefundenen Gene. Den Vorgang, wie eine solche Karte erstellt wird, fasste er wie folgt zusammen:

> „The map given on page 127 is constructed on the basis of the total data available on each cross-over value. The first step taken was to collect and to summarize this data in the form in which it appears in table 140.
>
> In constructing the map of the second chromosome on the basis of all the available data, the procedure was roughly as follows: The first locus to be considered was that of black, since the ‚second' chromosome had originally been defined quite arbitrarily as that chromosome which carries the gene for black and such other genes as may be found to be linked to black."[175]

Zunächst wurden also immer Eckpunkte der Landkarte festgelegt. Dazu gehörte bereits die Annahme, dass die untersuchte Eigenschaft an einem Punkt der Landkarte festgemacht werden kann. Dieser erste Punkt musste zunächst etwas willkürlich bestimmt werden, aber er wurde dann durch die nächsten Schritte bewahrheitet.

---

172 Vgl. Kap. 2.4.3.
173 Dieser theoretische Schachzug wurde bereits in den Anfangsjahren der Drosophila-Schule mit Kritik bekämpft. Schon 1911 kritisierte z.B. Edward East diese Auffassung und betonte, dass für eine Weitergabe der quantitativ erfassbaren Eigenschaften nicht notwendig sei, dass Gene in Form von Materie existierten. Vgl. Morange (2002), S. 14.
174 Vgl. z.B. Morgan (1919), S. 127.
175 Ebd., S. 297.

„Furthermore it so happened that of the early mutations which were stably mapped (black, purple, vestigial, and curved) black was the one located farthest to the left, and was therefore chosen as the zero-point of this early map. Even after black has been displaced from the position at zero, it still remained the base of reference of the entire second chromosome, in relation to which all other loci are mapped, either directly, in the case of those close by, or indirectly, through reference to intermediate bases in the case of those further away. Black was therefore accepted as the constitutional zero point of the map, and all other loci were to be mapped as lying to the right or to the left of black by a specific number of units [...] purple was the first to be considered as being closest to black, and also because its position with relation to black has been the subject of more investigation, and is more accurately determined than any other second chromosome distance. The black purple cross-over value of 6.2 is based on 48,931 flies, and since there is certainly no double crossing-over within this distance, the value can be accepted without correction, and purple can be mapped at locus 6.2 units to the right of black."[176]

Durch die Anzahl der Crossing-over-Experimente konnte eine Statistik erstellt werden, welche die Häufigkeit der Verbindung zwischen zwei Erbeigenschaften angab. Morgan nahm an, dass diese statistische Häufigkeit der Crossing-over nicht aus anderen Ursachen abzuleiten ist, als aus einer kettenartigen Verbindung der „Gene" mit unterschiedlicher lokaler Entfernung im Chromosom. Sturtevant stimmte ihm in dieser Hinsicht zu: „The result indicates, that the two genes are really linked in the ordinary sense."[177]

Die Metapher der Perle und der eindimensionalen Landkarte wurde aus ein und demselben Grund eingeführt: Sie konnte ein Phänomen, das Crossing-over, gut veranschaulichen. Sie hatte dabei sowohl eine konstitutive als auch eine innovative Rolle. Die eindimensionale Landkarte erfüllte die Voraussetzungen für den Erfolg in dieser metaphorischen Funktion: Sie konnte an vorhandene Konzepte anknüpfen und zugleich das Gen als ein bekanntes, aber in diesem Zusammenhang nicht gedachtes Objekt erscheinen lassen.[178] In der konstitutiven Funktion konnte die Landkarte das Gen in einer Weise greifbar machen, dass man es finden, es lokalisieren konnte. Es konnte als eine subzelluläre Entität identifiziert werden, von deren materiellen Eigenschaften nichts bekannt sein musste, um sie zu finden, zu zählen oder über ihre Funktionen etwas auszusagen. Dabei konstituierte die Metapher auch das gesamte Genom, das durch die Metapher zu einer Sammlung von Einheiten wurde, die im Körper jeweils einzelne Funktionen hatten. Sie standen kontextfrei nebeneinander und erfüllten ihre Aufgaben, was immer diese sein mochten. Diese Metapher hat nicht nur die Forschung beflügelt, sondern auch zur falschen Annahme geführt, dass durch die vollständige Erfassung der genetischen Landkarte derselbe Erfolg erzielt werden kann wie bei der kartographischen Forschung. Wenn die Landkarte des Gens vollständig erfasst ist, wird der

---

176 Morgan (1919), S. 297-298.
177 Sturtevant (1913b), S. 991.
178 Vgl. Kap. 2.4.2 und 2.4.3.

Genetiker alles kennen, was den Organismus ausmacht. Eine andere Art von Erkenntnissen wird nicht mehr hinzukommen.

Die innovative Leistung dieser Metapher war hingegen, dass körperliche Merkmale, Phänomene, Krankheiten und Prozesse durch die Metapher als Einheiten betrachtet wurden. Auch die gemeinsame Vererbung von verschiedensten Merkmalen wurde denkbar und logisch nicht unsinnig. Rote Augen der Fruchtfliege konnten mit verkrüppelten Beinen und besonders starken Flügeln zusammen vererbt werden, denn die Perlen an der Kette hatten miteinander nur ihre Verbindung nach rechts und links gemeinsam und nicht ihre Funktionen. Der Bedarf nach einer Erklärung der gemeinsam vererbten Merkmale konnte zunächst aus dem wissenschaftlichen Diskurs verdrängt werden. Die Suche konzentrierte sich auf die Einzelteile dieser Landkarte, d.h. auf postulierte materielle Einheiten im Vererbungsmechanismus, ganz bis hin zur Suche nach einer molekularen Substanz, welche die erwarteten Kriterien eines Gens erfüllte. Der Wissenschaftler konnte den Eindruck gewinnen, dass er durch die Lokalisierung der Gene an diesem Objekt ganz nahe dran ist, und konnte sich daraus auch ein entsprechendes operationalisierbares Projekt entwerfen. Dieser Projektentwurf wäre ohne die Metaphorik der Gegenständlichkeit wohl kaum möglich gewesen.

Diese Metaphern für das Gen wurden im wissenschaftlichen Diskurs jedoch nicht ohne Kritik übernommen. Die metaphorische Beschreibung hatte eindeutige Schwächen, und dies erzeugte Spannung in der wissenschaftlichen Gemeinschaft. Andere Darstellungen wären in der Tat möglich gewesen und hätten andere Aspekte der Vererbung beleuchtet. Die Wahl von anderen Metaphern hätte offensichtlich zu einer anderen Genetik geführt, als sie heute anzutreffen ist. Aber nicht nur die konkrete Wahl der Metaphern, sondern auch die Benutzung von Metaphern und ihr Stellenwert wurden im Diskurs angesprochen. Das folgende Beispiel ist eine der vielen kritischen Überlegungen zur Verwendung von metaphorischen Beschreibungen. Der Streit lief zwischen zwei berühmten genetischen Schulen der damaligen Zeit: der Drosophila-Schule unter der Leitung von T.H. Morgan und dem Kaiser-Wilhelm-Institut in Berlin unter der Leitung von Richard Goldschmidt.[179]

Goldschmidts kritischer Artikel erschien 1917 als Antwort auf das Buch „Mechanism of Mendelian Heredity" in der Zeitschrift „Genetics" unter dem Titel „Crossing Over ohne Chiasmatypie?"[180] Für Goldschmidt,

---

179 Weitere Ausführungen zu dieser Kontroverse siehe in der modernen Literatur Richmond/Dietrich (2002).

180 Goldschmidt formuliert in diesem Artikel zwei Kritikpunkte: Der eine bezieht sich auf die Theorie der Chiasmatypie, der andere auf die Wirkung metaphorischer Darstellungen, die er nicht als Metaphern erkennt – die Metapherndefinition zur Erfassung dieses Problems wurde erst 1936 von Richards eingeführt –, aber als sprachlicher Fehler kritisiert. Hier wird nur auf diesen zweiten Punkt eingegangen.

den scharfsinnigen Kritiker, war aus den empirischen Resultaten der Cross-over Experimente nicht „notwendig" abzuleiten, dass Gene (er schrieb weiterhin Faktoren!) vereinzelte und beziehungslose Stoffe sein müssen, höchstens dass sie in dieser Form dargestellt werden können:

> „Er [Morgan] sieht in den unbekannten, quantitativ bestimmten Kräften des Austauschs eine entsprechende Entfernung der Faktoren im Chromosom. Es ist aber doch klar, dass man jede Proportion geometrisch als Entfernungen auf einer Geraden darstellen kann. Wenn diese Darstellung also im gegebenen Fall stets mit den Tatsachen übereinstimmt, so beweist das nicht etwa, dass nun wirklich Entfernungen auf einer Geraden hinter der Erscheinung als Ursache stehen, sondern es beweist nur, dass irgendwelche Kräfte im Spiel sind, deren relativer Effekt als Entfernungen genau auf einer Geraden dargestellt werden können."[181]

Die Kritik Goldschmidts betrifft vor allem die Gleichsetzung der Darstellung mit der Realität. Goldschmidt bestreitet, dass die Gene notwendig wie Perlen an einer Kette wären. Er findet eine solche Darstellung nur akzeptabel, wenn klargestellt wird, dass die Darstellung nur den Zugang zu den Inhalten erlauben soll und nicht die Realität beschreiben will. Diese Verwechslung ist eine häufige Leistung von konstitutiven Metaphern. Sie ist in der Forschungspraxis der Drosophila-Schule tatsächlich ein kritikwürdiger Punkt. Goldschmidt hat nicht die Absicht, nach einer alternativen Darstellungsform zu verlangen. Er akzeptiert diese sogar,[182] nur macht er die Forscher darauf aufmerksam, dass diese die weitere Entwicklung der Forschung durch die Festlegung des Denkbaren einschränkt,

> „denn während Morgans Hypothese nur den allereinfachsten denkbaren Spezialfall in Betracht zieht, erlaubt jene allgemeine Fassung [die von Goldschmidt] nicht nur alle möglichen anderen Vorstellungen, sondern lässt auch die wichtige Möglichkeit zu, später einmal aus den beobachteten Zahlenverhältnissen Schlüsse auf die wirkliche Art der wirkenden Kräfte ziehen zu können, ähnlich wie man aus den bei Temperatur- und Variationsversuchen an Embryonen gewonnenen Zahlen auf den chemischen Charakter der zu Grunde liegenden Reaktionen schließen konnte."[183]

Goldschmidt schlägt dann den Forschern vor, „sich nicht auf die grobsinnlichen Anschauungen über die Lage der Faktoren im Chromosom festzulegen, sondern Morgans diagrammatische Darstellung nur als eine geometrische Ausdrucksform für Kräfterelationen zu nehmen, deren Wesen zukünftiger Erkenntnis vorbehalten bleibt".[184]

---

181 Goldschmidt (1917), S. 83.
182 „Für unsere weiteren Auseinandersetzungen ist es gänzlich gleichgültig, wie wir uns die typische, geordnete Lagerung vorstellen. Und so ist es das Einfachste, dass wir uns auch die Dinge als lineare Anordnung der Partikelchen versinnlichen, da es die einfachste graphische Darstellung erlaubt; auch der Chemiker benutzt ja flächenhaft angeordnete Symbole anstatt der verwickelteren stereometrischen Vorstellung, ohne sie deshalb als eine Realität zu nehmen." Goldschmidt (1917), S. 85.
183 Ebd., S. 83-84.
184 Ebd., S. 93.

Genetics brachte auch die Antwort der Drosophila-Schule auf Goldschmidts Artikel, genauer genommen die vom Morgan-Schüler Sturtevant.[185] Aus der Antwort könnte man meinen, dass er diese Kritik Goldschmidts nicht richtig verstanden hat. Sturtevant übersieht das Problem, das Goldschmidt generell der wissenschaftlichen Interpretation der Drosophila-Schule vorwirft. Er argumentiert für die Richtigkeit seiner Darstellung durch Beispiele, obwohl nicht seine Darstellung als eine mögliche Form, sondern letztlich der wissenschaftliche Status dieser Darstellung angefochten wurde. Dieser Status im späteren wissenschaftlichen Diskurs hat trotz des Streitgesprächs zwischen Goldschmidt und Sturtevant wenig eingebüßt.[186] Goldschmidt hielt an seiner kritischen Position auch nach seiner Emigration in die USA 1936 fest. Er bestand darauf, dass die Ergebnisse der Drosophila-Schule eine ganz neue Definition der Genetik brauchen würden. Anstelle dieser starren Theorie erarbeitete er in Amerika eine umfassendere und dynamischere Theorie, die einzelne Gene nicht als getrennte Einheiten betrachten wollte, sondern ein komplexes, ineinander wirkendes System vorschlug. Er formulierte die Hypothese der Makromutation, nach der das Chromosom in seiner Gesamtheit für die Kontrolle der Vererbung verantwortlich sein soll. Genetische Veränderungen standen mit Loci auf dem jeweiligen Chromosom in Verbindung, aber sie entwickelten sich aus der Neustrukturierung von bestimmten Abschnitten, welche die Funktion des Chromosoms als ganzes beeinflussten. Damit konnte die Zellentwicklung und die Aktivierung von bestimmten Funktionen erklärt werden.[187] Diese Hypothese war aber zu komplex, wurde zu wenig mit empirischen Ergebnissen unterstützt und führte zu keinem Erfolg.

Im Rahmen der historischen Analyse wurden bisher die Einführung der ersten Grundbegriffe in die Genetik und die Rolle der Metaphern in diesem Prozess diskutiert. Anhand der vorgeführten Beispiele konnten unterschiedliche Mechanismen in der Dynamik der Metaphern gezeigt werden, wie sie im Diskurs entstehen, ihre Funktionen entfalten, wieder verschwinden (wie z.B. die Faktoren) oder gefestigt werden und sich gegen Kritik durchsetzen

---

185 Leider gab Sturtevant von den zwei Kritikpunkten nur auf den ersten, den für diese Arbeit weniger interessanten und aus technischer Perspektive sicherlich leichter operationalisierbaren, eine Antwort. Auf den zweiten Kritikpunkt ging Sturtevant leider kaum ein. Vgl. Sturtevant (1917).

186 In seinem Artikel von 1925 erkennt Sturtevant, dass die Perlen-Metapher konzeptionelle Schwierigkeiten macht, aber er hält sich weiterhin an sie. Er trifft in seiner Forschung auf Positionseffekte, die mit dem puren „Vorhanden-Nichtvorhanden-Paradigma" nicht zu lösen sind. Dann gibt er zu: „It is difficult to imagine how the chromosomes can pair so extremely exactly as they must do, unless in some way like genes come to lie side by side, but the present case indicates that this interpretation will have to be applied with some caution." Sturtevant (1925), S. 94.

187 Vgl. Keller (1995), S. 109.

(z.B. das Gen-Ding). Der Genbegriff wurde genauer untersucht, denn dieses Wort wird in den folgenden Analysen als Grundwort verstanden, das zum Teil durch Metaphern umschrieben wird, ein metaphorisches Umfeld entwickelt, das seine Bedeutung bereichert oder verändert. Die Forderung von Johannsen und von Goldschmidt, das Gen als konstitutives Element ohne Hypothese zu benutzen, wurde nicht erfüllt. Das Gen wurde aber wider Erwarten zuerst nicht durch empirische Erkenntnisse konkretisiert, sondern durch das metaphorische Umfeld, das ihm vor allem die Eigenschaft der materiellen Einheit verlieh. Es wurde in der Drosophila-Schule und immer mehr im ganzen Wissenschaftskollektiv aus einem weiter nicht bekannten „Etwas" zu einem physikalischen Gegenstand. Im Diskurs der genetischen Forschung wurde es mit einer Reihe von metaphorischen Ausdrücken verwendet, die den Anschein vermitteln, Gene seien wirkliche Gegenstände: Chromosome-mapping, Crossing Over, Genlocus, Linkage der Gene usw.

Der Wunsch des Morgan-Schülers Hermann Josef Muller – er wollte erleben, dass er noch ein Gen sehen darf – konnte auch deshalb nicht in Erfüllung gehen, weil es das Gen, das er sehen wollte, gar nicht gab. Stattdessen muss man heute davon ausgehen, dass das Gen keine materielle Entität, sondern lediglich ein Konzept ist, das heute als eine funktionelle Einheit definiert wird.[188]

3.2. Das Gen als Akteur

Das Gen ließ sich nicht nur als diskreter chemischer Stoff denken, wie es auch weiterhin dargestellt und gedacht wurde,[189] sondern bald verband sich mit diesem geheimnisvollen Stoff all das, was aus der Darwinschen Pangenesis-Theorie,[190] aus Weismanns Keimplasma-Theorie[191] und aus der Pangene-Theorie von Hugo de Vries[192] bekannt war: die Aktivität.

---

188 Vgl. Kay (2001b).
189 Diese Auffassung teilten die bekanntesten Genetiker der Zeit. Muller schrieb 1926 „the gene is an ultramicroscopic particle", vgl. Muller (1935), S. 189 oder Sturtevant 1925 „It will be observed that the hypothesis advocated in this paper makes bar, double-bar and round (gene) by reversion (or infrabar, double-infrabar and round by reversion) represent *quantitative* variations of the same *substance*." Sturtevant, (1925), S. 92.
190 Darwin beschrieb in seiner provisorischen Hypothese zur Erklärung der Vererbung von Merkmalen Pangene (Keimchen), die im Körper die zentralen Stellen für jeweils eine Eigenschaft des Organismus erobern können. Wenn sie das tun, wird sich diejenige Eigenschaft, die von dieser zentralen Stelle bestimmt wird, nach dem Befehl der Keimchen richten. Vgl. Darwin (1878), S. 429.
191 Weismann postulierte Keime in der befruchteten Eizelle, welche die Eigenschaften des Organismus durch die individuelle Entwicklung hervorgebracht haben. Mit seinen Erkenntnissen, die dieser Theorie entsprachen, argumentierte er gegen den

Die Metapher der Aktivität formte in der Sprache der Chemie Anfang des 20. Jahrhunderts bereits eine etablierte Sichtweise.[193] Auch diese konnte auf die Konzeptualisierung der Vererbung einwirken. Schon für das 19. Jahrhundert war charakteristisch, dass auf molekularer Ebene von einer metaphorischen Aktivität gesprochen wurde. Chemische Stoffe wurden als „Agenten" in chemischen „Reaktionen" beschrieben, ohne dass man ihnen Absichten, Handlungsfähigkeit oder eine autonome Selbständigkeit zuschrieb. Maxwells thermodynamische Gesetze beschrieben z.B. Gasmoleküle, die „wandern" konnten, dennoch hätte kein Physiker gemeint, dass diese Moleküle mit einem eigenen Willen ausgestattet wären, dort hinzugehen, wo sie hin wollten. Sie haben einen Vorgang beschreiben wollen, den sie am besten, überzeugendsten, anschaulichsten auf diese Weise formulieren konnten. Ohne diese Metapher hätte der Physiker oder der Chemiker große Schwierigkeiten, von seiner erforschten Welt zu sprechen. Die Aktivitäts-Metapher stellte einen begrifflichen Rahmen für diese Vorgänge dar, ohne einen Erklärungsanspruch auf die Prozesse auf höherer Ebene zu haben.

Mit der Anwendung dieser Sprachformen auf den lebendigen Organismus begann jedoch eine Verwirrung der Metapher, denn im Organismus war die Grenze zwischen Absicht, Handlungsfähigkeit und Selbständigkeit einerseits und physikalisch-chemischen Vorgängen andererseits unklar. Es war nicht immer möglich, Metaphern von nicht-metaphorischer Beschreibung zu unterscheiden. Gene wurden in der Sprache der „Hilfswissenschaften" mit Metaphern der Aktivität beschrieben, aber diese Aktivität wurde missverstanden, als hätte man damit die erfassten Mechanismen nicht nur durch eine Übertragung beschrieben, sondern auch wörtlich erklärt.

3.2.1. Die Entstehung der Genaktivität

T. H. Morgan fasst die Charaktere der Gene in zwei Begriffen zusammen: Materialität und Aktivität. Materialität ist abzuleiten aus der Chromosomentheorie, nach der Gene in den Chromosomen in linearer Anordnung angebracht sind,[194] z.B. „characters whose genes are carried by the sex chromosomes",[195] Gen-Aktivität, die sprachlich vielfältig zum Ausdruck

---

unmittelbaren Präformationismus, nach dem der Organismus von Anfang an in vollständig ausgebildeter Form vorhanden sein musste. Dagegen vertritt er eine mittelbare Präformation. Vgl. Weismann (1892), S. XIII-XIV.

192 De Vries führte die Theorie Darwins weiter und stellte Pangene noch klarer als aktive Elemente dar. Vgl. Vries (1889).

193 Vgl. z.B. Kap. 2.3.4.

194 Vgl. die Diskussion oben.

195 Morgan (1919), S. 111.

gebracht wird: Das Gen „affects", „causes" und „changes" die Prozesse in der Zelle.[196] Durch diese Aktivität konnten Gene überhaupt erst identifiziert, gezählt und lokalisiert werden. Diese Aktivität hat sie zum Gen gemacht, sie war konstitutiv für das Gen.[197]

Die 1920er und 30er Jahre brachten allgemein ein wachsendes Selbstbewusstsein der Genetik als Disziplin und damit den Rückgang der Kritik gegen die metaphorischen Eigenschaften des Gens mit sich. Der vielleicht bekannteste Vererbungsforscher, der die metaphorische Aktivität des Gens begründet und ausgeweitet hat, war der abtrünnige Morgan-Schüler H. J. Muller. 1922 übersetzte er die alte These von de Vries und von Weismann in die Theorie der Genetik und formulierte, dass Gene die „Akteure" der Lebewesen sind. Er meinte, bis 1920 mehrfach gezeigt zu haben, dass

> „besides the ordinary proteins, carbohydrates, lipoids, and extractives, of their several types, there are present in the cell thousands of distinct substances – the ‚genes'; these genes exist as ultramicroscopic particles; their influences nevertheless permeate the entire cell, and they play a fundamental role in determining the nature of all cell substances, cell structures and cell activities. Through these cell effects, in turn, the genes affect the entire organism."[198]

Mit diesem Artikel brachte Muller letztlich Argumente für einen genetischen Determinismus in die Vererbungsdiskussion. Er stellte die Gene als autokatalytische Partikel (in der Physiologie soll diese Fähigkeit Wachstum heißen) dar, welche in die nächste Generation übergehen und damit auch die Vererbung „bewirken".[199]

Diese These arbeitete Muller erst in seinem Vortrag im Jahre 1926 vor dem International Congress of Plant Sciences „The Gene as the Basis of Life" gründlich aus. Der Vortrag fand viele Anhänger und bewirkte eine Ver-ein-fachung des Phänomenkomplexes der Vererbung: Das Gen machte nun den Organismus. Mit Weismann stimmte Muller im Gedanken überein, dass Gene die kleinsten Lebenseinheiten sind und als solche selbständig tätig werden können. Von de Vries übernahm er, dass die Gene in reinen Formen vorkommen und nicht in Übergangsformen auftauchen können, weil sie voneinander unabhängig sind. Von der inneren Struktur der Gene behauptete Muller nur, dass sie näher nicht bekannte chemische Substanzen sind – „simple in structure".[200] Sie kamen in der Zelle als eine zählbare Menge vor, die durch Crossing-over-Experimente ermittelt werden konnten. Das hieß für die Forschung, dass die Zahl der Gene durch ihre Funktionen berechnet werden konnte, also hatte ein Gen immer eine Funktion. Alle Gene zusammen haben den Organismus aus der befruchteten Zelle

---

196 Morgan (1919), S. 330.
197 Vgl. Kap. 2.4.3.
198 Muller (1922), S. 105.
199 Ebd., S. 106.
200 Muller (1935), S. 203.

aufgebaut und funktionieren lassen. Dies war keine Frage mehr. Die Frage war nur, wie sie das machen.

> „Just how these genes thus determine the reaction-potentialities of the organism and so its resultant form and functioning, is another series of problems, at present partially a closed book in physiology."[201]

Muller sah Gene als kleinste lebendige Einheiten an. Wenn sie das Kriterium des Lebendigen erfüllen konnten, konnten sie all die notwendigen Aufgaben ausführen, um den Organismus aufzubauen und zu betreiben. Diese konstitutive Metapher ließ Muller nachforschen, welche Eigenschaften das Lebendige haben musste, und inwiefern das postulierte Gen diese erfüllte. Er fand Parallelen für das Gen, die für die Konzipierung weiterer Experimente eine anregende Grundlage bildeten.

Das Lebendige musste nach Muller drei Eigenschaften haben, die aufgrund von empirischen Erkenntnissen alle dem Gen zugeschrieben werden konnten: erstens „the property of growth", die Eigenschaft des Wachstums, die Muller reduktionistisch mit dem Begriff der „Autokatalyse" der Chemie gleichsetzte. Autokatalytische Substanzen zeichneten sich durch die Fähigkeit aus, sich reproduzieren und dadurch „wachsen" zu können. Das war aber für eine chemische Substanz nichts Ungewöhnliches. Das beinhaltet nur die Fähigkeit, dass eine Substanz ihre Umgebung so umorganisieren kann, dass ihre eigene Materie daraus entsteht. So entstehen auch Kristalle. Gene mussten nach Muller die Fähigkeit zur Autokatalyse auch haben.

Das zweite Kriterium des Lebendigen war die Entwicklungsfähigkeit. Für Muller bestand kein Zweifel mehr daran, dass Gene mutations- oder veränderungsfähig waren, weshalb sie durch die natürliche Selektion gefördert oder unterdrückt werden konnten. Diese zwei Eigenschaften sind im Einzelnen in der Chemie von anderen Substanzen bekannt, sie kommen aber in den Genen beide gleichzeitig vor. Das Gen, auch wenn es sich durch Mutation verändert hat, bewahrt die Eigenschaft der Autokatalyse. Wenn das Gen über beide Eigenschaften verfügt, muss es notwendig eine Evolution bis zur biologischen Evolution durchlaufen: „If it is true, it means that life did not occur before the gene."[202]

Das dritte Kriterium des Lebendigen ist die Wirkung auf die Umgebung. Auch dazu waren Gene fähig. Sie waren nach der Theorie von Muller fähig, das Protoplasma als Nebenprodukt ihrer Wirkung zu erschaffen und zu organisieren. Auch der Körper war als „By-product" der Gene zu betrachten. Muller resümierte seine These mit den Worten:

> „Genes (simple in structure) would according to this line of reasoning, have formed the foundation of the first living matter. By virtue of their property (found only in 'living' things) of mutating without losing their growth power they have evolved

---

201 Muller (1935), S. 196.
202 Ebd., S. 198.

even into more complicated forms, with such by-products – protoplasm, soma, etc. – as furthered their continuance. Thus they would form the basis of life.“[203]

Faszinierend, wie diese Lösung klang, waren auch die Ableitungen aus dieser Metapher, mit denen Muller seine späteren wissenschaftlichen Vorträge und Artikel ausschmückte, z.B. „The Work of the Genes“ und „The Dance of the Genes“.[204] Das genetische Material definierte er in diesen Artikeln von Anfang und Mitte der 1940er Jahre an als kontrollierendes Material der Lebewesen. Dieses Material musste bei der Analyse beider Keimzellen zu finden sein: „We should expect to find practically all the controlling material of the organism, that is, what we may call the *genetic material*“.[205] Die Kenntnis der Tatsache, dass es genetisches Material gibt, welches das Leben hervorbringt, unterscheidet die Wissenschaft des 20. Jahrhunderts grundlegend von allen Epochen davor – meinte Muller. Durch die Analyse der Gene würde der Mensch sein eigentliches Wesen erkennen.

„[The germinal content] depict a secret microscopic realm unknown to our forefathers, but one whose inner centers of production have nevertheless, from immemorial time, worked to create those relatively vast assemblages of chemical mechanism that we call animacules, animals, trees, or men and women. These greater mechanisms, then, are after all only a kind of gigantic edifice, or rather, industrial system, built by the microscopic genetic material of the germ cells for its larger dwelling place and for its means of working on a scale far exceeding its own order of magnitude, yet in the interest of its purely own perpetuation and increase. Meanwhile it has itself remained too small for ordinary men in the past to have suspected that we were merely its instruments and its false fascade, but at last, under the probe of the ultradelicate fingers of science, we are standing revealed in this unwitting deception of even ourselves.“[206]

In diesen Artikeln, also erst in den 1940er Jahren, lässt sich die Wirkung der Umwelt auf das Individuum in Mullers Theorie identifizieren. Die Umwelt konnte ihren Einfluss auf die realisierten Eigenschaften über das expansive Netzwerk der Genwirkungen ausüben. Nach seiner Vorstellung waren die Gene in einer Linie aufgereiht, jedes Gen durch einen virtuellen Faden mit seinem Produkt, und diese Fäden miteinander verbunden. Am Ende der Fäden brachten die Gene die Eigenschaften des Organismus hervor. Die Umwelt konnte höchstens auf diese Funktionen der Gene einen Einfluss ausüben. Mit anderen Worten verkörperten die Gene das teleonomische Prinzip[207] und entwickelten den Organismus, der in ihrem Plan stand, aber die Verwirklichung dieses Plans konnte durch die Umwelt gestört oder ganz verhindert werden.

---

203 Muller (1935), 203.
204 Muller (1947).
205 Ebd., S. 3.
206 Ebd., S. 4.
207 Vgl. Mayr (1991).

Für die Aktivität sprach sich nicht nur Muller aus. Seine Metaphern haben zwar viel Erfolg geerntet, aber das allein hätte wohl nicht für die Verbreitung der Aktivitäts-Metaphern in der gesamten Genetik gesorgt. Die ganze Forschungsgemeinschaft der Genetik entwickelte eine starke Position im Vererbungsdiskurs und ließ nur wenige Auslegungen der mittlerweile etablierten Metaphorik zu. Die Verstärkung der genetischen Deutung des Lebens wurde teilweise durch wissenschaftspolitische Interessen gestützt, teilweise durch neue Erkenntnisse, denen eine metapherngestützte Schöpfung von Forschungsobjekten[208] zugrunde lag. Auf diese Weise wurden Metaphern nicht nur als konstitutive Elemente der Forschungssprache, sondern auch als Machtwörter im Diskurs verwendet.[209]

Die wissenschaftspolitische Unterstützung kam vor allem aus der Drosophila-Schule. Morgan nutzte diese Gelegenheit[210] und machte aus der Genotypforschung eine eigenständige Disziplin, welche sehr bald in den USA als normative Praxis galt, die eine eigene, wohl definierte Methodik, eine eigene Erklärungskompetenz, eine wachsende wissenschaftliche Gemeinschaft von experimentierenden Biologen und Züchtern und entsprechende Sanktionen gegen unorthodoxe Forschungen[211] mit sich brachte. Auch andere Mittel sollten zu dieser Zeit der Verselbständigung der neuen Wissenschaft, der Genetik, dienen: Es wurden neue Fachzeitschriften für Genetik gegründet, an verschiedenen US-Universitäten wurden Lehrstühle für Genetik eingerichtet und 1932 wurde die „Genetics Society of America" als universitätsübergreifende Kooperation ins Leben gerufen.[212]

Die metaphorisch geprägte Sichtweise konnte aber nicht nur in der Wissenschaftspolitik, sondern auch im wissenschaftsinternen Diskurs identifiziert werden. Die Zelle wurde als Forschungsobjekt konzeptionell in zwei klar abtrennbare Einheiten geteilt: Zytoplasma (die Peripherie, die für die Vererbung keine besondere Relevanz hatte) und Zellkern (das Zentrum, das es genetisch zu untersuchen galt). Für die Genetik war laut Genetiker selbstverständlich dieser letztere der wichtigere Teil der Zelle. Morgan wies dies nach, indem er verschiedene Gene identifizierte, welche Augenfarbe, Hautfarbe, Flügelform, Geschlecht oder andere Eigenschaften der Fruchtfliege, also praktisch alle lebenswichtigen Dispositionen, „bewirkten". Vom Zytoplasma konnten diese Eigenschaften nicht behauptet werden. Dass Gene Eigenschaften „bewirken" konnten, stand hingegen außer Frage:

---

208 Vgl. die Mechanismen der metaphorischen Transformation in Kap. 2.4.3.
209 Vgl. die normative Wirkung der Metaphern in Kap. 2.4.4.
210 Morgan hatte unter anderem finanzielle Interessen in der Konzeptualisierung des Gens und der Genetik als Wissenschaft, indem er mit seiner Forschung das wachsende Interesse der Agrarindustrie an der genetischen Züchtung mit einem theoretischen Unterbau befriedigte. Vgl. Moss (2003), S. 37.
211 Die 1916 gegründete Zeitschrift „Genetics" verweigerte, Experimentenberichte zu publizieren, die nicht die „etablierte genetische Methode" benützt hatten. Vgl. Sapp (1987), S. 45-46.
212 Ebd., S. 47.

„One of the central problems of biology is that of differentiation – how does an egg develop into a complex many-celled organism? This is, of course, the traditional major problem of embryology; but it also appears in genetics in the form of the question, "How do genes produce their effects?"[213]

Statt des metaphorischen Ausdrucks „eine Eigenschaft bewirken" hätte Sturtevant vorsichtiger auch „mit einer Eigenschaft korrelieren" sagen können, aber diese Formulierung hätte weder den Erwartungen der Zeit noch den gesetzten Zielen der Genetik, nämlich der Erklärung des Lebendigen aus den Genen allein, entsprochen und wäre wenig hilfreich in der Auseinandersetzung mit Embryologen gewesen, die gegen die Vormachtstellung der Genetik eine eher holistische Perspektive des Organismus vertraten.[214] Aus dieser vorausgesetzten Fähigkeit des Gens zur „Bestimmung" der Eigenschaften leitete Morgan den Ausdruck „das Gen für"[215] ab, das als Bezeichnung den genetischen Diskurs des ganzen Jahrhunderts prägte: „Nennen wir das Gen für Größe ebenso wie das Merkmal selbst, nämlich groß, und ebenso das Gen für Kleinheit, nämlich klein."[216] Kurz zusammengefasst sorgte das „Gen für Größe" in einem Organismus dafür, dass er groß wurde. Der andere Organismus hatte das „Gen für Kleinheit" und er wurde klein. Was aber die Präposition „für" in diesem Zusammenhang hieß, wurde nicht geklärt. Sie ließ unterschiedliche Auslegungen zu. Dennoch war „für" nicht beliebig zu interpretieren und hatte eine hohe Aussagekraft. In diesem Kontext musste die Eigenschaft in einer direkten Relation zum Gen stehen. Sie ging aus dem Gen hervor und wurde durch das Gen verwirklicht. Das Gen war in diesem Sinne ein aktives Glied. Das, wofür das Gen da war, war eine Bestimmung, ein Produkt oder ein Ziel des Gens. Demnach konnte es für jede Eigenschaft, über die ein Organismus verfügt, je ein Gen geben.[217] Gene wurden auch

---

213 Sturtevant (1932), S. 168.

214 Vgl. Sapp (1987), S. 6-16.

215 Der Ausdruck „das Gen für" war keine Neuerfindung von Morgan. Bateson verwendete diese Wendung schon 1908, wo der englische Botaniker noch von Faktoren als grundsätzlich immateriellen Kräften sprach: „In our last Report we gave reasons for regarding the rose-comb as a comb on which an additional element, ‚roseness', had been superposed, and we suggested that the allellomorphic pair consists in the two states: presence of the factor rose (R) and absence of that factor (r)." Vgl. Bateson (1908), S. 183. Morgan folgte in dieser Hinsicht der Tradition und verwendete anfangs diese Art der Beschreibung ohne Anspruch auf ein konkretes Gen als materielle Entität: „Assume that all of the spermatozoa of the white-eyed male carry the „factor" for white eyes ‚W'[...] Assume that all of the eggs of the red-eyed female carry the red-eyed ‚factor' R". Morgan (1910), S. 120.

216 Morgan, (1921), S. 42.

217 Um den logischen Fehlschluss zu beleuchten, soll hier nochmals auf Morgans bereits zitierten Textabschnitt hingewiesen werden. „Nennen wir das Gen für Größe ebenso wie das Merkmal selbst, nämlich groß, und ebenso das Gen für Kleinheit, nämlich klein". Morgan (1921), S. 42. Wie würde die Erbse dieser Studie aussehen, wenn sie keines von den beiden Genen in sich tragen würde?

nur aufgrund ihrer Funktion identifiziert, lokalisiert und gezählt. Um sie aufgrund der identifizierten Funktionen zu zählen, musste der Forscher annehmen, dass es für eine Funktion immer nur ein Gen gibt. Diese Annahme wurde zur molekulargenetischen Zeit auch noch geteilt.

Der US-Genetiker Lewis John Stadler beschreibt Gene nach der Entdeckung der DNS-Struktur als eigenartige Moleküle, die sich reproduzieren und Proteine herstellen können und bedauert, dass die genauen Mechanismen dieser Aktivitäten noch nicht näher bekannt sind. Dass es diese Aktivitäten als solche gibt, stand auch für ihn außer Zweifel.

> „Modern physical science gives us no model to explain the replication of the gene-string in each cell-generation, or to explain the production of effective quantities of specific enzymes or other agents by genes."[218]

Zu dieser Zeit hatte die Genetik schon eine neue, molekulare Grundlage für das Verständnis des Gens: die DNS. Dies eröffnete eine neue Perspektive für ihre Identifikation. Stadler behauptet aber in diesem Artikel weiterhin, dass Gene nur aufgrund ihrer Aktivität erkannt werden können. "The properties of the genes may be inferred from the results of their *action*."[219] Die Metapher der Aktivität war demnach konstitutiv für die Theorie des Gens. Diese Perspektive veränderte sich langsam und unauffällig, als weitere Entdeckungen gemacht wurden. Die Metapher verschwand jedoch nicht, sondern wurde der Aktivität anderer chemischer Stoffe immer mehr gleichgestellt.

3.2.2. Die Genaktivität gegen Ende des 20. Jahrhunderts

Die Metapher der Aktivität hat sich im genetischen Diskurs im ganzen 20. Jahrhundert durchgesetzt. Selbst vor und im Humangenomprojekt wurden Schätzungen zur Anzahl der Gene im menschlichen Organismus angestellt, die die Zahl der identifizierten Gene weit übertrafen. Der Fehler lag zum Teil in der traditionellen Metapherndeutung vom Verhältnis zwischen Aktivität und Entität. Hinter jeder selbständigen Aktivität musste eine selbständige physikalische Größe stehen.

Aus der konstitutiven Leitmetapher der Aktivität gingen im 20. Jahrhundert noch weitere Metaphern hervor. Aufgrund der Erkenntnisse der Molekulargenetik wurde die Metapher der Aktivität für viele Substanzen innerhalb des genetischen Diskurses „geöffnet". Dadurch hat das Gen als hervorragende Substanz unter vielen an Bedeutsamkeit verloren. Proteine, RNS- und DNS-Stücke wurden gleichwertig mit Verben beschrieben, die

---

218 Stadler (1954), S. 811.
219 Ebd., S. 811, Hervorhebung hinzugefügt.

an einer Aktivität nicht zweifeln ließen.[220] Nicht nur Gene, sondern viele andere Moleküle, vor allem Enzyme, galten auf der molekularen Ebene als Akteure. Sie standen mit dem genetischen Material in direkter Verbindung, sie konnten sogar Gene „erkennen", die DNS-Kette „reparieren", Teile von ihr „entfernen" oder fremde Teile „einbauen".

> „Von jeder Startstelle bewegen sich zwei Replikationsgabeln in entgegengesetzter Richtung mit einer Synthesegeschwindigkeit von 200-3000 bp/min. [...] Es gibt früh replizierende Teile des Genoms und spät replizierende Teile. Dabei liegen Gruppen von gleichzeitig oder annähernd gleichzeitig replizierenden Abschnitten häufig hintereinander. Oft ist es beobachtet worden, dass aktive Gene früh in der S-Phase, stumme Gene, also solche, die nicht transkribiert werden, erst spät in der S-Phase repliziert werden."[221]

> „Es [das Enzym Uracil-DNA-Glykosylase] hilft der Zelle, mit den spontanen Schäden durch Desanimierung von Cytosin fertig zu werden. Eine ähnliche Bedeutung hat die Hypoyanthin-DNA-Glykosylase, die spontane Schäden nach Desanimierung von Adenin reparieren kann. Daneben gibt es eine ganze Reihe von Glykosylasen, die spezifisch die Entfernung alkylierter Basen aus der DNA durchführen. [...] Das zweite Enzym mit dieser Spezifität, 3Methyladenin-DNA-Glykosylase II, ist darüber hinaus auch in der Lage, 3-Methylguanin, 7-Methylguanin, O2-Methylthymin und o2-Methylcytosin zu erkennen und durch Spaltung der glykosidischen Bindung freizusetzen. Schließlich gibt es Glykosylasen, die die Degradationsprodukte chemisch veränderter DNA-Basen erkennen und diese durch Spaltung der glykosidischen Bindung freisetzen."[222]

Das letzte Viertel des 20. Jahrhunderts ließ durch die Erweiterung der Aktivitäts-Metaphern nun Zweifel aufkommen, dass Gene tatsächlich der Ursprung des Lebens sein können, d.h. aus sich heraus handeln und das Lebendige erschaffen können. Der Mechanismus wurde immer komplizierter gefunden. Diese komplexen Prozesse brauchten aber wiederum eine zentrale Regulation, damit sie in einer harmonischen Einheit dargestellt werden konnten. Gene, Proteine, Enzyme und andere Moleküle agierten zum Ende des Jahrhunderts nicht mehr ohne vorausgehenden Impuls. Knippers erkennt 1990 an, dass Genetiker diesen „Regler" noch nicht gefunden haben:

> „Einen allgemein zutreffenden Gen-Regulationsmechanismus gibt es nicht; jedes Gen oder jedes Operon wurde im Laufe der Evolution mit dem je passenden Regulationsapparat ausgestattet; anders ausgedrückt: das Gen und der zugehörige Mechanismus der Gen-Regulation haben sich gemeinsam während der Evolution entwickelt."[223]

---

220 Als Beispiel für die deutschsprachige Genetik gegen Ende des 20. Jahrhunderts wurde hier das bekannte und wissenschaftlich sehr anspruchsvolle Lehrbuch der molekularen Genetik von Rolf Knippers et al. ausgewählt. Das Werk fasst das molekulargenetische Wissen der Zeit in einer sprachlich authentischen Weise zusammen. Vgl. Knippers et al. (1990).

221 Knippers et al. (1990), S. 217.

222 Ebd., S. 296.

223 Ebd., S. 144.

„Das Produkt eines Regulator-Gens schaltet die Expression von Struktur-Genen an."[224]

Durch die Einführung von metaphorisch geprägten Gen-Bezeichnungen für „Regulator-Gene" und „Operon" entsteht nochmals der Eindruck, dass Gene über anderen Prozessen in der Zelle stehen. Wenn man diesen Aussagen genauer auf den Grund gehen will, trifft man eine Beschreibung von nicht freien, sondern von komplex regulierten Aktivitäten. Dies zeigt auch das folgende Beispiel:

„Das Arabinose-Operon bietet dazu eine weitere Variante: die Regulation des ara C-Gens. Wie schon gesagt bindet das ara C-Protein nicht nur an die Stellen ara I und ara O2, sondern auch an ara O1. Dieses letzte Element liegt aber direkt über dem Promotor PC und hemmt daher die Kontaktaufnahme mit der RNA-Polymerase. Erst wenn die zelluläre Konzentration an ara C-Protein einen kritischen Wert unterschreitet, fällt das Protein vom Promotor ab, der damit für die RNA-Polymerase zugänglich wird. Das ara C-Gen kann transkribiert werden. Sobald die Menge an ara C-Protein den Grenzwert der intrazellulären Konzentration überschreitet, ist eine Bindung an das Element ara O1, wieder möglich: das ara C-Gen wird geschlossen. Das ara C-Protein reguliert die Expression seines eigenen Gens. Man spricht von Autoregulation."[225]

Interessant ist, dass nach der Beschreibung dieser verzweigten Prozesse als begriffliche Zusammenfassung wieder die gleiche Aktivitäts-Metapher auftritt (hier die Autoregulation), die doch aus den dargestellten Prozessen keineswegs ableitbar ist. Die Metapher der genetischen Aktivität muss anscheinend den Deutungsrahmen für die Forschung gewähren, damit sie über Prozesse überhaupt reden kann.

Wenn wir auf die Geschichte der Aktivitäts-Metapher nach dieser kurzen Darstellung zurückblicken, können wir feststellen, dass die Genetik im ganzen Jahrhundert dauernd von einer Aktivität sprach und darunter ganz unterschiedliche Prozesse verstand. Anfangs wurden die Aktivitäten dem Gen als Lebensquelle zugeschrieben, bis die Molekulargenetik diese Sichtweise durch Erkenntnisse der chemischen Grundlagen weitgehend veränderte. Dann wurde die genetische Aktivität auf eine neue Weise interpretiert. Sie beschrieb alle Vorgänge in der Zelle als Aktivitäten von einzelnen Komponenten. Die Metapher der Aktivität half der Genetik in der Identifizierung ihrer Objekte und in deren Funktionsbestimmung, die sie mit anderen Begriffen vielleicht gar nicht hätte adäquat beschreiben können. Diese Metapher hatte aber nicht nur eine wichtige Leistung im Diskurs, sondern sie hatte auch ihre Grenzen. Für viele wichtige Er-kenntnisse konnte sie keine angemessenen sprachlichen Mittel zur Verfügung stellen. Dazu wurden neue Metaphern benötigt, wie z.B. Text.

---

224 Knippers et al. (1990), S. 141.
225 Ebd., S. 144.

3.3. Der genetische Text

Neben der Aktivitäts-Metapher hat im heutigen Diskurs der genetischen Forschung die Text-Metapher wahrscheinlich die größte Deutungsmacht, obwohl sie in letzter Zeit aus wissenschaftstheoretischer Sicht mehrfach kritisiert wurde.[226] Die Beschreibung der Vererbungsmechanismen als Buch oder als Schrift geht auf frühe Jahrhunderte zurück[227] und lässt sich nicht mit theoretischer Kritik aus der Sprache bannen. Die eindimensionale Landkarte als Sinnbild der genetischen Struktur hatte bereits eine große Ähnlichkeit mit der Metapher des Textes. Christina Brandt weist nach, dass für die Entstehung von Eiweißmolekülen bereits in den 1920er Jahren die Metaphern des Buchdrucks und des Schriftmusters verwendet wurden und diese Sprachbilder in der Fachsprache bald überall zirkulierten.[228] Die Text-Metapher spielte aber vor allem von den 1940er und 50er Jahren an eine wichtige Rolle im Diskurs der genetischen Forschung, als die chemische Substanz des Gens bestimmt wurde. Die Identifikation der Erbsubstanz durch Oswald T. Avery et al. (1944) mit der DNS und die Beschreibung der Struktur dieses Moleküls durch James Watson und Francis Crick (1953) lenkten die Aufmerksamkeit der Genetiker auf die Analyse der molekularen Grundlage der Vererbung, zumal diese als eindimensionale Sequenz wichtige Ähnlichkeiten mit einem geschriebenen Text aufwies. Der Text vermittelte nicht nur dem Laien ein sehr beeindruckendes und den so genannten Urbildern der Psyche entsprechendes Denkmodell der Vererbung, sondern sie verkündete auch ein vorteilhaftes gedankliches Grundgerüst für die empirische Erforschung des Geheimnisses des Lebens. Sie bedeutete zugleich die Lösung dieses Geheimnisses durch ein Modell, nach dem die Forschung nur noch die Ergänzung von fehlenden Details (Buchstaben) erwartete und den großen Zusammenhang der Funktion der einzelnen Moleküle und der Vererbungsmechanismen als aufgeklärt verstand. Man brauchte über die Natur der Gene nicht mehr schwer nachzudenken, denn es war klar, dass sie als molekulare Sequenzen vergleichbar mit Texten vorliegen. Die Aufgabe war nur, linear nebeneinander gestellte Informationspartikeln zu identifizieren, um die gesamte Struktur des lebendigen Organismus und die gesamte Entwicklung des Organismus von

---

226 Vgl. Keller (2001) oder Kay (2001a).

227 Die wissenschaftliche Erfassung der Vererbung im Mittelalter verwendete ebenfalls die Text-Metapher zur Beschreibung der Weitergabe der Erbsünde, die in der Neuzeit als Paradigma zum Verständnis jeglichen Vererbungsmechanismus diente. Dass alle Sünden eines jeden Menschen in einem Buch aufgeschrieben sind, also als Text vorhanden sind, hat die mittelalterliche Theologie ausgehend von Bibelstellen öfter thematisiert. Vgl. etwa Daniel 12, 4, 9-11 und Offenbarung 20, 12-13. Vererbung wurde dadurch in der abendländischen Kultur ein vorwiegend skripturales Phänomen. Vgl. Kap. 2.3.5 oder Bono (1995b).

228 Vgl. Brandt (2004), S.152.

der befruchteten Eizelle bis zum Tod in einer geschriebenen Form zu erfassen. Manche Forscher interpretierten diesen genetischen Text so konkret, dass sie behaupten konnten, aus dieser bloßen Sequenz könnte die Genetik einmal den Organismus wieder zum Leben erwecken.[229] Am Forschungsdiskurs der zweiten Hälfte des 20. Jahrhunderts kann man erkennen, dass die Text-Metapher eine theorieleitende Funktion in der Genetik erfüllte. Die Theorie des Gens wurde nach der Entstehung der Molekularbiologie von den postulierten Leistungen der Drosophila-Schule in eine eindimensionale Deutung umgeformt, in der die Leitmetapher des Textes den Blick der Forscher führte. Die Leitmetapher des genetischen Textes erschien in verschiedenen Formen: Code, Buch und Sprache des Lebens.

3.3.1. Die Code-Metapher – Gründer einer neuen Genetik?

Ein Code ist nach allgemeinem Verständnis ein System von Regeln, mit dessen Hilfe ein chiffrierter Text in einen Klartext übertragen werden kann.[230] Vor allem spielte dieser Begriff in der Kriegssprache des Zweiten Weltkriegs eine wichtige Rolle. Chiffrierte Texte dienten zur Übertragung von kriegswichtigen Botschaften, und ihre Entschlüsselung durch die Gegner konnte die größten Projekte vereiteln. Zu dieser Zeit, und in den USA auch nach Kriegsende, standen die Wissenschaften, vor allem aber die viel versprechende Genetik, zumindest finanziell unter der Macht des Militärs und sie wurden nach ihrer Wichtigkeit im Krieg bewertet.[231] Es war selbstverständlich, dass ein Begriff aus dem Kriegsvokabular die Relevanz einer Forschung erfolgreich betonen konnte. Der genetische Diskurs öffnete sich deshalb gern für diese Metaphern.
1943, d.h. noch während des Zweiten Weltkrieges, hielt der österreichische Physiker Erwin Schrödinger eine Vortragsreihe in Dublin zur Frage „Was ist Leben?". Er betonte, dass das Lebendige auf die Gesetze der Physik angewiesen ist, und untersuchte es gleichzeitig als Teil des Objektarsenals der Physik. Schrödinger hat mit seiner Vortragsreihe, vor allem aber mit der Einführung von neuen Begriffen eine enorme Vorarbeit für den Weg der

---

229 Vgl. Zeitungsartikel wie „Zurück aus der Steinzeit. Der Neandertaler soll auferstehen. Paläogenetiker rekonstruieren sein Genom. Auch das erste Säugetier wird im Rechner wiederbelebt". Die Zeit 07.07.2005, oder „ ‚Die Technik ist da', verkündete Rubin damals, ‚es ist Zeit, den Neandertaler zu machen.' Im Mai präsentierte Pääbo erste Resultate: 0,03 Prozent des Neandertaler-Genoms habe man sequenziert, eine Million Genbausteine." in „Weitsprung des Geistes", Die Zeit, 10.08.2006, oder etwa den Film „Jurassic Park" (Regie: Steven Spielberg, 1993).
230 Vgl. Duden (1996), S. 856.
231 Vgl. Kay (2001a).

Biologie in die Physik geleistet.[232] Die Physik ist eher davon ausgegangen, dass nicht die einzelnen Partikel, sondern ihre Struktur und ihr statistisch berechenbares Verhältnis zum Ergebnis führen. Das vertrat Schrödinger in seinem Vortrag.

In seinen Grundannahmen über das Gen zeigte er eine gewisse theoretische Verwandtschaft mit der Theorie von Muller, denn er beschrieb Gene mit einer metaphorischen Doppelfunktion: Gene mussten fähig sein, sich selbst zu reproduzieren (Autokatalyse), aber sie erschufen auch den Organismus nach der in ihnen liegenden Struktur. Das Ergebnis wurde also von den Genen determiniert. Von der Rolle der genetischen Struktur behauptete Schrödinger, dass

> „ein alles durchdringender Geist, dem jegliche kausale Beziehung sofort offenbar wäre – wie Laplace ihn sich einmal vorgestellt hat –, aus dieser Struktur voraussagen könnte, ob das Ei sich unter geeigneten Bedingungen zu einem schwarzen Hahn, einem gefleckten Huhn, zu einer Fliege, einer Maus oder zu einem Weibe entwickeln werde."[233]

Trotz der allgemeinen Undefinierbarkeit der geeigneten Bedingungen[234] und der optimistischen Idealisierung des Wissens um das Leben formuliert hier Schrödinger die Priorität der Struktur. Aus der Struktur der

---

232 In Wirklichkeit könnte man von einem Weg der Physik in die Biologie sprechen, aber es war auch eine Umdeutung der Biologie nach der Sicht der Physik, denn viele Physiker betraten Ende der 1940er und Anfang der 50er Jahre das Feld der biologischen Forschung. Nach einer Interpretation wandten Physiker nach Hiroschima und Nagasaki der Atomphysik den Rücken und fanden ein neues Forschungsfeld in der Biologie. Als Reaktion auf diese Ereignisse hat z.B. Norbert Wiener seine berühmte Notiz an den „Atlantic Monthly" „Ein Wissenschaftler rebelliert" gegen den Missbrauch der Wissenschaft verfasst. Die bekannte Metaphernkritikerin der Genetik, Lily Kay, war in einem Zeitungsinterview auch der Meinung: „Tatsache ist, dass in diesen Jahren viele Physiker, Mathematiker und Kybernetiker, die zuvor mit kriegswichtigen Dingen beschäftigt waren, in die Biologie wechselten. Sie waren es, die diese ganze Metaphorik mitbrachten. Für sie war die Biologie des Lebens eine Art von strategischem Problem." Vgl. Freitag, „Die DNS ist kein Code", 02.03.2001. Eine weitere Tatsache ist, dass nach dem ZweitenWeltkrieg sich viele berühmte Physiker mit Fragen nach dem Lebendigen beschäftigt haben und die Biologie mit ihrer Physik-Perspektive in vielerlei Hinsicht bereichert und umgestaltet haben. So berichtet auch James Watson über seine Forschungsumwelt von 1951: Chemiker und Physiker im Cavendish Laboratory of Cambridge University haben mit ihm das Lebendige erforscht. Vgl. Watson (1999), S. 19.

233 Schrödinger (2003), S. 56.

234 Mit den gleichen Chromosomen ausgestattet entwickeln sich Schmetterlinge einmal zu einer Raupe, ein anderes Mal zu einem Schmetterling und diese Entwicklung liegt „nur" an den entsprechenden äußeren Bedingungen, was auch zeigt, dass dieselbe genetische Struktur zum Aufbau verschiedener Formen dienen kann. Insgesamt ist diese Beobachtung aber eher die Regel als die Ausnahme.

Chromosomen muss auf eine „endgültige Form"[235] des Organismus geschlossen werden können. Wie aber konnte die endgültige komplexe Form eines Organismus in den winzigen Chromosomen vorhanden sein? Schrödinger wusste bereits, dass die Chromosome nicht groß genug sind, den angenommenen „Bauplan" in einer verkleinerten, aber vollständig ausgereiften Form in sich zu tragen,[236] worauf die Präformationstheorie hindeutete. Der ganze Mechanismus musste deshalb in den Chromosomen indirekt vorliegen. Um dieses Rätsel der indirekt vorhandenen Form in den Chromosomen zu lösen, benutzt er das erste Mal das Wort „Code" im Diskurs der Vererbungstheorie.

> „In diesen Chromosomen [...] ist in einer Art Code das vollständige Muster der zukünftigen Entwicklung des Individuums und seines Funktionierens im Reifezustand enthalten."[237]

Die Metapher Code enthielt aber viel mehr als nur den Verweis auf eine Struktur, die nicht mit der Form identisch ist. Erstens erfüllte sie im Diskurs eine Erwartung nach kriegswichtigen Begriffen, zweitens vermittelte sie die Idee eines verborgenen Textes, der ja seit Jahrhunderten als eine metaphorische Beschreibung des Vererbungsmechanismus galt. Die Code-Metapher wurde deshalb in ihrer illustrativen Funktion im genetischen Diskurs bereits erwartet. In den 1950er Jahren wurde der Begriff Code im genetischen Diskurs zunächst noch manchmal in Anführungszeichen gesetzt, um seinen metaphorischen Status zu kennzeichnen. Ende der 1950er Jahre sind diese Anführungszeichen verschwunden.[238]

Schrödingers berühmt gewordener Satz machte es möglich, das Chromosom als einen Speicher von einem verschlüsselten Text zu denken, welcher die Form des Lebewesens in Kürzeln, in einer Geheimschrift beschreiben. Diese Idee unterschied sich nicht nur von der Präformation, die sich die Lebewesen im Samen in kleinster, aber vollständig ausgebildeter Form vorstellte, die im Mutterleib nur zu wachsen hatten. Die Code-Metapher löste sich auch von den damals herkömmlichen Vererbungstheorien der Genetik und der vorgenetischen Zeit z.B. von Darwins Theorie der Pangene, in der kleine Partikel mit besonderen Eigenschaften und Fähigkeiten angenommen wurden, die die Merkmale der Organismen verursachen. Genauso dachte die frühe Genetik über Gene

---

235 Die endgültige Form lässt sich nicht immer so definieren wie beim schwarzen Hahn oder beim gefleckten Huhn. Ob die Form einer dicken grünen Raupe und eines schlanken bunten Schmetterlings endgültig oder nicht endgültig ist, lässt sich nicht entscheiden, jedenfalls können aus der gleichen Struktur auch verschiedene Formen entstehen.

236 Dazu hat er Messungen unternommen und konnte annähernde Angaben machen: Ein Gen enthält nach ihm sicher nicht mehr als eine oder einige wenige Millionen von Atomen. Vgl. Schrödinger (2003), S. 70.

237 Ebd., S. 56.

238 Vgl. Kay (2001a), S. 68.

nach.[239] Genetische Codes machten es hingegen möglich, dass Gene nicht als Merkmal-machende-Entitäten vorliegen mussten, auf die erst durch ihre Funktion im Organismus geschlossen werden konnte. Gene konnten als chemische Moleküle vorliegen, deren Struktur mit der eines verschlüsselten Textes identisch war und aufgrund dieser Eigenschaft sie ein Muster der Merkmale tragen konnten.

Mit dem Wechsel zur Code-Metapher begann in der Theorie der Genetik ein neues Kapitel. Der Code erfüllte bald eine konstitutive Funktion: Nach diesem Gen-Verständnis konnte die Genetik ihre Forschung in vielen Schritten operationalisieren. Sie wandte sich der Analyse von Codes und der Sprache zu. Theorien der Codierung – mit überlappendem oder nicht-überlappendem Code, Rautencode mit struktureller Wechselwirkung zwischen der DNS und Aminosäuren oder mit dem Adapter-Coding-Modell[240] – bildeten das Fundament der Überlegungen in der genetischen Forschung. Dabei wurden Sprach- und Kommunikationsmodelle mit der Vererbung verglichen, Teilnehmer der Kommunikation wurden in der Zelle identifiziert. Gene wurden wahrgenommen, als wären sie codierte Texte. Diese metaphorische Sichtweise hatte mindestens drei große Vorteile. Erstens konnte sie durch die angenommene Identität der untersuchten Strukturen die Ergebnisse der Kybernetik[241] anwenden. Zweitens weckte sie Hoffnung auf die Berechenbarkeit des Lebens und stellte dieses als ein operationalisierbares Forschungsobjekt dar, das einer technikorientierten Forschung zugänglich war. Drittens ermöglichte der Code, indem die Eigenschaften des zu beschreibenden Lebendigen nicht mehr direkt in den Genen vorhanden sein, sondern nur in verschlüsselter Form zur Verfügung stehen mussten, eine Distanzierung von der genetischen Präformation, ohne jedoch auf einen möglichen genetischen Determinismus zu verzichten.

3.3.2. Erfolge der Code-Metapher

Watson und Crick haben Schrödingers Idee von einem Code in der Zelle als Anleitung für die Grundlegung ihres Konzeptes der Vererbungsmechanismen verstanden.[242] 1953 war es für die beiden Forscher bereits selbstverständlich, dass die identifizierte Struktur der DNS eine typische bedeutungsvolle Sequenz beinhalten können muss. Nicht die Moleküle

---

239 Vgl. oben Mullers Theorie der Gene.
240 Vgl. Brandt (2004), S. 186.
241 Die Kybernetik war eine neue Wissenschaft, die in den 1940er und 50er Jahren eine rapide Erfolgsgeschichte aufzuweisen hatte. Unter anderem gehörte sie auch zu den Wissenschaften, die einen militärischen Nutzen erhoffen ließen. Eine Verwandtschaft mit diesem Forschungszweig durch Metaphern war der Genetik nützlich.
242 Vgl. Watson (1999), S. 23.

selbst, die diese Sequenz aufbauen, sondern ihre Abfolge musste die Antwort auf das Geheimnis des Lebens enthalten. Diese Sequenz enthielt eine „Nachricht", die durch kybernetische Analysen für Menschen verständlich gemacht werden konnte.[243] Für ihre Forschung waren andere wissenschaftliche Ergebnisse oder neue Methoden insofern relevant, als sie die Erfüllung der Code-Metapher zugelassen haben: Röntgenstruktur-analyse der DNS, kristallographische Arbeiten und andere Modelle wurden immer auf die Konsistenz mit dieser Metapher geprüft. Die Idee der Code-Metapher hat dadurch zu einer der wichtigsten Entdeckungen der Genetik geführt: 1953 konnte endlich eine chemische Sequenz identifiziert werden, die das Geheimnis des Lebens codierte: die Doppelhelix der DNS.[244] „Thus I felt slightly queasy when at lunch Francis winged into the Eagle to tell everyone within hearing distance that we had found the secret of life."[245] Die Sprache der 1950er Jahre wurde nach der Entdeckung von Watson und Crick noch stärker durch die Leitmetapher des Textes geprägt. Die eindimensionale Sequenz, die durch den Code unverständlich gemacht wurde, musste nun „entschlüsselt" werden. Georg Gamow, der aus Russland in die USA ausgewanderte Physiker, interpretierte die Metapher des Codes so weit wörtlich, dass er nach der bahnbrechenden Veröffent-lichung von Watson und Crick diesen genetischen Code auf kürzestem Weg zu „knacken" versuchte. Er erzählte später:

> „Ich war damals Berater bei der Navy und kannte einige Leute bei dieser hochgeheimen Arbeit im Navy-Kellergeschoss, die dechiffrierten und den japanischen Code knackten und solche Dinge. Also sprach ich mit dem Admiral, dem Chef des Bureau of Ordnance [...] Ich legte ihnen das Problem dar, gab ihnen die Protein-Dinger (Liste von Aminosäuren), sie gaben sie in eine Maschine (Computer), und nach zwei Wochen informierten sie mich, dass es keine Lösung gibt. Ah!"[246]

Der Enthusiasmus über die Enthüllung des Geheimnisses des Lebens – zumindest in seiner Grundstruktur, d.h. als Text – brachte Gamow auch zur Gründung des RNS-Krawattenklubs, der sich die Entschlüsselung des genetischen Codes vornahm. Diese Gruppe von prominenten Wissenschaftlern arbeitete mit dem Code nicht mehr als mit einer Metapher. Sie transformierten den Code in eine Theorie der Vererbung.

---

243 Die Kybernetik, also Wissenschaft von der Steuerung und der Kommunikation im Tier und in der Maschine nahm sich vor, das Wesen des Lebendigen als eine codierte Nachricht aufzufassen. Norbert Wiener gab 1948 seinem Grundlagenwerk deshalb den Titel: „Cybernetics: or Control and Communication in the Animal and the Machine". Vgl. Wiener (1961).

244 Die Atmosphäre des Strukturalismus zeigte sich immer wieder in den Vorträgen und im Nachdenken über das Leben nicht nur in Cambridge, wo Watson und Crick arbeiteten, aber in der ganzen molekularbiologischen Forschung der 1950er Jahre. Vgl. Watson (1999).

245 Ebd., S. 155.

246 Kay (2001a), S. 182.

Damit war er zu einer exakten Beschreibung der Sachlage geworden, d.h. eine Art Text, der einen Sinn trug, der aber zunächst in nicht verständlicher Form, einer verschlüsselten Schrift, vorlag. Deshalb konnten zu seiner „Entschlüsselung" die gleichen Methoden verwendet werden, wie zur Entschlüsselung von anderen verschlüsselten Geheimtexten: vor allem kryptoanalytische Methoden. Dieser methodische Zugang erhob die Biologie nach Gamow zur Gruppe der „exakten" Wissenschaften[247] und machte aus ihr eine Schwester der Kybernetik, der Linguistik und nicht zuletzt der Physik. Dazu musste die Biologie ihre Objekte unter der Leitmetapher des Textes definieren, was in den 1950er Jahren ohne Weiteres möglich war.

> „Vererbung wurde als Informationsübertragung aufgefasst; Organismen und Gene wurden in Begriffen von Botschaften, Wörtern, Buchstaben, Instruktionen und Texten repräsentiert. Die von Gamow beigesteuerten semiotischen Werkzeuge, bald gefolgt von anderen linguistischen Tropen wie Kommas, Wörterbücher, Sinn, Nonsense und falscher Sinn, die Crick, Delbrück und weitere Mitarbeiter bald verwendeten, trugen dazu bei, das Bild des Genoms als Codebuch zu fixieren."[248]

Aufgrund der ersten Erfolge in der theoretischen Konzeptualisierung der Vererbung verbreiteten sich die Metaphern des Textes in der intensiv erforschten Genetik außerordentlich schnell. Alles, was in die textuale Repräsentation des Genoms passte, war denkbar, daher überlegenswert.[249] Der genetische Code als Forschungsobjekt, seine Konzeptualisierung und Entschlüsselung bestimmte weitgehend die biologische Forschung der 1950er Jahre. Mit dem daraus wachsenden Denkmodell kamen aber weder das fortschrittlichste Forschungsinstitut der USA, „Caltech", noch die Mitglieder des RNS-Krawattenklubs zur Erklärung der Proteinsynthese und dadurch zur Erklärung des Aufbaus und der Entwicklung der Organismen. Der Krawattenklub produzierte innerhalb von fünf Jahren eine beträchtliche Menge an hypothetischen Codes, die aber keine befriedigende Erklärung für die Synthese von Proteinen und für die Codierungsmechanismen der Gene lieferte. Auch das fortschrittliche Tübinger Forschungslabor des Max-Planck-Instituts wandte sich Ende der 1950er Jahre dem Codierungsproblem zu, jedoch ohne greifbaren Erfolg.[250]

Dies war kein Zufall, denn vom linguistischen und kryptoanalytischen Standpunkt aus ist der genetische Code gar kein Code.[251] Er ist eine Metapher für Korrelationen zwischen Molekülen. Und diese Korrelation zeigte sich bald schwächer als ein 1 : 1 Verhältnis, denn es wurde nach-

---

247 Kay (2001a), S. 182.
248 Ebd., S. 180.
249 Gegenargumente gegen die Metapher des verschlüsselten genetischen Textes in der Zelle waren im strengen Kollektiv der Genetiker äußerst kritisch bewertet oder gar nicht zugelassen. Ähnlich wie bei der Zeitschrift Genetics. Vgl. Kap. 3.2.1.
250 Brandt (2004).
251 Kay (2001a), S. 31.

gewiesen, dass mehrere Abschnitte der DNS „für" die gleiche Aminosäure „codieren" und zugleich in der Zelle aus größeren Abschnitten unterschiedliche Aminosäuresequenzen „gebaut werden". Manche haben dieses Problem schon in den 1960er und 70er Jahren erkannt, viele Genetiker wollten aber an der Idee des Codes festhalten. In den 80er Jahren setzte sich diese Kritik endlich durch. Susan Oyama formuliert sie 1985 mit folgenden Worten: „In ontogenetic processes, then, neither developmental interactants nor phenotypes are uniquely recoverable from each other. Where then is the code?"[252] Trotz dieser Kritik bestand auch die Code-Metapher, wie die der Aktivität, im wissenschaftlichen Diskurs der Genetik weiter fort. Sie verlieh der späteren Forschung einen Begriffsrahmen sowie Denk- und Diskursstrukturen, die bis heute gelten.

3.3.3. Misserfolge der Code-Metapher

Die Aufklärung der Proteinsynthese kam aus einer von der Code-Metapher wenig beeinflussten Forschergruppe. Anfang der 1960er Jahre hatten die beiden jungen Postdoktoranden Marshall Nierenberg und Heinrich Matthaei an den National Institutes of Health (NIH) der USA in Bethesda, in einem mehr oder weniger separaten Diskursraum, ihre Ansätze zur Lösung der Proteinsynthese entwickelt.[253] Sie legten für ihre Forschung das vorherrschende Modell des Tripletcodes zugrunde – in dieser Hinsicht folgten sie der Grundidee des Krawattenklubs von kommafreien Codes –, setzten aber nicht einen notwendigen Sinngehalt der Polynukleotidkette wie z.B. Crick voraus,[254] sondern probierten alle, auch laut Caltech-Definition „unsinnige" Codes, die nach ihrem Sinngehalt keine Aminosäure spezifizieren konnten, aus. Einer von diesen unsinnigen Codes hat aber einen überraschenden Erfolg gebracht. Poly U (Polyuridylat) zeigte sich in einem Experiment als erstes „verstandenes Wort" im Code, denn es spezifizierte den Zusammenbau von Poly-Phenylalanin. Das Ergebnis verblüffte die Mehrheit der Wissenschaftler. Viele Molekularbiologen glaubten, dass Nierenberg und Matthaei einfach Glück hatten, konnten diese Erkenntnis nicht anders erklären, als durch einen Zufall und wunderten sich, warum bis dahin niemand auf die Idee kam, dieses einfache Experiment durchzuführen.[255] Solange aber die Code-Metapher die Deutungsrahmen der Forschergemeinschaft bestimmte, konnte keiner auf die Idee kommen, dieses Experiment durchzuführen, denn das Experiment schien im herr-

---

252 Oyama (2000), S. 82.
253 Biochemiker an den NIH entwickelten zu dieser Zeit ein gewisses Misstrauen gegen die Molekularbiologen am Caltech, so war der wissenschaftliche Austausch zwischen den beiden Institutionen gering. Vgl. Kay (2001a), S. 311.
254 Vgl. Brandt (2004), S. 226.
255 Vgl. Kay (2001a), S. 333.

schenden Deutungsrahmen unsinnig. Von der streng semantischen Idee der Code-Metapher geblendet, brachten die bestbewanderten Forscher eine Reihe von Code-Theorien für die Vererbung hervor, die sich aber in der Empirie nie bestätigt haben. Die Unbefangenheit der jungen Forscher und ihr wissenschaftliches „Außenseitertum" eröffneten ihnen einen anderen Weg zur Empirie.

Der grundsätzliche Fehler, den die meisten Forscher unbemerkt begangen hatten, war, dass sie den Code nicht als Metapher, sondern wörtlich genommen hatten. Der faszinierende Code, der in anderen Wissenschaften tatsächlich ein gültiges Modell verkörperte, ließ in der Genetik konzeptuelle Schwierigkeiten vergessen und erwarb den Anschein einer unanfechtbaren Wahrheit, welche den kognitiven Zugang zur Interpretation anderer biologischer Phänomene versperrte. Hinter dem Code steckte nicht das zu beschreibende Objekt, sondern nur die Beschreibung, d.h. eine passende Analogie zu anderen wissenschaftlichen Theorien und empirischen Erfahrungen.

Der „genetische Code" wurde nach der Entdeckung von Nierenberg und Matthaei als Metapher nicht verworfen. Er verlor einen erheblichen Anteil von seiner theoretisch-konstitutiven Funktion für die Genetik und die praktisch-konstitutive Funktion verstärkte sich, in der der Code sich von einer semantischen Deutung entfernte und zahlreiche Metaphern der Informationsübertragung anzog, sowie zur Experimentalisierung beitrug.[256] Watson, der später noch dem internationalen „Humangenomproject" vorstehen sollte, erinnert sich an diese Entdeckung der Code-Metapher:

> „Damals waren die Methoden zur Bestimmung der DNA-Sequenz noch sehr primitiv, deshalb haben wir auch heute noch nicht genügend Information über die Basensequenz der DNA. Zum Glück wurde auch dieses scheinbar große Hindernis bewältigt. Der Gebrauch von künstlichen mRNS-Messengers hat mit der Bestimmung des Codons für Phenilalanyl den genetischen Code teilweise geknackt."[257]

3.3.4. Die Text-Metapher gegen Ende des 20. Jahrhunderts

Auch in den 1980er und 90er Jahren kamen im wissenschaftlich-genetischen Diskurs die Interpretationen der Code-Metapher nach obigem Beispiel Watsons häufig vor. Die Basensequenz als Code wurde oft in Begriffen von „Sinn" und „Unsinn" erfasst, d.h. dem Code, der in der DNS vorliegt, wurde ein semantischer Inhalt zugeschrieben. Die Entwicklung der Genetik schränkte diese Interpretation der Metapher ein, aber eine klare Trennung der beiden Aspekte erfolgte noch nicht. Durch die Metapher ist eine solche Trennung nicht allzu leicht, denn der Text ist die Leitmetapher

---

256 Vgl. Brandt (2004), S. 234.
257 Watson (1980), S. 345.

hinter dem Code, und der Text hat die Eigenschaft, beide Dimensionen, Semantik und Syntax, in einem zu repräsentieren. Knippers' Genetik[258] versucht 1990 die Semantik der Text-Metapher in der Genetik zu erklären. Er behält hierfür die konstitutive Funktion der semantischen Text-Metapher, die zu dieser Zeit schon manche Kritik erfahren hat.

> „Wann immer in Khoranas künstlichen mRNA-Molekülen die Tripletts UAG, UAA oder UGA auftauchten, wurde entweder keine Aminosäure polymerisiert, oder eine einmal begonnene Polymerisation wurde abgebrochen. Das ließ vermuten, dass diese drei Tripletts keine Aminosäure spezifizierten oder in der Sprache der Genetiker ,Unsinn', ,Nonsense' bedeuten. Wir haben schon im vorigen Abschnitt gelernt, dass UAG, UAA und UGA auch in der lebenden Zelle *Unsinn bedeuten* und zum Kettenabbruch bei der Proteinsynthese führen."[259]

> „Wie kann ein Spezies-spezifischer Gehalt von Nucleotiden mit der Universalität des genetischen Codes in Einklang gebracht werden? Die Antwort ergibt sich aus dem Vorkommen *synonymer* Codons."[260]

Die Vorstellung, dass der Code Sinn, Unsinn und synonyme Bedeutung in Bezug auf andere Codes haben kann, kongruiert mit der semantisch gehaltvollen Text-Metapher. Aus der Reihe der Text-Metaphern entsteht bei Knippers ein „genetisches Wörterbuch".[261] Es geht aber nicht nur um Sinn, sondern auch um Buchstaben und Schrift der Text-Metapher zugleich. Diese sind von der obigen Kritik des Codes nicht unbedingt betroffen.

> „Alle RNA-Arten werden durch einen im Prinzip gleichartigen Mechanismus synthetisiert: Durch eine *Abschrift* der entsprechenden Gen-Abschnitte auf der DNA. Die Folge der Desoxyribonukleotide wird *um- oder abgeschrieben*, so dass eine Folge von Ribonukleotiden entsteht. Man nennt diesen Synthesevorgang deswegen auch *Transkription*."[262]

Die Leitmetapher des Textes hat also nicht nur den Code, sondern eine breite Sammlung von einzelnen Metaphern unter seiner leitmetaphorischen Beschreibungsform vereinigt. Diese können und sollen aus dem Vokabular der Genetik wegen einer Kritik am Code nicht verschwinden, sondern sie bilden weiterhin den Grundwortschatz, durch den Phänomene in der molekularen Genetik beschrieben werden. Das folgende Zitat kann dies veranschaulichen.

---

258 1990 erschien die 5. Auflage des Lehrbuchs von Rolf Kippers et al. Da dieses Lehrbuch 1990 eines der verbreitetsten im Deutschen Sprachraum war, wurde es als Beispielquelle benutzt. Die Einheitlichkeit des Diskurses in der Genetik, die in manchen Fällen sogar Sprachgrenzen überwindet, spricht dafür, dass Texte aus diesem einen Buch mit anderen Textquellen vergleichbar sind. Vgl. die Einleitung des Buches Knippers et al. (1990).

259 Ebd., S. 93. Hervorhebung hinzugefügt.

260 Ebd., S. 99-100. Hervorhebung hinzugefügt.

261 Ebd., S. 97.

262 Ebd., S. 67. Hervorhebung hinzugefügt.

„Verwendung von künstlichen mRNA-Molekülen zur Aufklärung der Bedeutung von Codewörtern. Die verwendete RNA kann drei verschiedene Polypeptide ‚kodieren'. Das Ribosom setzt die Interpunktion, indem es zufällig an einem ‚Triplett' mit der Synthese beginnt."[263]

In diesem Text von Knippers stehen weitere Realisierungen der Leitmetapher „Text": Bedeutung von Codewörtern, kodieren, Interpunktion. Mit diesen Metaphern wird nicht die Sinnhaftigkeit des genetischen Codewortes behauptet, sondern Knippers konstruiert und benennt den Beginn der Synthese mit Wörtern der Textverarbeitung als Interpunktion in einem Text. Damit hat die Text-Metapher noch weitere konstitutive Leistungen in seiner Theorie gefunden, die nicht direkt mit der Metapher des Codes zusammenhängen.

Daran zeigt sich ein weiterer Mechanismus der Metaphernverwendung im genetischen Diskurs. Selbst wenn die Genetik erkennen würde, dass eine Leitmetapher dieser metaphorischen Ausdrücke nicht mehr angemessen wäre, würde eine bewusste Korrektur der Sprache doch kaum möglich sein. Es gäbe immer Formulierungen und Begriffe im Diskurs, die kritikfrei bestehen könnten. Die etablierten aber unangemessenen Deutungen der Leitmetapher könnten von diesen nur schwer getrennt und aus dem Diskurs verbannt werden. Der Diskurs müsste vielmehr abwarten, bis die metaphorisch unangemessen benannten Inhalte durch Katachrese ihre irreführende Leistung verlieren. Metaphern verhalten sich in dieser Hinsicht konservativ und lassen sich nicht leicht uminterpretieren.

Aufgrund dieser Schwierigkeit war bis Ende des 20. Jahrhunderts eine Trennung zwischen genetischer Syntax und genetischem Sinn nur selten durchgeführt. Die Text-Metapher hatte in vielen Bereichen des genetischen Diskurses eine konstitutive Funktion. Aber nicht nur der genetische Text war konstitutiv für die Genetik. Funktionen und Prozesse konnten nicht in jedem Fall mit dem Deutungsrahmen des Textes interpretiert werden. Dazu wurden andere Metaphern, nämlich die Metapher der Maschine und vor allem die Metapher des Computers gebraucht.

3.4. Die genetische Maschine

Es gab in der Tradition des metaphorischen Diskurses der Biologie viele Deutungsversuche mit der Maschinen-Metapher, die sich jeweils am aktuellen Maschinenmodell der Zeit orientierten.[264] In der Genetik führte die Maschinen-Metapher erst in der Nachkriegszeit zum Erfolg, als durch die Kybernetik ein neues Maschinenmodell entstand: ein Rückkopplungssystem.[265] Um über lebendige Organismen, darunter über den

---

263 Knippers et al. (1990), S. 93.
264 Vgl. Kap. 2.3.6.
265 Vgl. Wiener (1961).

Menschen, die wissenschaftliche Kontrolle zu gewinnen, mussten diese metaphorisch als Rückkopplungsmaschinen aufgefasst werden. Dann konnte ihr Verhalten als Aktion und Reaktion nach dem Modell des Rückkopplungssystems definiert werden. Dieses Modell wurde zunächst auf die ersten Rechenmaschinen bezogen und hat den Informationsbegriff in die Genetik gebracht. Mit der Entwicklung des Computers entwickelte sich auch die Maschinen-Metapher im Diskurs der Genetik. Sie trug als konstitutive Metapher zur Definition eines genetischen Programms (vergleichbar zur Software) und in den 1990er Jahren, parallel zur Entwicklung des Internets, zur Betonung der Netzwerk-Metapher bei. Diese drei Leitmetaphern werden hier unter dem Überbegriff „Maschinen-Metapher" zusammengefasst.

3.4.1. Die kybernetische Maschine und der Informationsdiskurs

In den 1950er Jahren verbreitete sich eine neue Wissenschaft, oder besser eine neue Sichtweise in wissenschaftlichen Diskursen: die Kybernetik. Vor allem Naturwissenschaften versuchten weltweit ihre Objekte so zu definieren, dass sie unter diesem Gesichtspunkt die harten oder weniger harten Fakten der Steuerung und der Kontrolle erfassen konnten. Jede Maschine, die nach dem Prinzip der Rückkopplung funktioniert – und das war nicht nur z.B. in menschlichen Gesellschaften, sondern gerade auch in lebendigen Organismen der Fall –, musste metaphorisch eine interne Kommunikation führen und dadurch sich selbst steuern. Um diese interne Steuerung zu berechnen, hat die Kybernetik einen Informationsbegriff geprägt, der aus der Ableitung der Wiederholungswahrscheinlichkeit der Zeichen entstand und einen dahinter verborgenen Code errechnete. Der Begriff „Information" fehlte aber zunächst im Vokabular der Genetik. Nach der Kybernetik wurde „Information" im genetischen Diskurs so verstanden, dass sie bei den Organismen in ihrer Struktur bzw. in der Struktur ihrer ersten Zelle liegen musste. Aus der ersten Zelle entwickelte sich der Organismus. Dies war ein kybernetischer Prozess von Steuerung auf physikalischer und chemischer Ebene. Der Code, der diesem Steuerungs-prozess zugrunde lag, lag in der Sequenz der DNS.[266]
Zunächst galt es deshalb, den Träger dieser Struktur detailliert zu beschreiben. Der chemische Aufbau des Trägers – so hoffte man – würde über das „Verhalten" dieser Substanz alles sagen, man würde die einzelnen Teile dieser kybernetischen Maschine identifizieren, die Information, die in

---

266 Die Struktur des Gens hatte eine Information zu liefern, die weder in der Materie (die DNS wurde ja nur als Träger von Erbeigenschaften identifiziert), noch in der Energie lag (sofern kein vitalistischer Ansatz mit einer speziellen Lebensenergie angenommen wurde). Vgl. Driesch (1891). In der Struktur war diese neue, dritte Größe gefunden. Vgl. Jacob (2002), S. 267.

ihnen codiert ist, entschlüsseln können. Die wichtigste Aufgabe der 1950er Jahre war deshalb, den Aufbau des Gens zu klären, um dadurch die möglichen Mechanismen seiner Funktion zu verstehen. Oder wie Watson formuliert: „[I]t is impossible to describe the behaviour of something when you don't know what it is."[267]

Nach der Klärung der Struktur war das Verstehen der Funktion an der Reihe. Dazu hatten bereits Watson und Crick den Begriff der Information in den genetischen Diskurs übernommen. Dies war eine notwendige Ergänzung zur Code-Metapher. Die zwei Begriffe – Information und Code – waren durch ihre enge Verbindung mit der Kybernetik bald nur noch miteinander denkbar. Der Code war dazu da, die Information zu tragen, und die Information konnte nur durch Analyse des Codes „verstanden" werden.[268] Dieses Zusammenspiel der zwei Begriffe bot eine starke theoretische und metaphorische Kohärenz in Anlehnung an Text- und Maschinen-Metaphern. Die genetische Information wurde auf einmal mit ihrem kybernetisch codierten Informationsverständnis Alleinherrscherin im genetischen Diskurs. Die Informationsverarbeitung wurde zum Grundprinzip des Lebens gemacht, und es wurde möglich, den Organismus ganz als eine Informationsverarbeitungsmaschine zu denken. Somit hat die Maschinen-Metapher ihre konstitutive, normative und innovative Funktion in der Theoriebildung geleistet: In den ersten Jahren der molekulargenetischen Forschung ließ dieser Ansatz viele Experimente konzipieren.[269]

Der in der Genetik verwendete statistische Informationsbegriff erhielt im letzten Viertel des 20. Jahrhunderts deshalb immer mehr wissenschaftstheoretische Kritik.[270] Hier soll nur kurz die Unterscheidung zwischen drei Informationsbegriffen angedeutet werden: Unter Information kann eine zählbare Menge an binären Zeichen verstanden werden. Diese Information drückt die Häufigkeit bestimmter Zeichen aus, sie beinhaltet jedoch keine Botschaft. Die Information kann zweitens als ein teleologischer Begriff verstanden werden. In diesem Sinne trägt sie eine Botschaft, eine Aufgabe zu verwirklichen, aber sie kann nicht gezählt werden. Sie kann drittens als eine morphologische Information meinen, die eine bloße Form meint, ohne Anweisung, diese Form zu verwirklichen. Information wurde in der Genetik in allen drei Bedeutungen ohne Unterscheidung ihrer Inhalte verwendet.

Im Sinne einer kybernetischen Maschine verstand den Informationsbegriff zunächst auch Watson. In seinem umfassenden Werk „Die molekulare Biologie des Gens"[271] explizierte er das Verhältnis von DNS,

---

267 Watson (1999), S. 29.
268 Vgl. Watson (1980), S. 281.
269 Vgl. etwa Berichte über die Forschung in Seymour Benzers Labor, Weiner (2002).
270 Vgl. Kap. 4.2.3 und Engels (1982).
271 Dieses Werk wurde mit immer mehr Mitarbeitern von Zeit zu Zeit in aktueller Fassung wieder aufgelegt. Es galt als eines der Standardwerke der Genetik. Deshalb wird hier darauf zurückgegriffen. Vgl. Watson (1980).

Information und Code. Seine prägnanteste Formulierung lautete: „Die vom DNS-Molekül getragene genetische Information wird von der linearen Abfolge der vier Basen codiert."[272]

Dieser Satz impliziert viele Axiome. Die genetische Information ist nach Watson eine von der DNS unabhängige Größe. Ihr dient das DNS-Molekül als Träger. Diese Information liegt in Form einer geheimen Chiffre vor: nicht die vier Basen, sondern ihre lineare Abfolge, eine Reihe von Symbolen wie im binären System des Computers, macht die Information aus. Durch die Veränderung der Abfolge dieser Aminosäuren kann keine gezielte Veränderung der Information erfolgen – wie auch die Veränderung des Computerprogramms keine gezielte Veränderung durch den Eingriff in die binären Zeichen zulässt. Die Information ist kodiert, also nur nach der Entschlüsselung des Codes kann eine gezielte Veränderung vorgenommen werden. Später schreibt Watson:

> „Die Veränderung des auf eine Aminosäure geeichten Codons, die zur Folge hat, dass der Codon eine andere Aminosäure spezifiziert, nennen wir missens Mutation (d.h. eine Mutation mit falschem Sinn). Die Veränderung, die aber einen Stop-Codon ergibt, wird nonsense (sinnlose) Mutation genannt."[273]

> „Wenn eine nonsense Mutation die Mitte einer genetischen Botschaft (d.h. eines Gens) trifft, werden aus den Ribosomen unvollständige Polypeptide frei."[274]

Nach diesen Beispielen kann dennoch eine Veränderung der Information durch die Veränderung der Basen, also des Trägers der Information, stattfinden. Dieser Eingriff wird zunächst als Zufall dargestellt, der aber eine konkrete, berechenbare Veränderung herbeiführen kann. Informationsträger, Code und Information sind in dieser Hinsicht nicht so weit voneinander entfernt wie in der Informatik. Das Verhältnis dieser Begriffe in der Genetik bleibt in diesem Zusammenhang ungeklärt.

Mit Sicherheit wird nur behauptet, dass für die Vererbung von Eigenschaften und für die Entwicklung des Individuums nichts anderes als die DNS-Struktur verantwortlich ist. Diese inhaltsvolle Information wird getragen und transportiert durch die DNS: „Heute haben wir keinen Grund zu glauben, dass es außerhalb der Nukleinsäuren noch Moleküle gibt, welche genetische Information transportieren könnten."[275] Im selben wissenschaftlichen Diskurs zur Genetik wurde Information auch in einem anderen Sinn verstanden. Anfang der 1970er Jahre versuchte Jacques Monod, ein mit dem Nobelpreis ausgezeichneter Genetiker, diese Verhältnisse zu erläutern. Sein Ausgangspunkt war, dass die Reihenfolge der Aminosäuren in einer DNS-Kette die Radikale des zu bauenden Proteins zwingend vorschreibt, und da sich diese wasserabweisend (hydrophob) verhalten, falten sie sich in der wässrigen Umgebung zu einer aus

---

272 Watson (1980), S. 281.
273 Ebd., S. 360.
274 Ebd., S. 362.
275 Ebd., S. 213.

ihrer Struktur ergebenden notwendigen Form.[276] Er sprach von einer Informationsmenge, also von einem Informationsbegriff, der nicht den Inhalt der
Information, sondern nur eine messbare Anzahl an binären Ja/Nein-Wahlen
meinen konnte:

> „Die Informationsmenge, die zur vollständigen Bestimmung der dreidimensionalen
> Struktur eines Proteins nötig wäre, ist jedoch – und darauf kommt es entscheidend an
> – sehr viel größer als die Informationsmenge, die man benötigt, um die Sequenz
> festzulegen. So entspräche zum Beispiel die Information (H), die zur Festlegung der
> Reihenfolge eines Polypeptids aus hundert Aminosäuren nötig wäre, ungefähr 432
> bits (H = log2 20100); demgegenüber müsste man, um die dreidimensionale Struktur
> festzulegen, dieser Zahl noch eine große Menge von Information hinzufügen – eine
> Menge, die übrigens nicht leicht zu berechnen ist (sagen wir: mindestens 1000 bis
> 2000 bits)."[277]

Die „kybernetische" Information, die in „bits" gemessen wird, mischt sich
bei Monod mit der „sinnvollen" Information. Zwischen den zwei „Informationen" besteht für Monod kein qualitativer, sondern nur ein
quantitativer Unterschied: Die dreidimensionale Struktur eines Proteins (ein
Bauplan) unterscheidet sich von der in bits ausgedrückten Sequenz nur
darin, dass die Informationsmenge „sehr viel größer" ist. Monod fährt fort:

> „Man kann daher einen Widerspruch darin erblicken, dass einerseits das Genom die
> Funktion eines Proteins ‚vollständig bestimmt', während diese Funktion andererseits
> an eine dreidimensionale Struktur gebunden ist, deren Informationsgehalt größer ist
> als der Betrag, den die genetische Determination direkt zur Bestimmung dieser
> Struktur beiträgt. [...] Die Informationsbereicherung, wie sie der Bildung der
> dreidimensionalen Struktur entspricht, rührt daher, dass die (durch die Sequenz
> repräsentierte) genetische Information tatsächlich unter genau festgelegten
> Anfangsbedingungen zum Ausdruck kommt [...]. So tragen die Anfangsbedingungen
> zu der Information bei."[278]

In dieser Interpretation der genetischen Information werden nun auch die
teleologische Information und die Anfangsbedingungen mit eingeführt. Die
Aufgabe des Genoms ist, die Funktion des Proteins zu bestimmen. Wenn
diese Aufgabe als Information gedeutet wird, muss sie unter dem
teleologischen Informationsbegriff stehen und kann nicht ausschließlich als
binäre Zeichenmenge gedeutet werden. Auch die Anfangsbedingungen
können nur eine morphologische Information enthalten, aber keine mathematische, die auf binäre Zeichen reduzierbar wäre. Die Funktion des
Proteins wird auch von der teleologischen und der morphologischen
Information bestimmt. Monod benutzt „Information" in einer unklaren

---

276 Zur Entstehung der Form der Proteine mussten sie noch eine Faltung in eine
   bestimmte Form durchgehen, die von der Reihenfolge der Aminosäuren an der DNS-
   Kette nicht abhängig war. Das heißt zur Vollständigkeit musste ein weiterer Einfluss,
   der der Umgebung auf den Vorgang der Proteinentstehung, einwirken. Dies müsste
   man streng genommen auch als Information ansehen.
277 Monod (1975), S. 91.
278 Ebd., S. 91-92.

Weise. Er tut dies, indem er den gleichen Begriff aus mehreren Diskursen in die Genetik überträgt, ohne darüber nachzudenken, was „Information" in den verschiedenen Diskursen heißt.

Einen dritten, dem zweiten ähnlichen Umgang mit dem Informationsbegriff entdeckt man bei Monods einflussreichem Kollegen vom Pasteur Institut, François Jacob. Er geht ebenfalls von der Kybernetik aus: Die Zelle konnte vor der Mitte des 20. Jahrhunderts nur als eine Art „Sack voller Moleküle" aufgefasst werden. Chemische Reaktionen liefen darin unerkannt ab. Die Entwicklung der Kybernetik brachte endlich die Wende, meint er. Der Organismus wurde nun als System definiert und dadurch konnten in ihm Prozesse erfasst werden, die vorher der wissenschaftlichen Arbeit nicht zugänglich waren. Die Organismus-Maschine baute sich von jenem Zeitpunkt an durch die geordnete Übertragung von Information auf.

> „Die Vorstellung von der Information eröffnet Mitte des 20. Jahrhunderts einen Zugang zur Analyse dieser Ordnung und ihrer Übermittlung. Indem sie in jedem Individuum eigene Parameter unbeachtet lässt und sich ausschließlich auf das durchschnittliche Verhalten einer Population bezieht, verzichtet die statistische Thermodynamik darauf, die interne Struktur des Systems zu kennen. Sie nimmt sozusagen nur die Oberfläche wahr. Jedoch können sich unter ein und derselben Oberfläche höchst verschiedenartige Organisationsformen verbergen. Die Information, die die statistische Analyse in Bezug auf ein System geben kann, bleibt damit unvollständig."[279]

Hier legt Jacob seiner Theorie einen kybernetischen Informationsbegriff zugrunde. Die Information ist eine statistische Größe, sie lässt sich messen und mit ihr kann mathematisch gearbeitet werden: „Dabei ist sie gleichzeitig dasjenige, was sich messen lässt, was weitergegeben wird und was sich verwandelt."[280] In der Grundlegung ist für Jacob die Information für die Bedeutungsebene nicht relevant. In Verbindung mit dieser abstrakten Information steht auf der Seite der Materie die „Botschaft".

> „Unter Botschaft ist die Reihenfolge von Symbolen zu verstehen. Diese Symbole können ebenso gut Zeichen wie auch Buchstaben, Töne, Lautgebilde usw. sein. [...] Die Information ist die Freiheit dieser Wahl, das heißt für die Unwahrscheinlichkeit dieser Botschaft.[281] Jede materielle Struktur kann mit einer Botschaft verglichen

---

279 Jacob (2002), S. 268.
280 Ebd., S. 269.
281 Die Auftrittswahrscheinlichkeit bzw. -unwahrscheinlichkeit zu ermitteln, ist eine bewährte Methode der Entschlüsselung dieser Geheimbotschaften: Hinter selten vorkommenden Zeichen verbergen sich selten vorkommende Buchstaben. Wenn man diese findet, geben sie viel Information zur Entschlüsselung des Geheimtextes, d.h. mit ihrem Vorkommen engen sie die möglichen Bedeutungsvarianten stark ein. Dabei dürfen der Informationsgehalt des Zeichens und die Bedeutung der Botschaft nicht vermischt werden. Die Buchstaben haben in jeder Sprache andere Auftrittswahrscheinlichkeiten. „Bekanntlich ist im Deutschen der Buchstabe ‚e' der häufigste und ‚y' der seltenste Buchstabe, und ihre Auftrittswahrscheinlichkeit lässt sich empirisch feststellen. Entsprechend kann man den Informationsgehalt des

werden, insofern, als Art und Stellung der aufbauenden Elemente, Atome, Moleküle Ergebnis einer Wahl unter einer Reihe von Möglichkeiten ist. Von einem Code bestimmt, kann eine derartige Struktur durch isomorphe Transformation mit einem anderen Satz von Symbolen dargestellt werden, sie kann durch einen Sender von irgendeinem Punkt des Globus aus auf einen Empfänger übertragen werden, der sie durch umgekehrte Transformation rekonstruiert. Auf diese Weise funktionieren Radios, Fernsehen und Geheimdienste."[282]

Die Botschaft ist also die mehr oder weniger materielle Basis der Information, fast wie ein Träger, eine Reihe von beliebigen Symbolen, die codiert und decodiert, übertragen und empfangen werden kann. Diese Botschaft ist immer noch ein Teil der kybernetischen Informations-Metapher. Mit ihr ist nicht der Sinn der Radio- oder Fernsehsendung gemeint. Der nächste Schritt bei Jacob ist jedoch die Identifizierung des Sinns mit dieser Ebene der Information. „Ob es sich um ein Buch oder ein Chromosom handelt, die Spezifität entsteht aus der Anordnung der Einheiten, d.h. den Buchstaben oder Nukleinsäurebausteinen."[283] Die Informationsübertragung wird zu einem Prozess, in dem codierte Botschaften genau bestimmte Bahnen durchlaufen, und da die Biologie die Art dieser Botschaften schon kennt, braucht sie nur noch die genaue Beschreibung dieser Bahnen. Die erste berühmte Erkenntnis ist das zentrale Dogma: „Es handelt sich um einen gerichteten Prozess, denn die Informationsübertragung verläuft immer in der gleichen Richtung von der Nukleinsäure zum Protein und nie umgekehrt."[284]

> „Unser Wissen von der Vererbung wird am besten mit der Vorstellung einer chemischen Botschaft wiedergegeben. Diese Botschaft ist nicht in Ideogrammen wie die chinesische Schrift verfasst, sondern in einer Art Morsealphabet. Wie ein Satz ein Segment eines Textes darstellt, so entspricht ein Gen einem Segment in der Nukleinsäure. In beiden Fällen bedeutet das Einzelzeichen nichts; erst die Kombination der Zeichen ergibt einen ‚Sinn'. In beiden Fällen beginnt und endet eine bestimmte Sequenz, Satz oder Gen, mit speziellen Zeichen der ‚Punktierung'. Die Umwandlung der Nukleinsäuresequenz in eine Proteinsequenz gleicht der Übersetzung einer Botschaft, die im Morsealphabet geschrieben empfangen wird und erst dann sinnvoll wird, wenn sie zum Beispiel ins Französische übersetzt wird. Diese Übersetzung geschieht mit Hilfe eines ‚Code', der die Übereinstimmung der Zeichen in beiden ‚Alphabeten' festlegt."[285]

Obwohl Jacob hier den Begriff „Botschaft" in einem anderen Sinne verwendet als oben, ist er zumindest innerhalb des Abschnittes konsequent. Im folgenden Abschnitt erklärt er den Übergang von einem kybernetischen

---

Buchstabens ‚e' (niedrig) und den des Buchstabens ‚y' (hoch) ermitteln. Demnach müssten Texte, die nur aus ‚y' bestehen, viel Information, und solche, die nur aus ‚e' bestehen, wenig Information besitzen." Roth (1997), S. 106.

282 Jacob (2002), S. 269-270.
283 Ebd., S. 292.
284 Ebd., S. 293.
285 Ebd., S. 293-294. Hervorhebung hinzugefügt.

Informationsbegriff in einen teleologischen Informationsbegriff. Für diesen Übergang ist die Code-Metapher verantwortlich.

> „Der genetische Code ist heute fast vollständig bekannt. Jeder Proteinbaustein entspricht einer bestimmten Kombination von drei Nukleinsäureeinheiten, einem Triplett. Da vierundsechzig Kombinationen von drei Nukleinsäureeinheiten, die aus dem Satz von vier gewählt werden, möglich sind, besitzt die Zelle ein ‚Wörterbuch‘ von vierundsechzig genetischen Begriffen.“[286]

Die Tripletts, die auf der Seite der formgebundenen, aber sinnlosen Botschaft standen, werden hier zu genetischen Begriffen in einem „Wörterbuch“. Auf der einen Seite wollte die Metapher eine statistische Größe von Zahlen ausdrücken, dennoch führt sie bei geringer Unaufmerksamkeit in die andere Dimension von Texten, nämlich in die Bedeutung. Aufgrund dieser Doppelbedeutung der Text-Metapher konnte Jacob in den 1970er Jahren noch behaupten: „Jedem Merkmal liegen die Eigenschaften eines bestimmten Bauplans zugrunde.“[287]

Zwanzig Jahre später, 1990, verwendet der Genetiker Walter Gilbert, ebenfalls Nobelpreisträger, den Informationsbegriff immer noch inkongruent. In einer Tagung zum Humangenomproject (HUGO) verkündet er unter dem Titel „The Vision of the Grail“ die siegreiche Zukunft der Genetik durch alle Lebenswissenschaften, aber auch in weiten Segmenten der Gesellschaft. Zum Schluss fügt er hinzu:

> „I think there will also be a change in our philosophical understanding of ourselves. Even though the human sequence is as long as a thousand thousand-page telephone books, which sounds like a great deal of information, in computer terms it is actually very little. Three billion bases of sequence can be put on a single compact disc (CD), and one will be able to pull a CD out of one's pocket and say, ‚Here is a human being; it's me!‘“[288]

Eine zählbare Menge an Information wird von Gilbert mit einem Sinngehalt gleichgesetzt. Nicht nur der Mensch, sogar das Ich wird vollständig erfassbar auf einem Datenträger mit binären Zeichen. Der Mensch wird durch die Information, die er trägt, genetisch determiniert, oder wie Gilbert formuliert: „To recognize that we are determined, in a certain sense, by a finite collection of information that is knowable will change our view of ourselves.“[289]

Genetiker meinten, dass sie mit der Anwendung der Metapher einer kybernetischen Maschine im Vererbungsdiskurs die Grundlagen der genetischen Funktion des Organismus besser verstehen werden. Der Informationsbegriff trug ebenfalls zur Theoriebildung der Genetik bei, indem er mit dem Code zusammen die Basis der messbaren Merkmal

---

286 Jacob (2002), S. 294-295.
287 Ebd., S. 266.
288 Gilbert (1992), S. 96.
289 Ebd., S. 96.

verursachenden Einheiten des Lebens konstituierte.[290] Diese Idee war mit vielen Schwierigkeiten verbunden. Trotzdem war im Diskurs der Glaube bis in die 1990er Jahre verbreitet, dass mit der Information das Prinzip der Funktion verstanden wurde, und dass es nur an kleinen Einzelstücken des Mosaiks fehlte, um ein vollständiges Verständnis der Rückkopplungs- maschine „Organismus" zu erstellen.

3.4.2. Das genetische Programm

Die Metapher „genetisches Programm" erschien und verbreitete sich im Kontext des Informationsdiskurses, vor allem durch die Entwicklung der Informatik und der Computerlinguistik. Sie funktionierte im Diskurs als Ausdruck eines Maschinenkonzeptes nach dem Modell eines Computers. Als Metapher brachte das „Programm" die Genetik nochmals näher zum Computer, der ihr eine technische Modernität verlieh und die Zusammenarbeit zwischen Genetik und Informatik verstärkte. Dass das Programm explizit mit der Computer-Metapher verbunden wurde und eine Ableitung der Leitmetaper Maschine war, beweist ein Zitat von Jacob. „Das Programm ist ein den elektronischen Rechenmaschinen entliehenes Modell. Es stellt das genetische Material im Ei dem magnetischen Band eines Computers gleich."[291] Die Programm-Metapher hatte einen großen Vorteil im genetischen Diskurs: Sie war geeignet, alle früheren Ab- handlungen beinahe unverändert weiter zu führen und zugleich den immer komplexer werdenden Diskurs zur Information mit einem vieles zusammenfassenden Begriff zu vereinfachen. Mit Rücksicht auf diese Leistung haben Jacob und Monod die Metapher 1961 zum ersten Mal in den wissenschaftlichen Diskurs eingeführt. In diesem berühmten Artikel steht die Metapher in der Zusammenfassung der Ergebnisse und wird nicht weiter erläutert.

> „The discovery of regulator and operator genes [...] reveals that the genome contains not only a series of blue-prints, but a coordinated program of protein synthesis and the means of controlling its execution."[292]

Das Genom enthält also das Programm, das sowohl die Synthese von Proteinen als auch die Kontrolle ihrer Tätigkeit erfasst. Dieses Programm ist eine vom Genom unabhängige Entität. Daraus lässt sich mit der Programm-Metapher ableiten, dass das Genom eher als Hardware und das Programm als Software aufgefasst werden. Das „genetische Programm" hatte durch diese Vorstellung noch weitere Leistungen für die Konzeptualisierung der bereits bekannten Ergebnisse der Genetik.

---

290 Vgl. Kap. 2.4.3.
291 Jacob (2002), S. 17.
292 Jacob/Monod (1961), S. 354.

Erstens sollte das Programm als eine angemessenere Beschreibung die bekannte „Gentätigkeit"[293] weitgehend ablösen. Solange die „Gentätigkeit" den Eindruck vermittelte, dass jeweils ein Gen die Herausbildung eines Merkmals „bewirkte", wurde mit den Erkenntnissen der 1960er Jahre immer klarer, dass Gene nicht permanent tätig sind und dass sie bei gleichzeitiger Anwesenheit in verschiedenen Geweben verschiedene Aktivitäten ausüben oder eben „stillgelegt werden" können. Deshalb kehren Jacob, Monod und Lwoff die Perspektive um und sprechen statt von „Gentätigkeit" von „Genaktivierung".[294] Laut Annahme wurden Gene von anderen – nach Jacob und Monod wiederum von genetischen – „Faktoren" reguliert, d.h. Gene mussten in einem hierarchischen System funktionieren. So fügte sich die Programm-Metapher erklärend in die Reihe von der kybernetischen Maschinen-Metapher entliehener Begriffe, wie Regulatorgene, Repressoren, Operator- und Promotor-DNS-Segmente.[295]

Zweitens haben Jacob und Monod mit dieser Metapher die leider nur sprachliche Lösung eines Jahrhunderte alten naturwissenschaftlichen Widerspruchs zwischen physikalisch-chemischen Gegebenheiten und den Phänomenen des Lebendigen gefunden. Jacob zitiert in diesem Zusammenhang Claude Bernards Darstellung des unübersehbaren Widerspruchs zwischen dem physikalischen Gesetz und dem beobachtbaren Entwicklungsplan des Organismus. Darauf antwortet er:

> „Doch hat die Beschreibung der Vererbung als ein in einer Sequenz von chemischen Radikalen chiffriertes Programm den von Bernard dargelegten Widerspruch ganz einfach verschwinden lassen."[296]

Mit der Vorstellung des Programms sollen auch weitere Widersprüche verschwinden, wie Finalität und Mechanismus, Notwendigkeit und Zufall, Stabilität und Variation. Die Metapher konnte diese Widersprüche auf sprachliche Art auflösen. Sie schaffte einen Denkrahmen, in dem Widersprüchliches logisch plausibel erscheint. Die Programm-Metapher konnte den Blick so richten, dass die Widersprüche zunächst nicht gesehen werden mussten und dass die Metapher die genetische Regulation auf diese Weise weiterhin als von innen, von den Genen her gesteuert erklären konnte.[297] Die Regulation der genetischen Aktivitäten geschah demzufolge nach einem von der DNS-Struktur, d.h. von der „Hardware" unabhängigen Programm, das aber in dieser „Hardware" gespeichert war. Dieses Programm enthielt den Lebensplan des Organismus. Jacob erklärt das mit folgenden Worten:

---

293 Vgl. oben Kap. 3.2.1.
294 Vgl. Keller (2001), S. 101.
295 Monod (1975), S. 78.
296 Jacob (2002), S. 12.
297 Sonst hätte man wieder eine externe Autorität annehmen müssen, die die Durchführung des Programms überwacht. Diese „logische Lücke" wurde später den Benutzern dieser Metapher im genetischen Diskurs vorgeworfen.

„Jedes Ei enthält in den von den Eltern erhaltenen Chromosomen seine ganze
Zukunft, die Etappen seiner Entwicklung, die Form und die Eigenschaften des
Wesens, das aus ihm hervorgehen wird. So wird im Organismus ein von der
Vererbung vorgeschriebenes Programm verwirklicht. [...] Das Lebewesen stellt wohl
die Ausführung eines Entwurfs dar, doch wurde dieser nicht von der Weltvernunft
geschaffen. Es strebt nach einem Ziel, doch wurde dieses von keinem Willen
bestimmt. Dieses Ziel besteht darin, für die folgende Generation ein völlig gleiches
Programm vorzubereiten; und das heißt sich zu reproduzieren."[298]

Die Behauptung, dass dieses Programm die ganze Zukunft des Individuums
enthält, muss logisch stimmen, wenn angenommen wird, dass (1) der
Organismus wie eine informationsverarbeitende Maschine funktioniert,
dass (2) Chromosomen die gesamte DNS verkörpern und dass (3) das Zitat
von Watson[299] stimmt, nämlich dass es außer der DNS keinen Informationsträger gibt. Mit dieser Metapher war aber nicht nur ein
Maschinenkonzept in die Genetik übertragen, sondern auch ein genetischer
Determinismus. Die Annahme eines genetischen Determinismus hat im
Forschungsdiskurs den epistemischen Vorteil, dass praktisch alle Phänomene in einer Weise von dem Forschungsobjekt abhängen müssen und dass
dadurch kein Phänomen der Untersuchung Tabu bleibt. Diese Perspektive
öffnet die Tür zu allen Untersuchungsgegenständen.[300] Dieser Vorteil ist
aber nur ein epistemischer, und diese metaphorische Öffnung soll nicht zu
übertriebenen Erklärungsansprüchen führen.

Zunächst wurde aber dieser Fehler begangen. Jacob führt seine
Argumentation weiter, indem er von einem „vorgeschriebenen" Programm
redet, das den Organismus hervorbringt, leben lässt und zum Tode führt.
Später behauptet er, dass dieses Programm für alles Lebendige gleich gilt,
auch für den Menschen. „Das Programm enthält alle Vorgänge, die jedes
Mal den ganzen Zyklus durchlaufen und jedes Individuum von der Jugend
zum Tod führen."[301] Das genetische Programm lässt demnach nur wenig
Spielraum für die Gestaltung des Lebens durch das Individuum und viel für
die Gestaltungskraft der Gene. Weil Jacob das auch schon als Schwäche
seiner Theorie erkennt, führt er für den Menschen und für höhere
Organismen eine kleine Korrektur ein, die das Grundkonzept nur ein wenig
umändert:

„gewisse Instruktionen werden buchstabentreu ausgeführt, andere treten als
Fähigkeiten oder als Potentialitäten in Erscheinung. Im Grunde aber bestimmt das

---

298 Jacob (2002), S. 10.
299 Vgl. Watson (1980), S. 213.
300 Als Seymour Benzer seine Ergebnisse über Experimente mit verhaltens-
    bestimmenden Genen vorstellte, war Max Delbrück, eine der größten Autoritäten in
    der genetischen Forschung der 1960er Jahre, einfach der Meinung, dass es diese
    Gene nicht geben kann. Er weigerte sich, diesen genetischen Determinismus zu
    akzeptieren und behandelte das Verhalten zunächst als nicht-genetisch. Vgl. Weiner
    (2002), S. 158.
301 Jacob (2002), S. 18.

Programm den Grad der Anpassungsfähigkeit und die Skala der möglichen Variationen."[302]

Jacobs Programm-Vorstellung hat zwei Eckpunkte: Das Programm ist immer schon im Organismus enthalten und es ist das ausschlaggebende für den Phänotyp. Auch wenn im Individuum ein Nicht-Determinismus zu erkennen ist, ist dies durch Gene determiniert worden. Das genetische Programm ist eine Ordnung im Ablauf der chemischen Prozesse, aber es kann auf anderen Ebenen, wie z.B. im Phänotyp, wieder erkannt werden.

In den 1980er Jahren kam es zu neuen Erkenntnissen, die dieses Denkmodell relativiert haben. Im Organismus wurden zur gleichen Zeit auch mehrere Programme oder besser Vorgangsmechanismen identifiziert, die ein- und ausgeschaltet werden. D.h. ein Programm läuft nicht ab, sondern wird von äußeren Umständen, also von Signalen geschaltet. Wird das Programm aktiviert, so läuft es nach einem determinierten Schema ab und bewirkt eine bestimmte Veränderung, wenn keine äußeren Faktoren dazwischentreten. Aufgrund der erkannten Ungleichheiten zwischen Computer-Metapher und Organismus wird ein Unterschied zwischen Programmierung einer Zelle und ihrer Differenzierung gemacht.[303] Die Programm-Metapher konnte unter der Einschränkung ihrer Relevanz im Diskurs weiter verwendet werden. In den 1980er Jahren hatte sie deshalb nicht mehr den alten Charakter Paradoxe aufzulösen. Dabei wurde sie mit anderen Faktoren, anderen Zellsubstanzen zusammen erwähnt, welche wiederum auf den Ablauf des genetischen Programms Einfluss nahmen.

> „Ähnlich greifen bei der Fusion von a- mit α-Zellen zwei Prozesse ineinander, nämlich die Induktion von außen durch die Pheromone und die davon unabhängige, strikt genetisch kontrollierte Programmierung der speziellen Eigenschaften beider Zelltypen."[304]

Das Funktionieren des Programms setzt in den 1980er und 90er Jahren außerdem eine komplizierte Maschinerie von Molekülen voraus, die zum Teil das Programm selbst bilden, zum Teil es nur starten, stoppen oder ausführen sollen. Nicht alle von den Akteuren der Maschinerie sind DNS-Stücke, RNS, oder Gen-bezogen. Die Metapher des Programms erfordert in

---

302 Jacob (2002), S. 18.
303 Wenn man sich mit Fragen der Entwicklung beschäftigt, ist es nützlich, zwischen Programmierung und der klar erkennbaren Differenzierung von Zellen zu unterscheiden. Diese Unterscheidung spiegelt die Beobachtung wider, dass Zellen, die bei zufälliger Untersuchung in einer frühen Phase ihrer Entwicklung identisch zu sein scheinen, später unter anscheinend gleichen Bedingungen sich differenzieren und verschiedene Zelltypen bilden. Wir bezeichnen sie als darauf programmiert, einen bestimmten Differenzierungsweg einzuschlagen, sobald sie den geeigneten Stimulus erhalten. Eine Form der Programmierung mag in der Aktivierung bestimmter – möglicherweise regulatorischer – Gene bestehen. Dieses Muster der Aktivierung könnte die anschließende Antwort auf ein äußeres Signal festlegen. Vgl. ebd., S. 68.
304 Knippers et al. (1990), S. 542.

den letzten zwei Jahrzehnten des 20. Jahrhunderts in der Regel mehrere unterschiedliche „Akteure" in der Zelle als Ausgangspunkt der Handlung oder als Signale, die das Programm starten. Die Prozesse sind äußerst komplex, deshalb wird nur noch selten angenommen, dass das Programm am Anfang der Vorgänge steht. Die Programm-Schritte sind in größere Prozesse eingebettet.

> „Zwei alternative Polyadenylierungssignale am 3'-Ende des Gens werden je nach Differenzierungsstadium des Lymphozyten erkannt. Wenn das zweite Signal (pA2) verwendet wird, entsteht ein primäres Transkriptionsprodukt von etwa 13.000 Nukleotiden, das nach dem Spleißen zur mRNA für die schwere Kette des membranständigen IgM wird. Nach Aktivierung des B-Lymphozyten durch Wechselwirkung eines Antigens mit den Bindungsstellen der membranständigen Immunoglobulinen ändert sich das Transkriptionsprogramm. Nun wird das erste Polyadenylierungssignal verwendet."[305]

Das „genetische" Programm wird demzufolge nicht als DNS-gespeichert, sondern als das Ergebnis eines komplexen Systems von vielen „Akteuren" in der Zelle erkannt. Es ist nicht mehr ganz „genetisch". Man könnte es vielmehr das „zelluläre" Programm nennen. Im strengen Sinne nicht-genetische Signale aktivieren DNS, RNS, Proteine und andere Substanzen, die zum Ablaufmechanismus bestimmter Vorgänge der Zelle gehören. Das Programm wird zum Teil durch die „Aktivierung" von nicht-genetischen Signalen verändert und es bleibt nichts mehr, was auf die Frage nach der Finalität antworten könnte, die doch bei Jacob durch diese Metapher gelöst zu sein schien.

3.4.3. Das genetische Netzwerk

Das Netzwerk ist die letzte konstitutive Leitmetapher der Genetik, die in diesem Kapitel behandelt wird. Sie ging aus der Programm-Metapher hervor und vermittelt eine vergleichbare Vorstellung mit einer höheren Komplexität. Sie hat ihre Wurzeln in den 1940er Jahren, als sie Beziehungen zwischen Elementen der Vererbungsmechanik erläuterte. Damals wurde sie nicht zur Leitmetapher. Sie war eine Rand-Metapher, die eher Kritik als Anerkennung fand. Eine wichtigere Rolle bekam sie erst in den 1980er Jahren, als sie über die Visualisierung hinaus auch zur Konzeptualisierung der Vererbung verwendet wurde.

Eine der frühesten Darstellungen des Netzwerkmodells stammt vom britischen Biologen Conrad Hal Waddington, der 1940 mit dem ebenfalls britischen Künstler John Piper eine visuelle Repräsentation der Vererbung versuchte, die Waddington „Epigenetische Landschaften"[306] nannte. Er

---

305 Knippers et al. (1990), S. 494.
306 Das Bild wurde durch die Vervielfältigung in vielen theoretischen Büchern der Genetik, aber auch durch andere Publikationen in Fachkreisen bekannt. Dargestellt

wollte damit die Unterscheidung zwischen „Überlieferung" und „Entwicklung" aufheben.[307] Das Netzwerk ist für den außenstehenden Betrachter der Landschaft nicht sichtbar, nur von innen her, also nur wenn man unter die Erdoberfläche schaut, entdeckt man es. Gebildet aus Säulen und Seilen formt es die Erdoberfläche. Das Netzwerk ist zwar für niemand zugänglich, aber der Fachmann kann aus der Form der Oberfläche auf die Struktur des Netzwerks unter der Erde schließen. Auf diese Weise ist das Netzwerk für die Forschung eine Art „Blackbox". Auf die innere Struktur kann man nur aus der Entwicklung des Phänotyps schließen. Der Vorteil dieser Netzwerkdarstellung ist, dass sie Entwicklungsschritte des Organismus durch ihren Optionalcharakter nachvollziehbar darstellen kann. Waddington wollte der zeitgenössischen Auffassung von Genetik ein alternatives Bild entgegenstellen, das nach seiner Meinung die Erkenntnisse der Biologie über die Vererbung adäquater erfassen konnte als die Theorien vor ihm. Mit seinen epigenetischen Landschaften hat er kein besonderes Echo ausgelöst. Viele waren mit dem Modell einigermaßen einverstanden, meinten aber, dass dieses zu wenig erklären kann, und setzten auf andere Modelle, die weniger komplexe und besser erforschbare Auffassungen vertreten haben.

Ein zweites „Urmodell" der genetischen Netzwerk-Metapher entstand ebenfalls aus der Bestrebung der visuellen Darstellung der Vererbungsmechanismen. H. J. Muller zeichnete 1947 ein eindrucksvolles Spinnennetz[308] für die Erklärung der „Wirkung der Gene in der Vererbung."[309] Er ging davon aus, dass Gene durch ihre Produkte bereits mit „final characters", also mit den „endgültigen" Eigenschaften unmittelbar in Verbindung stehen. Diese Verbindung ist aber nicht ein 1 : 1-Verhältnis, sondern Genprodukte sind in einem Netzwerk untereinander verbunden und bestimmen erst gemeinsam diese letzten Eigenschaften. Erst nach dem richtigen Erkennen dieses Netzwerks lassen sich die Eigenschaften des Organismus aus den Genen berechnen. Die Umwelt kann auf dieses

---

wurde ein Berghang, von welchem verschiedene kleinere oder größere Seitentäler ins große Tal führen. Am Hang rollt eine Kugel von der Spitze herunter. Dabei deuten sich unterschiedliche Wege für die Bahn der Kugel an, die am Berghang durch die Teilung der Seitentäler weiter abzweigen. Für die Darstellung existiert auch eine Umkehrung, d.h. der Berghang wird von unten aus der Sicht des Berginneren gezeigt, und es stellt sich heraus, dass der Berg samt Tälern, bzw. die Oberfläche durch Fäden oder Säulen zum Boden befestigt ist. Diese Säulen oder Fäden formen die Oberfläche, geben also die Möglichkeiten der Kugel an, wenn sie herunterrollt. Diese Fäden, die sich auch untereinander unterstützen und befestigen, also ein Netzwerk ergeben, sind die bildliche Metapher für die Gene.

307 Vgl. Weigel et al. (2004), S. 32.

308 In der Mitte des Netzkreises stehen die Gene, die ihre Produkte nach außen abwerfen. Die Produktwege sind die einzelnen Fäden, die am Ende die Phänotypen bilden. Mit diesen Phänotypen hängt sich der Organismus an seine Umwelt.

309 Vgl. Muller (1947), S. 16-17.

spinnennetzartige Netzwerk der Fäden zwischen Genen und Genprodukten an verschiedenen Stellen Druck ausüben, und dadurch können letztlich die Eigenschaften modifiziert werden. Weil die Umwelt die Verbindungsstellen des chemischen Reaktionsnetzwerks der Genprodukte „stören" kann, wird eine Berechnung der Eigenschaften aufgrund des Gen-Netzwerks allein nie perfekt.

Diese Darstellung hatte den Vorteil, dass damit die angenommene Unveränderlichkeit der Gene gewahrt bleiben konnte und dabei doch alle Eigenschaften erklärt werden konnten. Der Nachteil dieser Netzwerk-darstellung ist, dass sie bei jeder Einwirkung der Umwelt auf das Netzwerk statisch bleibt und keine Entwicklung oder Veränderung des Individuums denkbar macht.[310]

Die zwei Urmodelle des genetischen Netzwerkes zeigen die wichtigsten Vor- und Nachteile dieser Metapher in vielen anderen Darstellungen auf. Auf ein genetisches Netzwerk wird in unterschiedlichen Kontexten hingewiesen, auch wenn darunter verschiedene Vorstellungen parallel existieren. Mit der Netzwerk-Metapher wird nicht nur die Vielfalt an Einflussfaktoren, sondern auch ein gewisses Unwissen über die Ursachen der Prozesse zum Ausdruck gebracht. Wenn für etwas keine letzte Ursache gefunden werden kann, aber ihm ein komplexer Vorgang vorausgeht, wird es kurzerhand mit der Metapher des Netzwerks erklärt. Diese Metapher erlaubt es, alle molekularen Akteure in einem System von Regulation zu definieren, ohne einen einzigen Akteur der Zelle als Ausgangspunkt für die Prozesse zu nennen. Somit gehört diese Leitmetapher auch zu den modernsten ihrer Art. Die Metapher wirkt in ihren Behauptungen weniger deterministisch als die Programm-Metapher, obwohl sie oft nur als Er-weiterung des genetischen Programms durch mehrere Faktoren und in größerem Zusammenhang dargestellt wird. Deshalb behält sie die epistemische Offenheit der Programm-Metapher. Das Netzwerk wird häufig nicht einmal als Konzept bewusst gemacht, sondern es werden Faktoren identifiziert, aus deren Zusammenspiel eine neue Eigenschaft auf höherer Ebene entsteht. Dabei wird aber die unterschiedliche Verbindung der molekularen Akteure untereinander betont. Als Übergang zwischen Programm und Netzwerk wird auch das „eindimensionale Netzwerk", d.h. die Kettenreaktion verstanden, wie etwa die Polymerase-Kettenreaktion.[311]

---

310 Die Netzwerk-Metapher wurde in der Geschichte der Genetik mehrmals neu interpretiert, das Netz wurde in manchen Theorien umgekehrt und bezog sich mal auf Genprodukte, die von einem netzwerkartigen System von Genen erstellt wurden, mal auf Zellteile, die mit den Genen zusammen verschiedene Produkte anfertigen sowie mal auf die Zelle, die selber ihre Teile, mitunter ihre Gene in einem Netzwerk von molekularen Fabriken herstellt.

311 Vgl. z.B. Knippers et al.: „Sense und antisense-Oligonucleotide werden an die denaturierte DNA hybridisiert (Schritt 1). Die Temperatur wird auf 72C erhöht und die Target-Sequenz von Taq-Polymerase in Gegenwart aller vier dNTPs neu synthetisiert (Schritt 2). Nach Denaturierung (94C) (Schritt 3) beginnt ein neuer

Da das Programm im selben Diskurs mit unterschiedlichen Bedeutungen verbunden wird, verwendet der amerikanische Wissenschaftstheoretiker Thomas Fogle lieber die Netzwerk-Metapher im genetischen Diskurs als Alternative zur Programm-Metapher.

> „[...] a middle ground lies between the two extremes of DNA-as-program/cell-as-interpreter and cellular machinery-as-program / DNA-as-data. The cell is like a network evolving to local states (attractors, in their terminology) which have particular biochemical concentrations and morphologies that result in gene activation and repression. The cell uses DNA as data, and the resultant effect is a new pattern of gene expression that creates an altered cellular network."[312]

Mit der Entwicklung der Genetik wurden immer mehr Faktoren der biologischen Prozesse identifiziert, die zu Zweifeln an Ein- bzw. Wenig-faktortheorien geführt haben. Es gibt aber nach wie vor Forschungsprojekte, die aus praktischen Gründen die DNS für den Ursprung aller anderen Phänomene halten. Vor allem unter Molekularbiologen ist eine Hoffnung auf Identifizierung der Vorgänge in der Zelle zu beobachten und damit die Hoffnung darauf, dass, wenn all die Vorgänge identifiziert wurden, aus ihnen auf den gesamten Organismus geschlossen werden kann. Im Hintergrund dieser Vorstellung liegt auch die Netzwerk-Metapher.

3.5. Zusammenfassung

Dieses Kapitel versuchte darzustellen, wie die Genetik im 20. Jahrhundert eine Tendenz zur Metaphorisierung ihrer Konzepte entwickelte. Es wurde gezeigt, dass einzelne Metaphern im wissenschaftlichen Diskurs nicht Fall zu Fall vom Sprecher erfunden werden, sondern dass sie bereits durch historisch entwickelte, mehrfach reflektierte, metaphorische Denkrahmen vorgeprägt sind. Sie erscheinen am häufigsten unter drei Leitmetaphern – Aktivität, Text, Maschine – und sie haben jeweils nicht nur illustrative, sondern auch innovative und vor allem konstitutive und normative Funktionen.

Wenn man der Entwicklungsgeschichte einzelner Metaphern nachgeht, lässt sich nicht nur feststellen, dass sie verschiedene Funktonen erfüllt haben, sondern auch, dass sie durch die Zeit auch einen Deutungs- und Funktionswandel zulassen. Eine innovative Leistung der Metapher war anfangs z.B. mit der Faktoren-Metapher verbunden. Bei Mendel hatte das Wort „Faktoren" nur die illustrative Rolle, den Gegenstand verständlich machen zu können. Die Innovation kam erst, als die Faktoren als

---

Zyklus durch Abkühlen auf „Annealing"-Temperatur. Die Zyklen werden 25-50mal wiederholt. Dadurch, dass die neu synthetisierte DNA wieder amplifiziert wird, findet eine Kettenreaktion statt, an deren Ende praktisch nur noch die amplifizierte DNA vorhanden ist." Knippers et al. (1990), S. 354.

312 Fogle (1995), S. 540.

Übertragung von Konzepten, Methoden und Denkstrukturen anderer Wissenschaften in die Genetik verwendet wurden. Die Wissenschaft der Vererbung wurde durch diese Ideen umgeformt, transformiert.[313] Mit diesem Wort wurde die Kontinuität der Lehre von Mendel betont, denn es war derselbe Begriff, den auch Mendel verwendet hatte. Zugleich konnte die Metapher eine neue Theorie mit der Lehre von Mendel verbinden, indem die Faktorentheorie der Wende zum 20. Jahrhundert als das Leitmodell der Sozialwissenschaft in die Genetik übertragen wurde. Es war zunächst ein innovatives Missverständnis der Metapher durch von Tschermak, dass er das gesamte Methodenspektrum der Faktorentheorien in der Genetik anwendbar machte. Dadurch kam die Genetik zu Erkenntnissen, die sie ohne diese Sichtweise und ohne diese Methoden nicht oder erst später gemacht hätte. Diese Erkenntnisse dienten aber im Diskurs der Genetik als Basis für die weitere Entwicklung.

Selbst die Konkretisierung der Bedeutung des Wortes „Gen" ist nicht den Entdeckungen, sondern dem metaphorischen Kontext zu verdanken. Diesem Wort wurde bald eine Aktivität zugeschrieben, zunächst mit illustrativer Funktion. Diese Deutung entstand in der frühen Drosophila-Schule, aber die Metapher wurde vor allem durch H. J. Muller zur Grundlage einer bedeutenden Gentheorie gemacht, d.h. sie übte eine konstitutive Funktion aus. Die Aktivitäts-Metapher hatte eine enorme Wirkung auf das Gen-Verständnis der Zeit, aber auch auf die Suche nach dem Gen. Das Gen sollte nach diesem Modell als kleinste lebendige Einheit *in actu* erforscht und gefunden werden. Andere Ansichten, wie die von Goldschmidt, wurden in der wissenschaftlichen Gemeinschaft, die diese metaphorische Sicht teilte, ungern gesehen. Daran kann man die normative Kraft der Metapher ablesen. Erst durch die Etablierung der Molekulargenetik und die Identifizierung von vielen Molekülen mit vergleichbaren Eigenschaften wurde die Kritik an dieser Aktivitäts-Metapher so stark, dass sie von der Gen-Aktivität zu einer Gen-Aktivierung und zur Aktivität vieler Bestandteile in der Zelle übergehen musste.

Die Text-Metapher wurde zunächst bei Schrödinger nur als alternative Illustration eines Mechanismus der Vererbung im Gegensatz zur Präformation verstanden. Die Leitmetapher des Textes, die sich hinter dem Code verbarg, brachte die Wissenschaft jedoch auf neue Ideen und Experimente. Die konstitutive Leistung der Metapher ist daran zu erkennen, dass Basen als Buchstaben und Basensequenzen als genetische Wörter verstanden und im Experiment als solche behandelt wurden. Es galt zunächst, Theorien und Methoden einer Textologie in der Genetik zu prüfen und ob sich neue Erkenntnisse aus diesen Theorien und Methoden für das Forschungsfeld gewinnen ließen. Dann wurde das gesamte Forschungsobjekt der Genetik im Sinne eines Textes gedeutet und ausgelegt, alle neuen Erkenntnisse und Phänomene wurden dementsprechend konzeptualisiert.

---

313 Vgl. Kap. 2.4.3.

Die Textologie lieferte die Grundbegriffe der Genetik, und sie bestimmte die Aufmerksamkeit der Forscher. Die Suche nach einem Code beschleunigte die Entdeckung der DNS-Struktur und hemmte die Entdeckung der Mechanismen der Proteinsynthese in den prominentesten wissenschaftlichen Kreisen, wie z.B. im RNA-Krawattenklub. Daran ist die normative Funktion derselben Metapher im selben Diskurs zu erkennen.

Die Maschinen-Metapher erfüllte in ihrer Geschichte ebenfalls mehrere Funktionen. Sie schlug eine Brücke zur Kybernetik und zu einem bestimmten Informationsbegriff. Dieser Informationsbegriff verdeckte manche unlösbaren Probleme, damit sich Forscher auf die operationalisierbaren Experimente konzentrieren konnten. Mit der Entwicklung des Computers wurde das Programm als Metapher in den genetischen Diskurs aufgenommen. Diese Metapher führte zu einer deterministischen Deutung der Genetik, die trotz ihres Potenzials, missverstanden zu werden, für die Vermeidung von Tabus in der Auswahl von Forschungsobjekten sicherlich eine wichtige diskursive Leistung erbrachte.

Es gab in der Geschichte des genetischen Forschungsdiskurses zweifellos auch unangemessen eingeführte und verwendete Metaphern. Aber kein Wissenschaftler hat die Macht, nach der Erkenntnis der Unangemessenheit eine Metapher aus dem Diskurs zu verbannen. Auch die unangemessene Metapher dient vielen Erkenntnissen als Fundament und kann nicht verworfen werden. Die Beispiele zeigen, wie prägend Metaphern für Erkenntnisse, Theorien und Experimentalsysteme sind und wie schwierig es ist, nach der Kritik einer metaphorischen Beschreibung von den Grundideen der Metapher loszukommen. Die Genetik hat nicht nur die Leitmetapher „Text" in ihr Vokabular aufgenommen, sondern sie hat nach dieser Leitmetapher eine Reihe von Phänomenen benannt und viele epistemische Objekte erschaffen (Interpunktion, Transkription, Codon, etc). Um diese Interpretationen loszuwerden, müsste der wissenschaftliche Diskurs nach jeder berechtigten Kritik an einer Leitmetapher konsequent alle metaphorischen Ausdrücke, die aus dieser Leitmetapher abgeleitet wurden und durch die Kritik betroffen sind, aus dem Vokabular streichen und durch Wörter ersetzen, die zu einer plausibleren Leitmetapher passen. Da dies jedoch unmöglich ist, muss in der Entwicklung einer Wissenschaft in Kauf genommen werden, dass unangemessene Leitmetaphern nicht einfach wie falsche Definitionen korrigiert werden können. Was der Teilnehmer des Diskurses machen kann und soll, ist die Reflexion über die verborgene Botschaft von Metaphern. Dadurch kann eine Einschränkung des Interpretationsraumes oder die Katachrese[314] der Metaphern im Diskurs gefördert werden. Dies geschieht, wenn im Diskurs der Forschung diese Metaphern in ihrer Bedeutung von Missverständnissen gereinigt und immer konkreter gedeutet oder „definiert" werden.

---

314 Vgl. Kap. 2.2.1.

Wie lässt sich diese Reflexion im aktuellen Diskurs verwirklichen? Nach welchen Kriterien kann der Forscher seine Metaphern bewerten? Ist die Bewertung von Metaphern abhängig vom Diskurs? Wie soll der Genetiker in der Öffentlichkeit reden? Was sind die „richtigen" Metaphern eines genetischen Beraters im Beratungsgespräch? Die nächsten drei Kapitel, die unterschiedliche Diskurse aus der Genetik analysieren, suchen mögliche Antworten auf diese Fragen.

4. Metaphorische Neuinterpretationen in der Genetik nach 2000

> „Man sieht tagtäglich, dass in diesen
> verwickelten Fällen die erwähnten
> Prinzipe mehr geneigt sind, die
> Einbildungskraft zu beruhigen, als einen
> genauen Grund für die Erscheinung an
> die Hand zu geben."[315]

Im letzten Kapitel wurde der illustrative, innovative, konstitutive und normative Nutzen der Metaphernverwendung in der Genetik an verschiedenen Beispielen gezeigt. Das erste Kriterium ihrer Bewertung ließ sich aus diesem wissenschaftlichen Diskurs ableiten: das Kriterium des Erfolgs. Genetiker haben über viele Metaphern, die sie einmal verwendet haben, gar nicht nachgedacht und sie bald wieder vergessen. Andere Metaphern hatten Erfolg, sie bewegten die Vorstellungskraft der Wissenschaftler und dominierten den Diskurs mit ihrer Deutungsmacht und wurden häufig verwendet. Der Erfolg ist aber ein Kriterium, das nur nachträgliche Aussagen erlaubt und für die aktuelle Situation alle Metaphern begrüßen muss. Außerdem ist der diskursive Erfolg einer Metapher nur ein quantitatives Kriterium. Die historische Analyse im letzten Kapitel hat gezeigt, dass es Metaphern und Leitmetaphern gab, die zwar erfolgreich waren, d.h. häufig verwendet wurden und den Diskurs angeregt haben, und dennoch eine unangemessene Interpretation enthielten und dazu geführt haben, dass die Forschung mit großer Anstrengung in eine Sackgasse lief.[316] Wenn die Wissenschaft eine Metapher erfolgreich findet, stehen ihr keine externen Bewertungskriterien zur Verfügung. Metaphern sollen auch im aktuellen Diskurs nach qualitativen Kriterien bewertet werden können: Ihre Vor-, und Nachteile, Nutzen und Schäden sollen erkennbar werden.

Eine Metaphernanalyse kann ausweisen, welche Dimensionen der metaphorischen Übertragung unangemessen sind. Die dargestellten Metapherntheorien können dabei helfen, dass hinter den einzelnen Metaphern bestimmte Leitmetaphern und nicht nur die offensichtlichen, sondern auch verborgene Botschaften identifiziert werden. Wenn Leitmetaphern und alle mitgetragenen Botschaften explizit gemacht wurden, kann man die Frage stellen, welche Metaphern unangemessene Botschaften haben, die es erfordern, die Metaphern im Diskurs zu vermeiden oder besser, wie man mit diesen Metaphern umgehen muss, damit diese Botschaften nicht zur Geltung kommen. Auf diese Frage gibt die Metaphernanalyse noch keine Antwort. Dazu ist ein ein weiteres, normatives Urteil nötig, das aus der Forschungsethik abgeleitet werden kann.

---

315 Cuvier (1828), S. 3-4.
316 Vgl. die Text-Metapher unter Kap. 3.3.3.

Das Kriterium einer guten, angemessenen Metapher hängt also letztlich nicht nur vom diskursiven Erfolg, sondern auch von der Botschaft der Leitmetapher ab, die nach den gleichen ethischen Maßstäben bewertet werden kann wie sonstige Elemente der Forschung. Im Lexikon für Bioethik identifiziert Otfried Höffe in seinem Artikel zur Forschungsethik zwei solche elementare Verbindlichkeiten: das Objektivitätsgebot, und die Verantwortung der Forschung für die Zivilisationsentwicklung.[317] Die erste Verbindlichkeit sieht Höffe als Garantie der internen Wertfreiheit der wissenschaftlichen Forschung, die zweite eher als Verpflichtung zum Wohl der Gesellschaft. Darüber hinaus

> „[...] gebietet die Forschungsethik, an keiner Überzeugung dogmatisch festzuhalten, vielmehr jene Vorurteile zu überwinden, die sich immer wieder neu aus Täuschungen durch die Sinne, die Sprache und den Verstand, durch Gewohnheiten und Tradition ergeben."[318]

Wie die Funktionsanalyse der Metaphern im letzten Kapitel gezeigt hat, können manche metaphorische Funktionen mit dieser Forderung kollidieren. Ein metaphernreicher Diskurs ist voller Täuschungen durch Sprache, Sinneswahrnehmungen und Tradition von Sichtweisen und Inhalten. Die drei großen Leitmetaphern der Genetik im 20. Jahrhundert sind die besten Beispiele für diese Täuschung. Sie verkörpern Überzeugungen und normative Forderungen in Bezug auf Experimental-systeme, Deutungen und Darstellungen. Das Sprachbild kann – wie gezeigt wurde – äußerst produktiv wirken, aber es kann zugleich an eine Über-zeugung so fesseln, dass eine andere Deutung kaum möglich wird. Wenn die Metapher dies tut, wird sie hinderlich für die Entwicklung der Wissenschaft und wird dem Anspruch der Forschungsethik nicht gerecht.

Um Vorteile der Metaphernverwendung nicht zu verlieren, ihren Nachteilen aber vorzubeugen, soll hier eine theoretische Teilung des Forschungsdiskurses vorgenommen werden. Es werden zwei ineinander verflochtene, aber doch unterschiedliche diskursive Phasen der Forschung identifiziert: (1) das Experimentieren und (2) die Deutung.[319] Der Forscher betreibt in (1) eine Suche nach neuen Erkenntnissen, indem er seine Experimente konzipiert und die Grenzen des Erkenntnisraumes festlegt. In (2) deutet er seine Erkenntnisse und berichtet von ihnen. Im ersten Schritt entwickeln, konstituieren und normieren Metaphern die Konzipierung von Forschungsprojekten. Im zweiten Schritt illustrieren, konstituieren und normieren sie einerseits die Deutung der Forschungsergebnisse, anderer-seits deren Anspruch auf Erklärung von Phänomenen. Im ersten Schritt befruchtet die Metapher die Suche, öffnet die Augen des Forschers und

---

317 Höffe (1998), S. 765-769.
318 Ebd., S. 766.
319 Die beiden Bereiche weisen in der Erkenntnissuche erhebliche Unterschiede auf, aufgrund derer unterschiedliche Maßstäbe für die ethisch akzeptable Verwendung von Metaphern formuliert werden sollen.

leitet seine Aufmerksamkeit auf bestimmte Aspekte hin. Im zweiten trägt sie zum Status der Erkenntnis, zur Orientierung unter den Erkenntnissen bei. Dabei können Metaphern die Rahmen der Überzeugung füllen, irgendetwas erkannt zu haben. Die beiden Schritte verlangen deshalb nach einem unterschiedlichen Umgang mit Metaphern. Im ersten Schritt müssen Metaphern eine Balance zwischen Freiheit und Konkretheit finden, also einen möglichst freien und inspirativen Raum für den Forscher eröffnen. Im zweiten müssen sie aber an das gesamte System des Wissens und an andere Forschungsfelder im System angepasst werden, damit durch sie kein Erklärungsanspruch auf ein Phänomen erhoben wird, das die Genetik prinzipiell nicht beschreiben kann, weil sie es nicht erforscht. Das heißt, Metaphern in Forschungsprojekten und Experimentplanungen haben einen anderen Status und sollen mit größerer Freiheit eingesetzt werden, während Metaphern in Ergebnismitteilungen und Lehrbüchern einer strengeren ethischen Forderung nach Objektivität unterliegen. Eine kalkulierte metaphorische Botschaft[320] ohne Berücksichtigung des Objektivitätsgebotes würde Ergebnisdarstellungen möglicherweise kurzfristig eine unangemessen hohe Aufmerksamkeit verschaffen, langfristig würde sie aber zu einem Vertrauensverlust in der Wissenschaft allgemein führen. Deshalb ist eine metaphorische Überschätzung der Relevanz der Erkenntnisse negativ zu bewerten. Aus diesem Grund wird für die Bewertung der Metaphern im Forschungsdiskurs folgendes Kriterium formuliert:

Die Verwendung einer Leitmetapher in der Genetik ist zu begrüßen, wenn sie eine Botschaft vermittelt, welche die Erforschung der Vererbung durch innovative und konstitutive Aspekte fördert, aber keine normativen Ansichten über den Erklärungsanspruch der Genetik hinaus enthält, die durch wissenschaftsexterne Werte, durch weltanschauliche Positionen, politische Meinungen oder wirtschaftliche Interessen geprägt sind.

Trotz des hohen epistemischen Wertes der Metaphern gab es in der Geschichte der Genetik leider zahlreiche Beispiele für solche Übergriffe, die zur Verlangsamung der wissenschaftlichen Entwicklung und zu einer falschen Einschätzung der Leistungsfähigkeit der Genetik geführt haben, wobei sie sich auf eine Metapher fixierten und die richtige Deutung für sich beanspruchten. Wie der aktuelle Diskurs der genetischen Forschung nach dem Abschluss des Humangenomprojektes, also nach 2000, mit ihren Metaphern umgeht und was sich in der metaphorischen Interpretation verändert hat, wird in diesem Kapitel anhand von Textquellen gezeigt.

4.1. Entwicklung von Genetik*en* im Forschungsdiskurs

Die Sequenzierung des menschlichen Genoms durch das Humangenomprojekt (HGP) wurde sowohl in der Wissenschaft als auch in der

---

320 Vgl. Kap. 2.4.1, oder Strub (1991).

Öffentlichkeit als großer Schritt in der Geschichte der Menschheit und der Wissenschaft dargestellt. In der Tat hat es zu enormen Veränderungen in der Genetik geführt. Die DNS-Sequenz wurde vollständig und im Kontext dargestellt. Dies erlaubte neue Überlegungen zur Funktion einzelner Gene. Allerdings sind diese Veränderungen nicht nur mit einem Zuwachs an Erkenntnissen und Möglichkeiten verbunden, sondern auch mit einer theoretischen Ernüchterung. Konzepte, die vormals noch als stabile Erkenntnisse galten, wurden durch das HGP teilweise umgeworfen, teilweise so vertieft und ergänzt, dass sie einen neuen Status erhalten haben. Durch die neuen Erkenntnisse bekamen auch ältere, alternative, früher als unwissenschaftlich verworfene Beschreibungsformen plötzlich Beachtung.[321] Die im vorausgehenden Kapitel vorgestellten drei Leitmetaphern wurden durch die neuen Entwicklungen nicht widerlegt, sondern teilweise neu interpretiert. Die theoretische Kritik der deterministisch geprägten Metaphorik der 1950er und 60er Jahre ließ sich bereits Anfang der 90er Jahre spüren. Nach 2000 wurde demnach die Tendenz zu einem neuen Verständnis der nach der alten Theorie bewährten Metaphorik stärker. Leitmetaphern wurden weiter differenziert oder neu interpretiert.[322] Zur neuen Interpretation gehörte aber nicht nur die Reflexion über die Erfolgskriterien einer Metapher, sondern die Kriterien der Forschungsethik. Alte Leitmetaphern sollen nun durch die Reflexion von den impliziten Sonderbotschaften befreit werden, die der Genetik eine unangemessen hohe Bedeutsamkeit zugesprochen haben. Vor allem trifft diese Forderung auf die Deutung und die Darstellung der Genetik, weniger hingegen auf die Planung von Experimenten zu. Aufgrund der Konkretisierung der metaphorischen Ausdrücke verschwinden bestimmte Aspekte aus dem Blickwinkel des Diskurses; deshalb soll der Forscher nach 2000 gegenüber alternativen metaphorischen Beschreibungen eine hohe Sensibilität entwickeln, um sich neue Wege der Forschung nicht durch die Normativität seiner eigenen Metaphern zu versperren. In der Zeit des Wandels lassen sich Konsequenzen der metaphorischen Interpretationen in einem Diskurs besonders gut erkennen. Durch die Neuinterpretation werden Wendepunkte

---

321 Vgl. etwa die in der Genetik wenig beachteten kritischen Schriften von Goldschmidt (Goldschmidt 1917) McClintoc (Keller 1995), die in der theoretischen Reflexion über die Genetik seit den 1990er Jahren immer wieder neu entdeckt werden.

322 Diese Interpretation hing teilweise von den innerhalb der Genetik entstandenen unterschiedlichen Berufsgruppen ab. Stolz, Griffiths und Knight weisen drei große Gruppen von Genetikern aus, die jeweils unterschiedliche für ihren Beruf charakteristische Gen-Konzepte zugrunde legen. Die drei Gruppen nennen sie „molecular", „developmental" und „evolutionary". In ihrer Umfrage haben sie auch eine vierte Gruppe angenommen, die „whole organism biologists", aber sie haben für diese Gruppe zu wenige Beispiele gefunden, um sie auch in die Reihe der großen Strömungen aufzunehmen. Vgl. Stolz et al. (2004), S. 14.

in der „normalen Genetik"[323] festgestellt und alternative Formulierungen zu früheren, überholten Sichtweisen unter derselben Leitmetapher erkennbar. Aufgrund dieser Untersuchung kann man sagen, dass der Genbegriff der modernen, „normalen" Genetik zurzeit gerade eine metaphorische Umdeutung erfährt und durch alternative Genetik*en* bereichert wird.

4.2. „Lehrbuchgenetik"

Unter „Lehrbuchgenetik" wird hier die „normale Genetik" verstanden. Diese Bezeichnung soll einerseits auf die „normale Wissenschaft" und ferner darauf hinweisen, dass die „normale Genetik" unter anderem durch die Vermittlung eines wissenschaftlich anerkannten Theoriekomplexes,[324] d.h. durch das Lehrbuch entsteht, und dass die Analyse eher den zweiten Schritt, also die Darstellung und die Deutung im Forschungsdiskurs betrifft. Überdies soll der Ausdruck „Lehrbuchgenetik" darauf hinweisen, dass die hier verwendeten Beispieltexte meistens Lehrbuchtexte sind. Vertreter des Denkkollektivs der „Lehrbuchgenetik" haben in der Regel bereits eine längere Laborerfahrung und konzentrieren sich auf experimentell überprüfbare Forschungsfragen. Es sind Genetiker, die die traditionelle Genetik im Sinne einer wissenschaftlich anerkannten Auslegung der Leitmetaphern Gen-Aktivität, Gen-Text und Gen-Maschine weiterentwickeln, vertiefen, aber keine genuin neuen Metaphern prägen. Ihre Metaphern verstärken die „normale" Sichtweise und dienen dazu, einen Diskursrahmen für die Auseinandersetzung über Vererbung zu geben. Mit diesen Metaphern schaffen sie eine Norm, die sich nicht nur auf die Fragestellungen, sondern auch auf die Antworten der Forschung auswirkt und für das Weltbild wie auch das Menschenbild normative Konsequenzen hat.

Es ist keine Überraschung, dass die Sprache der Lehrbuchgenetiker weitgehend einheitlich ist. Je fester Wissenschaftler in ihren eigenen Diskurs eingebunden sind, desto einheitlicher wird der sprachliche Deutungsrahmen, in dem sie Phänomene erkennen und beschreiben. Diese Einheitlichkeit ermöglicht einerseits eine effektive Kommunikation, andererseits schließt sie sowohl Laien als auch anders denkende Wissenschaftler aus dem Diskurs aus. Diese relativ hohe Einheitlichkeit des Diskurses erlaubt es hier, aufgrund von wenigen Textquellen ein facettenreiches Bild vom gesamten Forschungsdiskurs zu schaffen. Für die

---

323 Die Bezeichnung „normale Genetik" lehnt sich an die Kuhnsche Theorie der „normalen Wissenschaft" an, welche von einer wissenschaftlichen Gemeinschaft getragen wird und als anerkanntes „Theoriegebäude" in Lehrbüchern vermittelt wird. Vgl. Kuhn (1978), S. 25.
324 Dieser Theoriekomplex ist in der modernen Genetik stark metaphorisiert, dennoch wird die Beschreibung der „Lehrbuchgenetik" eher als „sachgerechte" Beschreibung erkannt.

Textanalyse wurden zwei Quellen verwendet. Das „Lehrbuch der Genetik" von Wilhelm Seyffert,[325] das als Sammelband deutschsprachige Autoritäten der „Lehrbuchgenetik" in einem einheitlichen Werk vereint, zweitens deutschsprachige Artikel der offiziellen Zeitschrift des deutschen Humangenomprojektes „GenomeXpress" von 2001 bis 2004.[326] Diese zwei Quellen verschaffen ein facettenreiches Bild über die sprachliche Kultur der deutschen Lehrbuchgenetik nach 2000. Die Analyse teilt sich – wie im letzten Kapitel – nach den Leitmetaphern in drei thematische Teile auf: Aktivitäts-Metaphern, Text-Metaphern und Maschinen-Metaphern.

4.2.1. Die Aktivität

Die Leitmetapher der Aktivität umfasst auch in der modernen Lehrbuchgenetik ein breites Spektrum von Metaphern, das von einer chemischen Re-Aktion bis zur „verantwortlichen" Handlung reicht. Innerhalb dieser Metapherngruppe sollten hier deshalb auch die Unter-gruppen gezeigt werden, die der Verschiedenartigkeit der Deutung und Manifestierung dieser Leitidee Rechnung tragen.

In wissenschaftlichen Artikeln bekommt das Gen oft die metaphorischen Eigenschaften eines Lebewesens oder sogar eines Fach-mannes.[327] Es ist fähig, in bestimmten zellulären Situationen Signale zu „versenden", den Aufbau des Organismus zu „organisieren" und zu „generieren", das „Geschlecht der Zellen zu bestimmen", Prozesse zu „steuern". Es hat eine Reihe von Eigenschaften eines Lebewesens, es verfügt nach manchen Metaphern sogar über menschliche Eigenschaften.

> „Solche DNA kann man also kaum als ‚selfish' bezeichnen, da sie ja selbst nichts zu ihrer eigenen Vermehrung beiträgt. Alternativ wurde sie daher als ‚ignorante DNA'

---

325 Für die Wahl des Lehrbuchs von Seyffert spricht nicht nur das Erscheinungsdatum – es ist das neuste einheitliche Genetiklehrbuch auf dem deutschsprachigen Markt – sondern auch, dass es insgesamt 26 hochkarätige deutschsprachige Autoren in einem über 1.200 Seiten umfassenden Werk vereint, und dass es durch die hohe Auflage sowohl als Lehrbuch als auch als Nachschlagwerk einen erheblichen Einfluss auf das Denkkollektiv der Genetiker ausübt. Vgl. Seyffert (2003).

326 Metaphern sind sprach- und kulturabhängige Kommunikationsmittel. Um die Schwierigkeit der Übersetzung auszuklammern, sollen hier nur Texte von deutsch-sprachigen Autoren ausgesucht werden, obwohl man mit guten Gründen annehmen könnte, dass der Sprachstil der Lehrbuchgenetik international weitgehend einheitlich ist. Für die Einheitlichkeit sollten in dieser Analyse alle fremdsprachigen Artikel und alle Übersetzungen systematisch vermieden werden. Auch aus sprachlichen Gründen eigneten sich also für die Analyse das Lehrbuch von Seyffert und die deutsch-sprachigen Artikel von GenomXpress.

327 Vgl. z.B. die Baumeistermetapher von Schrödinger. Schrödinger (2003), S. 57.

bezeichnet, da sie einfach mit sich geschehen lässt, was ihr durch die Enzym-Maschinerie vorgegeben wird."[328]

„Ebenfalls noch vor der Blastodermzellularisierung wird das Geschlecht der Zellen durch die Aktivität von Genen bestimmt, die sowohl auf X-Chromosomen als auch auf den Autosomen lokalisiert sind. Die Aktivität des weibchendeterminierenden Gens Sex-lethal wird durch das Verhältnis dieser Aktivitäten bestimmt."[329]

Im ersten Beispiel vermittelt die Metapher die Botschaft, dass sich manche DNS mal „egoistisch" verhält und nur um sich selbst, d.h. um ihre Vermehrung kümmert, andere, die nicht so handeln, sind im Gegensatz dazu aber nicht „altruistisch", sondern „ignorant". Diese lassen mit sich alles geschehen, was die Enzym-Maschinerie will. Die DNS wird in der Lehrbuchgenetik – so wie es im 20. Jahrhundert der Fall war – mit menschlichen Eigenschaften oder mit Eigenschaften eines Lebewesens beschrieben.

Das zweite Beispiel stellt vor, wie ein Gen oder mehrere Gene durch ihre Aktivität die Merkmale bestimmen. Der erste Gegensatz zur Metaphorik der Genetik im 20. Jahrhundert besteht darin, dass Gene in der Lehrbuchgenetik nach 2000 nur äußerst selten oder indirekt auf der Ebene des Phänotyps „agieren". Fast immer beschränkt sich ihr Geltungsbereich auf die zelluläre oder molekulare Ebene. Gene determinieren nicht mehr das Geschlecht des Individuums, sondern höchstens das der Zelle. Zwischen dem Gen und dem Phänotyp wird meistens noch eine Ebene identifiziert. Es kommt nur selten vor, dass sich diese Aktivität auf den ganzen Organismus, z.B. auf den „Aufbau des Embryos" bezieht.

„In Vertebraten sind es die Gene der Achsendetermination, der Gastrulationskontrolle oder der Spezifizierung der Neuralanlage. Kollektiv lassen sich diese Gene als Bauplan-Gene bezeichnen, da sie sozusagen den ‚Rohbau' des Embryos generieren."[330]

„Am Ende des Chromosoms 9 liegt das Hs1 pro-1-Gen für Nematodenresistenz, welches aus der Wildart B. procumbens in die Zuckerrübe eingeführt worden war. [...] Das Gen bewirkt, dass die Nematoden ihren Lebenszyklus in der Wurzel nicht vollenden und somit keine Eier gebildet werden können."[331]

In der Fachsprache wird dieser Effekt „Genwirkung" genannt. Was aber diese „Genwirkung" als Metapher beinhaltet, ist nicht mehr mit der Selbständigkeit der Gene zu verwechseln. Metaphern mit der Botschaft, dass Gene die Entstehung von Proteinen selbst bestimmen und dadurch die Eigenschaften des Individuums beeinflussen, sind seltener geworden. Wenn sie auftauchen, erfahren sie immer mehr Kritik[332] und müssen im großen

---

328 Seyffert (2003), S. 101.
329 Ebd., S. 641.
330 Seyffert (2003), S. 724.
331 GenomXpress 01 (2001).
332 Dieses Modell kehrt Michel Morange um und behauptet, dass die Doppelfähigkeit von Genen eine für Forschungszwecke zwar konzeptionell zugelassene, aber

diskursiven Kontext als relativ verstanden werden. Der Diskurs der genetischen Forschung bietet aber diesen notwendigen Kontext für die
Interpretation an. Umfangreiche Textanalysen verstärken die Ansicht, dass
Lehrbuchgenetiker nach 2000 nicht mehr die Meinung vertreten, dass Gene
im Organismus selbständig walten können. Wenn einzelne Gene in einer
Hierarchie von anderen Genen und von verschiedenen Molekülen stehen
und als letztlich „Verantwortliche" für gewisse Prozesse bezeichnet werden,
heißt dies nicht, dass sie allein am Scheitern dieser Prozesse schuldig sein
können. Die Verantwortungs-Metapher wird im Diskurs der Lehrbuchgenetik nicht im alltäglichen Sinne von Verantwortung verwendet. Diese
„Verantwortung für" wird eher nur als „eine wichtige Ursache für"
verstanden.

> „Die extremste Form einer Genwirkung ist dann gegeben, wenn Gameten oder
> Zygoten absterben. Die dafür verantwortlichen Gene werden als gonische bzw.
> zygotische Letalfaktoren bezeichnet."[333]

> „C3H/HeJ-Mäuse reagieren z.B. erheblich empfindlicher als andere Mäuse auf eine
> Infektion mit Listerien oder Salmonellen oder auf eine Exposition von Lipopoly-
> sacchariden (LPS), einem bakteriellen Endotoxin. In der Zwischenzeit konnte das
> Gen des Toll-Rezeptors 4 (Tlr4) als das dafür verantwortliche kloniert werden."[334]

Diese metaphorisch implizierte Aussage wird in der Lehrbuchgenetik selbst
relativiert: erstens durch die Anerkennung, dass ein phänotypisches
Merkmal nicht durch die Wirkung eines einzigen Gens, sondern durch das
Zusammenwirken mehrerer Gene entsteht; zweitens durch das Zugeständnis
von gen-ähnlicher Aktivität anderer Zellsubstanzen als Genen allein.

Zum ersten Aspekt werden drei Zitate von Seyfferts Lehrbuch der
Genetik angeführt. Die Textabschnitte weisen nach, dass die Fähigkeit zur
Bildung eines Merkmals einzelnen Genen in der Regel nicht zugesprochen
wird. Vielmehr sind an einem komplexen Phänomen mehrere Gene
zugleich beteiligt.

> „Hierbei zeigt sich eine bemerkenswerte Mannigfaltigkeit im Verhalten der
> beteiligten Gene. Der Versuch einer groben Klassifizierung führt zu der (mitunter
> etwas willkürlichen) Unterscheidung in selbständig und unselbständig wirkende
> Gene. Im ersten Fall vermag jedes Gen die Bildung ein und desselben Merkmals für
> sich allein in charakteristischer Weise zu beeinflussen. Im zweiten ist ein Abhängig-

---

keineswegs als naturwissenschaftliche Begründung tragfähige Erklärung ist: „The
idea of a program introduces a hierarchy between these two elements of the
organism: the program (DNA) appears to command proteins, which take on the role
of mere executive subordinates. But DNA is not the proteins' ‚superior'. In one
sense, it is the proteins' slave, in that proteins are required if DNA is to reproduce. In
the history of life DNA did not precede proteins." Morange (2002), S. 23-24.

333 Seyffert (2003), S. 305.
334 Ebd., S. 1024.

keitsverhältnis der Art gegeben, dass das gemeinsame Merkmal nur dann zustande kommt, wenn bestimmte Allele zweier Genpaare gleichzeitig vorhanden sind."[335]

„Das Muster der anterioposterioren Achse wird von drei Gruppen maternal exprimierter Gene organisiert, die jeweils für die Entstehung eines definierten Teils benötigt werden: das anteriore System für Kopf und Thorax, das posteriore System für das Abdomen und das terminale System für die nicht-segmentierten Endbereiche des Körpers."[336]

„So kann es z.B. kein Intelligenz-Gen geben, welches im positiven Sinn allein für dieses Merkmal verantwortlich wäre. Diese Eigenschaft ist ebenso wie die Körpergröße das Resultat der Aktivität vieler Gene."[337]

Beim zweiten Aspekt wird diese Art von Aktivitäten auch anderen Zellsubstanzen zugeschrieben: Vor allem werden RNS-Moleküle und Proteine mit vergleichbaren metaphorischen Eigenschaften geschmückt. Diese Erweiterung der metaphorischen Perspektive gehört mittlerweile zum Selbstverständnis der komplexen Darstellung der Aktivitäts-Metapher in der Lehrbuchgenetik. Die Regulation der Prozesse, oder – wie Schrödinger formuliert – „die ausübende Gewalt"[338] wird nicht mehr allein in Genen (DNS) gesehen. Andere Moleküle erfüllen dieselben Aufgaben: Proteine „regulieren" die Genexpression und können auf der molekularen Ebene „erkennen", „schneiden", „transkribieren" und vieles mehr.

„Diese Proteine, die spezifisch DNA-Elemente in Promotoren binden können, steuern die Übersetzung der Gene in RNA, sie können abhängig vom Kontext als Aktivatoren oder Repressoren agieren. Die meisten TFs [Transkriptionsfaktoren] regulieren die Expression mehrerer bis vieler Zielgene, häufig im Verbund mit anderen TFs."[339]

„Den Vorgang der Entfernung des Introns nennt man Spleißen, wobei sich der Begriff eher auf das Zusammenfügen der Exons bezieht. Am Spleißvorgang sind Proteine und kleine RNA-Moleküle beteiligt, die sich zu Spleißosomen organisieren. Diese Ribonucleoproteine erkennen die Consensus-Sequenzen der Intron-Exon-Übergänge, spalten hier die Phosphodiesterbindung und verknüpfen die Exonenden miteinander."[340]

„RNA-Polymerasen arbeiten hochprozessiv, aber nicht sehr konstant, sie transkribieren manche Regionen schneller und andere langsamer."[341]

„Das geeignete 3'-Ende wird durch Nucleasen generiert, die mit der CDT der RNA-Pol-II assoziiert sind. Sie erkennen das Polyadenylierungssignal AAUAAA und schneiden 10-30 Nucleotide danach die RNA, während die RNA-Polymerase weiter synthetisiert."[342]

---

335 Seyffert (2003), S. 309.
336 Ebd., S. 591.
337 Ebd., S. 824.
338 Schrödinger (2003), S. 57.
339 GenomXpress 04 (2001).
340 Seyffert (2003), S. 68.
341 Ebd., S. 64.
342 Ebd., S. 68.

„Die Lebensdauer vieler Proteine wird durch regulierte Proteindegradation bestimmt."[343]

Das Gen in der modernen Lehrbuchgenetik hat also seine metaphorische „Alleinaktivität" verloren.[344] An die Aktivität, die damals Muller, Schrödinger und Watson dem Gen zugeschrieben haben, wird nicht mehr geglaubt. Andere Moleküle, Stoffe, Signale usw. übernehmen zum Teil die Funktion der „Dirigenten" in der Zelle. Gene sind nicht mehr Architekten und Baumeister des Organismus zugleich, und die DNS wird von einer übertriebenen Erwartung befreit: Sie braucht nun keine „Letztbegründung" des Lebens, kein Mini-Lebewesen im Organismus zu sein.[345] Die Aktivitäts-Metaphern beziehen sich nicht mehr auf eine Sonderleistung einzelner Gene, sondern vielmehr auf die Gesamtheit der Gene und auf die Gesamtheit aller Zellbestände. Der Lehrbuchgenetiker darf die Aktivitäts-Metaphern in der ersten Phase seiner Tätigkeit, im Experiment, verwenden, als wäre das Gen in der Tat der Auslöser der Entwicklung und Vermehrung der Zellen. Damit hat er die Metapher in einer konstitutiven und normativen Funktion gebraucht, die dazu dient, einen praktischen Anfangspunkt für das Experiment zu definieren. In der zweiten Phase, der Deutung der Erkenntnisse, soll er sich aber bewusst machen, dass sich die konstitutiven Metaphern auf seine Wahrnehmung auswirken, ihr eine Struktur bereits vorgeben. Er definiert z.B. Gene aus Gründen der sprachlichen Ökonomie als „Initiator" der Entwicklung. In seiner Darstellung soll er seine Erkenntnisse von diesen metaphorischen Leistungen wieder befreien und erkennen, dass die untersuchten Gene nur der Anfang eines logischen Kreises sein können. Wenn er das nicht tut, kann er leicht in eine Sackgasse der Forschung geraten, in der kein Fortschritt mehr möglich ist, weil an einer metaphorischen Täuschung geforscht wird. Anders steht es natürlich mit den Katachresen. Diese werden im Kollektiv der Lehrbuchgenetiker ausschließlich als exakte Beschreibungen genutzt. Sie gelten als Definitionen. Zwischen Katachresen und Metaphern besteht aber eine Kontinuität, die eine Reflexion bei allen Übergangsformen erforderlich macht.

---

343 Seyffert (2003), S. 27.
344 Bei Seyffert wird die DNS erst nach der ausführlichen Beschreibung der „Protein-funktionen" behandelt (vgl. ebd., S. 36). Von einer Funktion in Bezug auf die DNS spricht er erst im fünften der sieben Kapitel, wenn es darum geht, eine Korrelation zwischen der Struktur und der Funktion der DNS zu beschreiben. Der Aufbau des Buches zeigt, dass die Funktionen der DNS nur im Kontext von Proteinen und RNS zu interpretieren sind. Schade, dass die späteren Artikel diese Erkenntnis sprachlich nicht zum Ausdruck bringen.
345 Auch in der Soziobiologie wurden Gene sprachlich und theoretisch als die eigentlichen Akteure in der Steuerung von Lebewesen, und diese als bloße Überlebensmaschinen der Gene behandelt. Demgemäß erfüllten die Aktivitäts-Metaphern in diesen Theorien eine konstitutive Funktion. Vgl. Wilson (1982) und Dawkins (1978).

Mit der Entwicklung der Genetik verlor das Gen nach 2000 nicht seine metaphorische „Aktivität", sondern seinen Monopolstatus als „belebendes Lebewesen". Die Leitmetapher „Aktivität" könnte in einem kurzen Textabschnitt ohne Katachrese, ohne Kontext und ohne Reflexion immer noch die falsche Botschaft des Gen-Baumeisters vermitteln. Der Geltungsbereich dieser Leitmetapher kann in manchen Fällen nur im Hinblick auf den gesamten Kontext des Diskurses der Lehrbuchgenetik angemessen verstanden werden.

4.2.2. Der Text

Vor dem Abschluss des HGP haben manche Genetiker noch an die „Entschlüsselung" des genetischen Codes durch das HGP geglaubt.[346] Das internationale Großprojekt war jedoch für jene, die an dieses Ergebnis geglaubt haben, eine Enttäuschung. Das Ziel wurde zwar erreicht, der „Genomtext" wurde „lesbar" gemacht, aber niemand verstand ihn, und es ist nicht zu erwarten, dass ein Code gefunden wird, mit dem er entschlüsselt werden kann. Es ist umstritten, was die Leitmetapher des Textes nach diesen Erkenntnissen noch enthält. Jedenfalls ist klar, dass die Suche nach einem Code nur eine Auslegung der Text-Metapher ist und sie auch andere zulässt. Ganz eindeutig ist es auf jeden Fall nicht, was sie nun für die weitere Forschung leisten kann. Die alten Interpretationen wurden in letzter Zeit von mehreren Wissenschaftlern angegriffen. Der genetische Text ist kein Text, der Code ist kein Code im wörtlichen Sinne.[347] Manche Genetiker deuten die Text-Metapher jetzt anders: Wenn das Genom wirklich die Eigenschaften eines Textes hat, dann ist der Sinn des Textes aus der Kenntnis seiner Buchstaben keineswegs abzuleiten und durch experimentelle Forschungsmethoden prinzipiell unzugänglich. Buchstabe und Sinn gehören zu unterschiedlichen Untersuchungsebenen.

Leider werden diese zwei Ebenen in der Lehrbuchgenetik nicht immer klar auseinander gehalten. Der Code z.B. wird häufig einerseits mit der Basensequenz, andererseits mit seinem Sinn in Zusammenhang gebraucht.

> „Nukleotidsubstitutionen innerhalb eines Cistrons führen nicht notwendigerweise zu sichtbaren Mutationen. Ursache hierfür ist einerseits die Degeneration des genetischen Codes, bei der die dritte Base eines Codons häufig beliebig oder aber ein Pyrimidin bzw. Purin sein kann, ohne den Sinn des Codons zu ändern."[348]

„Sinn des Codons" wird hier verwendet, ohne dass auf die Relativität von Sinn in diesem Kontext verwiesen wird. Vielleicht meint Seyffert, dass „Sinn" in diesem Zusammenhang nicht mehr als Metapher, sondern als ein

---

346 Vgl. Gilbert (1992), S. 96.
347 Vgl. Kay (2001a), S. 31 und Honnefelder (2001), S. 15.
348 Seyffert (2003), S. 576.

Fachbegriff der Genetik mit einer klaren Definition erscheint. Es könnte ja passieren, dass dieser Sinn durch eine Katachrese, d.h. durch eine lange Verwendung nur für ein klar abgrenzbares Phänomen, eine klare Definition bekommt und nicht mehr als Metapher verstanden wird.[349] Dafür spricht, dass die Leitmetapher „Text" seit der Beschreibung der Struktur der DNS auf jeder Ebene der Laborarbeit benutzt und verfeinert wurde. Sie dient nicht nur zur Beschreibung der molekularen Struktur, sondern auch als Arbeitsvokabular für jeden wohl definierten Arbeitsschritt im Labor. Dass diese Katachrese aber nie vollständig erfolgt ist, wird an weiteren Beispielen von Text-Metaphern ersichtlich. Ohne klare Grenzen können zwei Gruppen von Text-Metaphern in dieser Hinsicht unterschieden werden: Metaphern der Textverarbeitung und die der Textdeutung.

(1) Vorgänge in der Zelle werden in der Lehrbuchgenetik fast ausschließlich mit Metaphern der Textverarbeitung beschrieben. Diese Metaphern ermöglichen einen sehr detaillierten Umgang mit DNS- und RNS-Sequenzen. Sie fokussieren den Blick auf einzelne Basen und helfen dem Forscher, Abschnitte in einem schnell ablaufenden Prozess sprachlich gut auseinander zu halten. Diese Metaphern können Teilprozesse konzeptionell voneinander trennen und weisen dabei auf die Existenz eines Inhalts hin, von dem sie aber nichts Weiteres sagen müssen. Zur Textverarbeitung gehören vor allem die Metaphern des „Kopierens" und des „Editierens".

„Die Genexpression verläuft in zwei Stufen. Zunächst erfolgt die Transkription, bei der die genetische Information der DNA in RNA umgesetzt wird. Daran schließt sich die Translation an, bei der der Nukleinsäurecode in eine Proteinsequenz umgesetzt wird."[350]

„In Mitochondrien der Pflanzen findet ebenfalls eine extensive Editierung statt [...]. Bei Säugetieren werden Transkripte identifiziert, in denen nur einzelne Nucleotide editiert werden."[351]

„Eine direkte Anlagerung der Aminosäuren an die mRNA zur Übersetzung des Codes ist nicht möglich. Der Code wird vielmehr über Adaptormoleküle von der mRNA abgelesen."[352]

„Die Replikation der DNA erfolgt äußerst genau nach dem Prinzip der homogenen Basenpaarung. Eine Fehlpaarung, d.h. der Einbau einer nicht-homogenen Base, ist sehr selten, weil die replikative Polymerase das passende Nucleotid mit hoher Genauigkeit auswählt und es darüber hinaus eine zusätzliche Korrekturlese-Funktion gibt."[353]

---

349 Vgl. Kap. 2.2.1.
350 Seyffert (2003), S. 59.
351 Ebd., S. 71.
352 Ebd., S. 75.
353 Ebd., S. 544.

„Die Entschlüsselung des Genoms ist zentrale Voraussetzung für ein systemweites, funktionelles Verständnis der Vorgänge innerhalb der Zelle."[354]

Diese Beispieltexte machen klar, dass die Text-Metapher in der Sprache der Genetik viele Wurzeln hat (z.B. Übersetzung, Ablesen, Korrekturlese-Funktion, Code). Der Lehrbuchgenetiker beschreibt schwer erfassbare Forschungsobjekte immer wieder mit Begriffen, als ob sie Texte wären. Diese Metaphorik ist dem Mitglied des Diskurses weder innovativ noch konstitutiv, denn er verbindet nach eigener Erfahrung mit den Begriffen einzelne konkrete Phänomene.

(2) Andere Text-Metaphern formulieren eine Botschaft, nach der der genetische Text auch inhaltlich als Text gedeutet werden soll. Lehrbuchgenetiker, die diese Metaphern verwenden, versuchen ihre Forschungsziele in der alten Weise zu formulieren, richten ihr Interesse nur auf die Erforschung der DNS und möchten einen postulierten Code entschlüsseln, der die Gesetze der Vererbung enthält. Sie haben die „postgenomische Ära" angekündigt, in der es darum geht, „den stark verschlüsselten genomischen Text zu interpretieren und zu verstehen sowie die biologischen und medizinischen Früchte zu ernten, die dieser Text verbirgt."[355] Die Tübinger Nobelpreisträgerin, Christiane Nüsslein-Volhard, fasst die Ergebnisse nach dem Abschluss des Genomprojekts ähnlich zusammen, nämlich als fehlte es nur noch an Detailwissen.

„Inzwischen ist es ruhiger geworden, man mag den Eindruck gewinnen, dass die großen und auch naheliegenden und damit leichten Aufgaben jetzt annähernd abgeschlossen sind. Jetzt kommt die schwierige langwierige Zeit der Fertigstellung, des Auffüllens von Lücken und besonnenen Hinschauens."[356]

Diese Richtung wird als „Semio-Genetik" bezeichnet und muss aus der Metaphernforschung einige Kritik ertragen. Es ist für das angemessene Verständnis der Leitmetapher „Text" unerlässlich, die zwei Dimensionen ihrer Botschaft, die sie enthält, „Textverarbeitung" und „Textdeutung", zu trennen. Die Betonung des Unterschieds zwischen Buchstaben (DNS-Basen) und dem Sinn des Textes (vererbbare Merkmale) wird von der Metapher selbst nicht gefordert, nur durch diese ermöglicht. In der Phase des Experimentierens verstoßen diese inhaltsvollen Text-Metaphern nicht gegen das Objektivitätsgebot, auch wenn sie über die rationale Objektivität hinausweisen. Wichtig ist für die Deutung der Ergebnisse, dass die durch die Metaphern eingeschleusten Sichtweisen und Denkstrukturen nicht als naturwissenschaftliche Erkenntnisse dargelegt werden. Viele Lehrbuchgenetiker nach 2000 vollziehen in ihrem Diskurs diese Trennung bereits konsequent, auch wenn sie sich dazu explizit nicht äußern. Die Gefahr, zu einem Fehlschluss zu kommen, wird noch höher, wenn diese Metaphern den engen Diskursrahmen der Forschung verlassen und ohne Kontext-

---

354 GenomXpress 02 (2002).
355 Lengauer (2001), S. 57.
356 Nüsslein-Volhard (2004b), S. 12.

wissen und Laborerfahrung von Laien gedeutet werden.[357] Eine vergleichbare Problematik taucht unter den Maschinen-Metaphern wieder auf,
deshalb werden die Kriterien zur Bewertung von Text-Metaphern erst dort
angewendet. Kurz gefasst muss die Beschreibung als metaphorisch ausgewiesen werden, damit falsche Interpretationen vermieden werden können.

4.2.3. Die Maschine

Als normale Wissenschaft versucht die Lehrbuchgenetik ihr kohärentes
Erklärungsmodell der Vererbung auch durch ihre Sprache zu unterstützen.
Diese Sprachform weist zwar einige Erklärungslücken auf, aber als normale
Wissenschaft hält die Lehrbuchgenetik diese Lücken für erklärbar. Für
einige ihrer Begriffe trifft jedoch die Kritik von Stegmüller zu:

> „Wir meinen, das organische Geschehen zu ,verstehen', wenn wir es in einer
> Sprache beschreiben, die uns von der Schilderung unseres eigenen zweckhaften
> Verhaltens her vertraut ist."[358]

Da die experimentelle Forschung grundsätzlich einen mechanisierten
Zugang zur Biologie entwickelt hat, werden Forschungsobjekte auch in der
Lehrbuchgenetik so konzeptualisiert und behandelt, als wenn sie Maschinen
oder deren Teile wären. Dieser Ansatz lässt sogar abstrakte Vorgänge in
einer operationalisierbaren Weise erfassen, indem er diese an einem mechanistischen Bild verdeutlicht. Der Ansatz kommt – das ist die Logik der
Metapher – auch sprachlich zum Ausdruck, denn der Lehrbuchgenetiker
beschreibt seine Objekte mit Begriffen, die aus der Sprache der Maschinen-
welt stammen, vor allem aber aus der Welt der kybernetischen Maschinen.
Die meisten sind zurückzuführen auf Maschinen aus der Textverarbeitung
(1), auf Maschinensysteme, in denen unterschiedliche Maschinen in einem
Netzwerk miteinander verbunden sind (2) und schließlich auf das
Computermodell (3).

(1) In der Lehrbuchgenetik kommen regelmäßig Maschinen-Konzepte
vor, die eine Verbundenheit mit der Text-Metapher zeigen. Genetische
Phänomene nehmen eine sprachliche Gestalt an, als wären sie hochmoderne
Maschinen aus der Textverarbeitung: z.B. Kopiermaschinen, Transkrip-
tionsgeräte.

> „Die hohe Kopiergenauigkeit, die für die DNA-Replikation nötig ist, ist für die
> relativ kurzlebigen RNA-Transkripte nicht erforderlich, da Fehler nicht an die
> nächste Generation weitergegeben werden."[359]

> „Neben der geregelten Aktivierung der Transkription stellt auch deren Repression
> einen wichtigen Kontrollmechanismus der Genaktivität dar. Abgeschaltete

---

357 Vgl. Kap. 5.4.3.
358 Stegmüller (1983), S. 679.
359 Seyffert (2003), S. 61.

Transkription kann mechanistisch entweder durch eine Umkehrung der Gen-aktivierungsereignisse erzielt (z.b. Aufbrechen von aktiven Protein-Protein-Interaktionen) oder aber direkt durch einen aktiven Repressionsmechanismus hervor-gerufen werden."[360]

Diese Metaphern zeigen die Verwandtschaft der beiden Konzepte „Maschine" und „Text". Aufgrund dieser Verwandtschaft kann man manche Kritik der Text-Metapher auf die Maschinen-Metapher übertragen, z.b. die wörtliche Interpretation und die Reduktion eines komplexen Phäno-mens auf die Eigenschaften einer Maschine.

(2) Ein komplexes Maschinensystem bietet eine Spezialisierung der Maschinen-Metaphern. Sie erfüllt die Erwartung, dass genetischen Vor-gängen ein mechanistisches Modell zugrunde liegen muss, überwindet aber die einfachen Deutungen dadurch, dass in genetischen Vorgängen viele Maschinen oder Maschinenteile identifiziert werden, die alle aufeinander geeicht sind und nur im Zusammenhang funktionieren können. Dieses Maschinenmodell wird gerne sprachlich durch die Metapher des Netzwerks beschrieben. Wie die Metapher des Netzwerkes ihre konstitutive Rolle im Diskurs erfüllt, geht aus dem folgenden Zitat hervor.

„Die meisten Algorithmen zur Analyse von Genexpressionsdaten, die bisher entwickelt wurden, ignorieren im Auswertungsprozess bestehendes biologisches Wissen über genregulatorische Mechanismen oder ontologische Klassifikation einzelner Gene. Das vorhandene Wissen wird oft erst im zweiten Analyseschritt hinzugezogen, wenn es zur eigentlichen Interpretation der gefundenen Cluster oder Klassifikationsergebnisse kommt. Dadurch bleibt eine Vielzahl an Informationen in den Daten, wie zum Beispiel die zeitliche Abhängigkeit des Expressionslevel, unberücksichtigt. Aus diesem Grund ist es notwendig, eine neue Klasse von Analysemethoden zu entwickeln, die regulatorische Netzwerke und deren quanti-tative Parameter direkt aus den Experimentdaten bestimmen können und im Gegensatz zu herkömmlichen Analysetechniken vorhandenes biologisches und medizinisches Wissen über regulatorische Mechanismen bereits bei der Analyse nutzen. Ziel des hier vorgestellten explorativen Projekts zur automatisierten Inferenz von regulatorischen Netzwerken ist deshalb die Entwicklung von computer-gestützten Verfahren und Algorithmen, mit denen sich regulatorische Systeme, wie zum Beispiel genregulatorische Netzwerke oder metabolische Pathways, auto-matisch auf Experimentdaten basierend rekonstruieren lassen."[361]

Diese Metapher stellt den Organismus als eine selbstregulierende Maschine dar, die nach dem Prinzip der kybernetischen Kommunikation (Transfer von Signalen) funktioniert. Das Ganze übersteigt zwar die Erkenntnis-fähigkeit des Menschen, aber Einzelprozesse („Signale", ihre „Wirkungen" und „Rückwirkungen") können in der komplexen genetischen Kaskade identifiziert werden. Darin besteht gerade die große Leistung dieser Metapher, dass sie die Teile und ihr Zusammenwirken als Einheit des Organismus erfassen kann.

---

360 Seyffert (2003), S. 139.
361 GenomXpress 03 (2004).

„Die Signalkaskade des MAP-Kinase-Signalweges[362] stellt sich inzwischen als ein komplexes Netzwerk paralleler Signalstränge dar. So findet man auf der Ebene der MAP-Kinase (MAPK) mindestens drei verschiedene Klassen von Enzymen (ERK, JNK und p38), die auf den vorgeschalteten Ebenen der MAP2K und MAP3K ihre entsprechenden Kinasen als Aktivatoren haben. Unterschiedliche GTPasen (Ras, Rho, Rac, Cdc42) stimulieren diese drei verschiedenen MAPK-Signalwege. Da sich die MAPK-Signalwege gegenseitig beeinflussen können (,cross-talk') und für jede Enzymklasse mehrere hormonologe Mitglieder bekannt sind, ergibt sich daraus eine beeindruckende Komplexität des MAP-Kinase-Netzwerkes."[363]

„In einem frühen Stadium der Embryonalentwicklung wird je nach X:A-Verhältnis eine hierarchisch geordnete Kaskade von Aktivitäten hintereinander geschalteter Regulationsgene ausgelöst. Die Regulation betrifft drei verschiedene Entwicklungslinien: die Dosiskompensation, die Geschlechtsdifferenzierung von somatischen und die von Keimbahnzellen."[364]

Das kybernetische Netzwerk ist eine der zurzeit erfolgreichsten Leitmetaphern der Lehrbuchgenetik. In den meisten Beschreibungen kommen Teile eines solchen Netzwerks vor. Sie werden als Signale oder als Kommunikationswege, als Ordnung und Hierarchie oder als Rückkopplung erfasst. Aber nicht nur diese Begriffe sind Teil der metaphorischen Sprache der Genetik. Auch Eckpunkte des Netzwerks werden mit sprechenden Namen benannt, die den Molekülen bereits ihre Funktionen in der Maschine zuschreiben: „Promotoren", „Repressoren", „Operatoren". Die metaphorische Leistung dieser Begriffe füllt Erkenntnislücken der untersuchten Mechanismen und erweckt den Eindruck, als wäre die Darstellung des jeweiligen Vorgangs bereits vollkommen. Die Füllung der Lücken erschwert die Arbeit des Forschers, aber sie erleichtert sie auch, weil er sich ohne Ablenkung begrifflich auf sein Ziel konzentrieren kann. Zur Veranschaulichung dieses Phänomens der Lückenfüllung durch Begriffe sollen zwei umfassende Textabschnitte für ein kohärentes Beschreibungsmodell nach dem kybernetischen Netzwerk zitiert werden.

„Die Transkriptionsinitiation, also die Bindung der RNA-Polymerase an den Promotor und die Initiation der RNA-Synthese, kann entweder negativ oder positiv reguliert sein. Bei der negativen Kontrolle wird, im einfachsten Fall, die Bindung der RNA-Polymerase an den Promotor verhindert, indem ein anderes Protein (ein Repressor) an eine spezifische Sequenz (den Operator) bindet. Meist überlappt diese Operator-Sequenz mit dem Promotor, sodass der Promotor durch die Bindung des Repressors für die RNA-Polymerase verschlossen wird. Beispiele hierfür sind der Lac-Repressor und der Trp-Repressor. Fehlt der Repressor oder liegt der Repressor in einem Zustand vor, in dem er nicht spezifisch an den Operator binden kann, so ist

---

362 MAP-Kinasen sind Serin/Threonin-Kinasen, die in den Zellkern „transportiert" werden und dort zahlreiche Proteine phosphorylieren. Dadurch „regulieren" sie die „Aktivität" von Transkriptionsfaktoren. Bis vor kurzem wurden ihre „Wege" als Signaltransmitter eindimensional dargestellt, nun stellt sich heraus, dass sie in einem „Netzwerk" funktionieren.

363 Seyffert (2003), S. 142.

364 Ebd., S. 270.

der Promotor für die RNA-Polymerase frei zugänglich, und das Gen oder Operon wird transkribiert. Bei der positiven Kontrolle kann die RNA-Polymerase per se nicht (oder nur ineffizient) die Transkription am Promotor initiieren. Dies kann daran liegen, dass der Promotor nicht oder nur schlecht von der RNA-Polymerase erkannt wird. Es können aber auch spätere Schritte der Transkriptionsinitiation, wie die Bildung des offenen Komplexes, die Initiation der RNA-Synthese oder das sog. Promotor-‚clearing' ineffizient sein. Der Aktivator bindet häufig unmittelbar neben der Promotor-Sequenz und erhöht die Affinität der RNA-Polymerase für den Promotor."[365]

„Genetischer Regelkreis der Darmentwicklung. Die Signaltransduktionskaskade des maternalen terminalen Systems, dem die Tyrosinrezeptorkinase Torso angehört, aktiviert die beiden terminalen Ga-Gene tailless (tll) und huckbein (hkb) an den Polen des Blastoderm-Embryos. Diese wiederum aktivieren das Schlüsselgen forkhead (fkh) in allen Darmprimordien. Weiterhin wird serpent (srp) in den Mitteldarm- und brachyenteron (byn) in den Hinterdarmprimordien aktiviert. Für die Regionalisierung des Darmrohrs ist die forkhead-abhängige Aktivierung der Gene wingless (wg), hedgehog (hh) und decapentaplegic (dpp) im Vorder- und Hinterdarmabschnitt notwendig. Diese Gene legen über ihre Expressionsdomänen Signalzentren (schwarze Blöcke) fest, die Ausgangsprodukt für die spätere Differenzierung der verschiedenen Vorder- und Hinterdarmabschnitte (unten) bzw. von Darm-Anhangsorganen (wie z.B. die Exkretionsorgane, die Malpighischen Gefäße) sind."[366]

„Promotoren", „Repressoren", „Operatoren" sind Funktionseinheiten des Organismus. Ihre Bezeichnung als Promotoren, Repressoren und Operatoren usw. verleiht ihnen bereits einen Status im Geschehen. Diese Bezeichnungen sind in der Entwicklung der Genetik nach der damals aktuellen Theorie entstanden. Diese Objekte sind aber trotz Veränderungen in der Theorie der Genetik durch ihre Namen weiterhin Träger derjenigen metaphorischen Eigenschaften, die sie damals bekommen haben. Sie sind Bestandteile der kybernetischen Maschine: Initiation, Affinität, Aktivierung, positive und negative Kontrolle sind notwendige Bedingungen zur Funktion derselben. Ihre Zusammenarbeit lässt den Organismus verändern und wachsen.

(3) Das aktuellste und vertrauteste Modell in der Biologie ist zur Zeit der Computer, von dem die meisten Maschinen-Metaphern stammen.[367] Zwei Begriffe sind in der Lehrbuchgenetik besonders wichtig geworden, die ihre Wurzeln in der Computer-Metapher haben: „Programm" und „Information". Beide verdienen im Diskurs der Lehrbuchgenetik eine kritische Auseinandersetzung.

Das Problem mit dem Gebrauch der Programm-Metapher ist, dass ihr Erklärungsbereich unterschiedlich weit definiert werden kann und dies zu

365 Seyffert (2003), S. 104.
366 Ebd., S. 631.
367 Der Computer liefert auch für andere biologische Disziplinen als metaphorisches Modell eine Sprache zur Beschreibung des Organismus, z.B. in der Neurowissenschaft.

Missverständnissen führt. Die Tradition dieser Metapher ist ebenfalls vor-belastet. Vor 2000 stand das genetische Programm für die Erklärung der gesamten Lebensspanne der Organismen, die sie von der Befruchtung bis zum Tode durchlaufen, fest.[368] Selbst wenn die Idee eines genetischen Programms nach 2000 durch neue Erkenntnisse als komplexer angesehen werden muss, ändert die Erkenntnis der Komplexität noch nichts an der Botschaft der Programm-Metapher, die besagt, dass alle Lebensvorgänge direkt oder indirekt genetisch determiniert sind.

In der Lehrbuchgenetik wird die Metapher in der Regel nicht mehr direkt auf das Verhalten der Organismen bezogen, sondern auf zelluläre Vorgänge. Das genetische Programm ist eine teleologische Idee, die in einer Weise in Molekülen gespeichert ist, aber unabhängig von der mole-kularen Ebene existiert, entsprechend der Unterscheidung zwischen Software und Hardware beim Computer.

> „Die Information zur Synthese der Proteine ist in der Basensequenz der DNA gespeichert, und diese ist in allen Zellen normalerweise gleich. Die unter-schiedlichen Zellen eines Organismus unterscheiden sich dadurch, dass sie einen unterschiedlichen Anteil dieser Information abrufen. Es muss also ein Programm geben, das festlegt, welche Proteine zu welcher Zeit und in welcher Menge gebraucht werden."[369]

Weil die Programm-Metapher eine hohe Wahrscheinlichkeit für ein deter-ministisches Missverständnis hat, sollte der Forscher eine kritische Auswertung seiner Metapher vornehmen. Um die Verwendung dieser Metapher nicht zu sehr einzuschränken, aber der Forderung der Objektivität zu entsprechen, muss der Diskurs der genetischen Forschung in die oben beschriebenen zwei Phasen geteilt werden, nämlich in die Phase des Experimentierens und in die Phase der Deutung.

Die Wahl der Programm-Metapher als deterministische Metapher ist für die erste Phase, also für das Experimentieren wahrscheinlich sogar von Vorteil.[370] Sie kann neue Fragestellungen denkbar machen. Sie öffnet den Blick für praktisch alle Phänomene des Lebendigen, damit die Genetik keines als Tabu behandelt oder unbemerkt daran vorbeigeht. Aufgrund des Objektivitätsgebotes der Forschungsethik muss hier jedoch darauf hinge-wiesen werden, dass diese Art metaphorischer Konzeptionalisierung bereits eine Vorwegnahme der erkannten Strukturen enthält. Das heißt, die Leistung des Experiments wird bereits von der Leistung der Metapher vorgeprägt. Deshalb soll der Wissenschaftler in der zweiten Phase

---

368 Vgl. Kap. 3.4.2.
369 Seyffert (2003), S. 59.
370 Wenn die Programm-Metapher die Konzipierung der Experimente behindert, wird der Diskurs sie sehr bald aus dem Vokabular streichen. Wenn sie den Erkenntnis-gewinn fördert, bleibt sie erhalten. Diese Entscheidung gehört aber zur Wahlfreiheit des Forschers und betrifft keine ethischen Werte im Diskurs der genetischen Forschung.

versuchen, das Ergebnis seines Experiments von den Leistungen der zugrunde liegenden Leitmetapher zu „reinigen", indem er diese identifiziert und sich fragt, welchen Beitrag zum Experiment sie geleistet hat, der nicht dem untersuchten Objekt, sondern der Leitmetapher zu verdanken ist. Diese Frage macht den Unterschied zwischen dem Forschungsobjekt und der Leitmetapher bewusst. Durch diese Trennung kann der Forscher die Schwäche der Metapher erkennen, z.b. dass er als Genetiker nicht erklären kann, woher die Hardware kommt, die mit der genetischen Software funktionieren soll. Wenn er über diese Leistung seiner Leitmetapher nicht reflektiert, kann sie das bewirken, was Höffe als „Täuschung durch die Sprache" beschrieben hat.[371]

Um die Leitmetapher des Programms in der zweiten Phase, also im Prozess der Deutung angemessen zu gebrauchen, soll der Forscher den größeren Kontext der Lebenswissenschaften und eines allgemeinen Wissens berücksichtigen. So kann er die gewonnene Erkenntnis im Kontext des Wissens angemessener verorten. Der Einsatz einer reduzierten metaphorischen Darstellung der Erkenntnisse ohne Rücksicht auf andere Wissensbereiche führt höchstens zu einem kurzfristigen Erfolg, langfristig erweckt sie das Misstrauen in die ganze Wissenschaft.[372] Dieser Interpretation kann der Forscher durch seine Reflexion vorbeugen. Wenn diese Erkenntnisse in der Deutung der Leitmetapher berücksichtigt werden, werden auch die einzelnen Metaphern keine deterministische Botschaft fördern, und sie werden angemessen verstanden. Dazu bedarf es manchmal eines größeren Kontexts, aber der Forschungsdiskurs stellt für diese Forderung einen ausreichenden Rahmen zur Verfügung.

Die zweite Computer-Metapher ist die Information. Die absichtliche Übertragung aus der Computersprache wird bei Seyffert sogar explizit angesprochen.

„Wie kommt es, dass sich der Computer für die Biologie als derart nützlich erweist? Einerseits liegt dies in der Natur der Erbinformation, die in einer linearen Abfolge von Bausteinen aus einem begrenzten Alphabet verschlüsselt ist. Eine solche Folge würde ein Programmierer ‚string' nennen, und deren Verarbeitung wie auch die Entschlüsselung codierter Information ist ein Kerngebiet der Informatik. Zugleich bedeutet diese Entdeckung einen Paradigmenwechsel in der Biologie: DNA- und Proteinsequenzen sind ‚scharfe' Größen, man kann die Sequenz eines Genoms zumindest im Prinzip sowohl vollständig als auch exakt ermitteln. Natürlich gibt es immer experimentelle Fehler, aber in der modernen Sequenzierung von DNA-Sequenzen sind diese selten. Damit kann der Schritt gemacht werden von einer rein beschreibenden Biologie, die Lebensprozesse qualitativ erfasst, zu einer deduktiven

---

371 Höffe (1998), S. 766.

372 Die Metapher kann dann ungerechtfertigte Vorurteile gegen andere Erkenntnisse, vielleicht gegen andere Wissensbereiche fördern. Dies kam vor, als der „nachgewiesene genetische Determinismus" gegen die Freiheit des Menschen ausgelegt wurde. Vgl. Wilson (1982) und Dawkins (1978).

Wissenschaft, die auch quantitative Zusammenhänge aus grundlegenden Gesetz-mäßigkeiten ableiten kann."[373]

Es wird angenommen, dass die Erbinformation und der Informationsbegriff der Computerwissenschaft im Wesentlichen „gleichartig" sind. Beide sind in einem begrenzten Alphabet verschlüsselt. Die alte Hoffnung wird auch hier noch geäußert, dass durch diese Analysen der Schritt von der Lebensprozesse beschreibenden Biologie in eine strengere Wissenschaft gemacht werden kann. Begriffe der Computersprache werden in der Lehrbuchgenetik jedoch nicht im selben Sinne verwendet. Die Verwendung des Begriffes in anderen Kontexten lässt diese „Gleichartigkeit" nicht mehr zu.

> „Seit ungefähr 30 Jahren weisen Studien darauf hin, dass Histone nicht nur als Verpackungsmaterial sondern auch als Informationsspeicher genutzt werden und somit direkt an der Ausführung biologischer Prozesse beteiligt sind."[374]

> „Die Information zur Synthese der Proteine ist in der Basensequenz der DNA gespeichert, und diese ist in allen Zellen normalerweise gleich. Die unterschied-lichen Zellen eines Organismus unterscheiden sich dadurch, dass sie einen unter-schiedlichen Anteil dieser Information abrufen."[375]

Informationsspeicher zu sein und somit biologische Prozesse ausführen zu können, setzt ein anderes Verständnis von Information voraus, als dies der Begriff Information in der Computersprache meint. Im Zitat geht es um eine Handlungsanleitung auf ein Ziel hin: Der Speicher der Information nimmt laut Metapher an der Ausführung bestimmter biologischer Prozesse teil. Auch die Information zur Synthese der Proteine im zweiten Zitat ist „sinnvoll" und nicht als binäres Zeichen zu deuten. Diese Verwendung von Information ist im Diskurs der genetischen Forschung nach 2000 ebenso verwirrend, wie sie in der Geschichte der Genetik bei Watson, Monod und Jacob zu finden war. Trotz der oben angegebenen Herkunft der Metapher wird sie nicht einheitlich im Sinne des Computers verwendet und muss deshalb genauer auf ihre Bedeutung im jeweiligen Kontext geprüft werden.

Es gab in den letzten Jahrzehnten viele Versuche, den Informations-begriff in der Genetik angemessener zu definieren. Reflexionen über die Verwendung dieses Begriffes haben früh dazu geführt, ihn in der Biologie in verschiedene Kategorien zu dividieren. Ein wertvoller Ansatz, um dies zu zeigen, ist die Analyse von Eve-Marie Engels.[376] Sie geht davon aus,

---

373 Seyffert (2003), S. 901.

374 GenomXpress 04 (2002).

375 Seyffert (2003), S. 59.

376 Es gibt auch andere Möglichkeiten, den Informationsbegriff aufzuteilen, z.B. die Unterscheidung von Fogle, der von der Verwendung von zwei Informationsbegriffen in der Genetik ausgeht. Der eine meint eine deskriptive Information, die wie bei Engels die mathematisch-statistische Information eine quantitative Größe ist und durch empirische Wahrscheinlichkeitsmessungen erstellt wird. Der andere ist die präskriptive Information, die in Metaphern weitergeführt wird, wie Programm und

dass man „eher von mehreren verschiedenen Informationsbegriffen statt
von einem Begriff und seinen verschiedenen Verwendungsweisen sprechen
sollte."[377] Sie unterscheidet drei verschiedene Informationsbegriffe, die in
Wirklichkeit nicht als Metaphern sondern als jeweils sprachlich identische
Bezeichnungen für verschiedene Inhalte parallel existieren: (1) die mathematisch-statistische Information, welche nur eine Menge von binären
Zeichen meint und deshalb keinen Anspruch auf semantische Inhalte stellen
kann. Mit diesem Begriff kann die Art und Weise der Übermittlung von
Zeichen, aber nicht ihr Inhalt ausgedrückt werden (ein Bit Menge ist
beispielsweise der Startschuss beim Rennen. Das Zeichen selbst enthält
keine Handlungsanweisung. Diese hängt von einer externen Vereinbarung
ab.). Als (2) beschreibt sie die teleologische Information, welche der
alltagssprachlichen Bedeutung von Information am ehesten entspricht und
einen semantisch-pragmatischen Aspekt trägt (z.B. Informationsgehalt
eines Hilferufs als Handlungsanweisung) sowie (3) die strukturell-morpho-
logische Information, welche genauso wie die teleologische einen Gehalt
haben kann, jedoch keine Intentionalität (Zweck) in sich trägt (z.B.
Informationsgehalt eines Bauplans als Beschreibung einer Struktur ohne
Handlungsanweisung). Das Wort „Information" wird in allen drei
Bedeutungen verwendet, aber es sind drei verschiedene Informationsbegriffe, welche die gleiche Form aber unterschiedliche Inhalte haben und
keine metaphorischen Übertragungen aus anderen Bedeutungsfeldern sind.

> „Metaphorisch ist dann nicht schon die Verwendung des Begriffs der genetischen
> Information, denn die Rede von der genetischen Information als Repräsentation einer
> Gestalt durch die strukturelle Konfiguration von Molekülen ist kein uneigentlicher
> Sprachgebrauch. Metaphorisch ist erst die *Explikation* des *morphologischen* in der
> Sprache des *teleologischen Informationsbegriffs*."[378]

Wenn dieser komplexe Informationsbegriff ohne weitere Erläuterung im
Vererbungsdiskurs verwendet wird, vermittelt er neben dem gemeinten
Inhalt zugleich Sonderbotschaften, die über die vertretbaren Diskursgrenzen
der Genetik hinausgehen und daher das Kriterium der diskursspezifischen
Angemessenheit nicht erfüllen.

Die biologische Information wurde und wird oft heute noch als eine
Übertragung aus der Computerwissenschaft verstanden (vgl. oben), aber der
Begriff bekam, wie Engels feststellt, in der Genetik auch eine andere
Bedeutung. Information bezeichnet nun im Fachkollektiv der Lehrbuch-
genetiker auch den Inhalt der Vererbung, der eigens aus der Genetik
bekannt ist, für den es aber früher keinen entsprechenden Ausdruck gab.
Das Wort Information füllte diese Lücke im Wortschatz und wurde bald als

---

Blaupause. Diese sollen vorschreiben, was sein wird oder was sein soll. Andere
Unterscheidungen sind jedoch nicht scharf genug, deshalb soll hier mit dem Konzept
von Engels gearbeitet werden. Vgl. Engels (1982).
377 Ebd., S. 40.
378 Ebd., S. 47.

Beschreibung eines definierten Inhaltes verwendet. Diesen Prozess benennt Black in seiner Metaphorologie als Katachrese.[379] Im Kollektiv der „Lehrbuchgenetiker" werden für einen solchen Wandel alle drei wichtigen Bedingungen erfüllt: (1) Eigener Inhalt: Die Metapher wird für ein klar umrissenes Phänomen verwendet, für deren Bezeichnung bisher kein passender Begriff geprägt wurde, aber für das ein Begriff konsequent verwendet werden soll. (2) Geschlossenes Sprachkollektiv: Ein Sprachkollektiv muss vorhanden sein, das stark nach einer einheitlichen Verwendung von Begriffen trachtet, das zu benennende Phänomen kennt und von anderen Phänomenen abgrenzen kann. (3) Kontinuität: Die Verknüpfung zwischen dem Phänomen und der Bezeichnung muss über längere Zeit hinweg bestehen, damit die Bezeichnung als eigenes Sprachelement empfunden werden kann. Die Information machte diesen Prozess durch und hat im Diskurs der genetischen Forschung nicht nur eine, sondern sogar drei Bedeutungen bekommen, die alle gültig sein können. Um Missverständnisse zu vermeiden, was mit Information genau gemeint wurde, sollte die Bedeutung des Wortes im Diskurs immer geklärt werden. Wenn das explizit oder durch den Kontext nicht eindeutig gemacht wird, ist die Verwendung des Informationsbegriffes nicht angemessen. Im Gegensatz zu dieser Aussage meint die prominente Metaphorologin, Sigrid Weigel, dass die erkennbaren metaphorischen Deutungsprozesse nicht vorschnell nach dem Konzept der Katachresenbildung beschrieben werden sollten, denn damit würde man die Leistung dieser Metaphern in der Entwicklung der wissenschaftlichen Begriffe unterschätzen.

> „Dieser Metaphernmix soll nun nicht in der Kategorie der Katachrese gefasst werden, weder im Sinne eines falschen Bildes noch eines Missbrauchs. Vielmehr sind die Metaphern deshalb von Interesse, weil sie eine wichtige Funktion für die Formierung und Regulierung des Genetikdiskurses übernehmen, indem sie einerseits zwischen wissenschaftlichem und kulturellem Bereich zirkulieren und kommunizieren und andererseits in der Wissenschaftsgeschichte der Genetik selbst eine herausragende Rolle gespielt haben [...]."[380]

Allgemein gilt es zu bemerken, dass sich die Lehrbuchgenetik nach 2000 in einer Wandelphase ihrer Grundvorstellungen befindet. Sie beginnt ihre Leitmetaphern, die sie seit Jahrzehnten verwendet, neu zu interpretieren. Die Leitmetapher der Aktivität wird in einer Weise verstanden, die keine Ausschließlichkeit für die Aktivität des Gens beansprucht. Die Leitmetaphern des Textes und der Maschine gingen relativ schnell und

---

379 Katachrese ist der Wandel der metaphorischen Bedeutung eines Begriffes in eine wörtliche Bedeutung. Dies kommt vor, wenn die verwendete Metapher häufig und über längere Zeit für die Beschreibung eines konkreten Phänomens gebraucht wird, für die es bisher keinen angemessenen wörtlichen Ausdruck gab. In diesem Fall füllt die Metapher eine Bedeutungslücke im Wortschatz und muss als Metapher verschwinden, d.h. in einen wörtlichen Sinn übergehen. Vgl. Black (1954), S. 63 oder Kap. 2.2.1.

380 Weigel (2002), S. 228.

unproblematisch in die fundamentalen Konzepte der Genetik ein. Viele der Metaphern erhielten langsam eine definierbare Bedeutung. Diese Definitionen entlasten nun die Genetiker vom Deutungszwang, sie engen aber auch die Möglichkeiten der weiteren Forschung und des weiteren Nachdenkens ein. Leitmetaphern haben aber auch viele Erscheinungsformen, die metaphorisch geblieben sind und Assoziationen mit ihrer alten Theorie weitertragen. Genetiker aus der Lehrbuchgenetik interpretieren sie unterschiedlich. Manche Interpretationen übersteigen den Erklärungsanspruch der Lehrbuchgenetik und führen zu falschen Erkenntnissen, die vom Diskurs weitergetragen werden. Deshalb ist eine Reflexion über Metaphernverwendung gerade in der Umbruchphase der Genetik besonders wichtig. Bei der Wahl der Metaphern soll der Forscher nicht nur die Interessen seines wissenschaftlichen Kollektivs berücksichtigen, sondern auch das Gebot der Objektivität und das der Verantwortung für die Zivilisationsentwicklung. Seine Metaphern soll er deshalb so verwenden, dass sie nicht zur Täuschung und zur dogmatischen Überzeugung in der Wissenschaft führen, die für eine freie Entwicklung der Wissenschaft langfristig nachteilig sind. Er soll verantwortlich mit den Ressourcen der Gesellschaft umgehen und „theoretische Sackgassen" durch Reflexion vermeiden. Um diese Auseinandersetzung zu fördern, werden hier neue Bewegungen in der Genetik nach 2000 dargestellt. Sie kritisieren alte Leitmetaphern und bringen neue in den Diskurs ein. Sie destabilisieren damit den Diskurs, zugleich können sie aber auch als Bereicherung empfunden und zur kritischen Konfrontation mit der etablierten Metaphorik genutzt werden.

4.3. Alternative Genetiken

Während Lehrbuchgenetiker auf eine konservative Weise die traditionelle Metaphorik der Genetik mit einer neuen Deutung weitertragen und sie als Werkzeuge ihrer Forschung behalten, bilden sich neue Richtungen in der Genetik heraus, welche sich für die Suche nach einer neuen Metaphorik einsetzen, mit der die Inhalte der Wissenschaft besser erfasst werden. Sie treten nach 2000 als Gegensatz zur Lehrbuchgenetik,[381] in der die

---

381 Die Kuhnsche Struktur wissenschaftlicher Revolutionen hat in diesem Fall eine große Ähnlichkeit mit der Struktur des Metaphernwandels. Wenn man das Konzept auf diese Phase der Forschung überträgt, könnte man die Genetik nach dem Abschluss der Sequenzierung des menschlichen Genoms für eine „Wissenschaft in der Krise" halten, denn die alte Metapher kann viele Phänomene nicht mehr erklären und deshalb müssen neue Metaphern gesucht werden. Vgl. Kuhn (1978), S. 79-103. Kuhn nimmt in seiner Theorie der wissenschaftlichen Revolutionen zunächst an, dass es eine „normale Wissenschaft" gibt, die durch die Entdeckung unerklärbarer Phänomene erschüttert wird. In solchen Situationen sind Wissenschaftler erfolgreich, die außerhalb der Rahmen von normalen Metaphern denken können. Diese Forscher

etablierten Metaphern nicht angefochten werden können, als alternative und sehr ernst zu nehmende Erklärungsmodelle immer häufiger auf.[382] Für diese Deutungsversuche sollen hier drei Beispiele aus der jüngeren Vergangenheit vorgestellt werden: Lenny Moss: „What Genes Can't Do?"[383], Eva Jablonka und Marion J. Lamb: „Evolution in Four Dimensions"[384] und Enrico Coen: „The Art of Genes"[385].

4.3.1. „What Genes Can't Do?"

Lenny Moss ist 2003 gelungen, den Genbegriff in seiner Vielfältigkeit auf zwei Grundvorstellungen zu reduzieren.[386] Seiner Meinung nach wird das Gen aus praktischen Gründen je nach Forschungsfeld und -ziel in der Biologie doppeldeutig verwendet. Nach der ersten Definition wird das Gen durch ein phänotypisches Erscheinungsbild definiert. Dieser Genbegriff geht auf Johannsen zurück. Das Gen ist ein Konzept, das sprachlich „verdinglicht" wird,[387] als wenn es als Ding den Phänotypus verursachen würde. Für dieses Gen braucht man zunächst – wie Johannsen das vorschlägt – keinen konkreten materiellen Hintergrund anzunehmen. Auch die molekulare Verursachung braucht nicht geklärt zu werden. Das einzige Kriterium für die Definition dieses Gens ist die Vererbbarkeit eines Merkmals. Diesen Genbegriff nennt Moss nach dem phänotypischen Merkmal „Gene-P". Das Gen kann durchaus molekulare Korrelate haben. Dies kann auf statistischem Wege ermittelt werden, wie z.B. bei Chorea Huntington, bei Zystischer Fibrose oder bei Brustkrebs. Diese genetisch bedingten Krankheiten haben jeweils ein Krankheitsbild, das mit gewisser statistischer Wahrscheinlichkeit mit einer DNS-Sequenz zusammenhängt,

---

bauen ein neues theoretisches Grundgerüst, mit dem eventuell auch neue Phänomene erklärbar werden.

382 In den hier vorgestellten neuen Denkrahmen sind manche Aussagen der Lehrbuchgenetik nicht mehr haltbar und werden teilweise verworfen. Einige Zitate der Lehrbuchgenetik werden zur Veranschaulichung der Gegensätze in diesem Zusammenhang erneut zitiert und aus der jeweiligen neuen Perspektive beurteilt.

383 Vgl. Moss (2003).

384 Vgl. Jablonka/Lamb (2005). Eva Jablonka, eine Molekularbiologin aus Tel-Aviv, ist eine der bekanntesten Verfechterinnen der Epigenetik als von der Genetik unabhängige Wissenschaft. Sie vertritt diese Position am klarsten und ist dadurch auch am weitesten bekannt geworden.

385 Vgl. Coen (1999).

386 In seinem Versuch folgt Moss früheren Theoretikern, wie Susan Oyama: The Ontogeny of Information (1985), Rafael Falk: What is a Gene? (1986), oder auch späteren Kritikern wie Evelyn Fox Keller: Das Jahrhundert des Gens (2001) und Lily Kay: Das Buch des Lebens. Wer schrieb den genetischen Code? (2001).

387 Das „Gen" wird in Begriffen erfasst, als ob es ein Ding wäre. Das haben bereits Mitarbeiter der Drosophila-Schule so konzipiert. Vgl. Kap. 3.1.3.

aber sie werden durch den Phänotyp definiert. Es kann auch vorkommen, dass ein vererbbares Merkmal gerade durch das Fehlen einer Sequenz verursacht wird, dies ist nach Moss auch ein Gene-P. Natürlich haben zahlreiche Wissenschaftler nach Johannsen nach einem materiell existierenden Gen geforscht, und sie haben auch viele Entdeckungen gemacht, aber es war ein prinzipielles Missverständnis, das Gene-P als physikalische Einheit zu denken.

Nach der anderen Definition bedeutet das Gen eine molekulare Einheit zwischen einem Start- und einem Stopcodon. Aus dieser Sequenz kann die Zelle unter Umständen unterschiedliche Proteine bauen, sie kann es zu verschiedenen Zwecken verwenden. Das Gen als molekulare DNS-Sequenz kann als solches den Phänotyp jedoch nicht determinieren. Diesen Genbegriff nennt Moss das „Gene-D" (developmental). Gene-D ist somit auch eine Quelle von Veränderungen, von Mutationen, von Funktionen, dennoch ist es nicht der Verursacher eines Merkmals, höchstens ein Teilnehmer eines in diesem Zusammenhang relevanten chemischen Prozesses in der Zelle. Natürlich kann die Erforschung der Gene-D zu Erkenntnissen auf der Ebene des Phänotyps führen. Durch die Identifizierung des Gene-P für Chorea Huntington konnte ein passendes Gene-D gefunden werden, aber die Präsenz von Gene-D kann die Entstehung der Krankheit auch in diesem Fall nicht erklären, denn die Sequenz ist vor dem Ausbruch der Krankheit immer schon da.

Drei Aktivitäts-Metaphern-Beispiele der Lehrbuchgenetik zeigen, dass dort eine bestimmte Art von Aktivität sowohl Gene-D als auch Gene-P zugeschrieben wird. Gene-D ist – wie das erste Zitat zeigt – eine Beschreibungsebene der Chemie, der Aktivität von chemischen Stoffen. Auf dieser Ebene arbeiten DNS und Proteine in der Zelle zusammen und bestimmen so deren Funktionen. Im Gegensatz dazu ist Gene-P im zweiten Zitat die Beschreibungsebene des Phänotyps. Die Aktivität des Gene-P ist in der Entstehung von Merkmalen zu erkennen.

> „Den Vorgang der Entfernung des Introns nennt man Spleißen, wobei sich der Begriff eher auf das Zusammenfügen der Exons bezieht. Am Spleißvorgang sind Proteine und kleine RNA-Moleküle beteiligt, die sich zu Spleißosomen organisieren. Diese Ribonucleoproteine erkennen die Consensus-Sequenzen der Intron-Exon-Übergänge, spalten hier die Phosphodiesterbindung und verknüpfen die Exonenden miteinander."[388]

> „In Vertebraten sind es die Gene der Achsendetermination, der Gastrulationskontrolle oder der Spezifizierung der Neuralanlage. Kollektiv lassen sich diese Gene als Bauplan-Gene bezeichnen, da sie sozusagen den ‚Rohbau' des Embryos generieren."[389]

Diese Trennung ist aber nicht möglich, wenn die gleiche Aktivität gleichzeitig mit beiden Genbegriffen verknüpft wird – einerseits mit der

---

388 Seyffert (2003), S. 68.
389 Ebd., S. 724.

chemischen Aktivität der Moleküle, andererseits mit der Entstehung von Merkmalen. Diese beiden Ebenen sind nach Moss' Theorie nicht eins zu eins austauschbar. In der Lehrbuchgenetik wird diese theoretische Trennung nicht vollzogen. Lehrbuchgenetiker können die unterschiedlichen Geneigenschaften auf beiden Ebenen zugleich verwenden. Sie können als Locus, als molekulare Struktur mit chemischer Aktivität und als Verursacher von Merkmalen agieren.

> „Ebenfalls noch vor der Blastodermzellularisierung wird das Geschlecht der Zellen durch die Aktivität von Genen bestimmt, die sowohl auf X-Chromosomen als auch auf den Autosomen lokalisiert sind. Die Aktivität des weibchendeterminierenden Gen Sex-lethal wird durch das Verhältnis dieser Aktivitäten bestimmt."[390]

Wenn man sich konsequent an die Trennung von Gene-D und Gene-P hält, ist dieser Satz nicht möglich. Wenn das Gen das „Geschlecht der Zellen" bestimmt, ist es ein Gene-P und kann als solches nicht „lokalisiert" werden. So kann nach dem Modell von Moss z.B. auch das Gen für Brustkrebs nicht gefunden werden, denn in dieser Behauptung sind zwei unterschiedliche Genbegriffe gemeint, die sich widersprechen. Das „Gen für" heißt immer ein Gene-P und nie ein Gene-D, eine Sequenz (wie z.B. AGC) ist jedoch immer ein Gen-D und nie ein Gen-P.

Genauso lassen sich Beispiele mit Text- und Maschinen-Metaphern finden, die eine solche Trennung nur zulassen, wenn ein Teil der ihm zugrunde liegenden konkreten Behauptung zurückgezogen wird.

> „Nukleotidsubstitutionen innerhalb eines Cistrons führen nicht notwendigerweise zu sichtbaren Mutationen. Ursache Hierfür ist einerseits die Degeneration des genetischen Codes, bei der die dritte Base eines Codons häufig beliebig oder aber ein Pyrimidin bzw. Purin sein kann, ohne den Sinn des Codons zu ändern."[391]

Die Veränderung des Codes, bzw. der dritten Base von ihm ist die Ursache für die Veränderung seines Sinngehalts, wobei Sinn offensichtlich als die Funktion, ein Merkmal zu vollbringen, zu verstehen ist. Gene-D und Gene-P werden vermischt.

> „In einem frühen Stadium der Embryonalentwicklung wird je nach X:A-Verhältnis eine hierarchisch geordnete Kaskade von Aktivitäten hintereinander geschalteter Regulationsgene ausgelöst. Die Regulation betrifft drei verschiedene Entwicklungslinien: die Dosiskompensation, die Geschlechtsdifferenzierung von Somatischen und die von Keimbahnzellen."[392]

Die Differenzierung von Moss lässt auch diesen Satz nicht kritiklos gelten. Man kann natürlich davon ausgehen, dass diese Beschreibungen durch eine Katachrese ihre Metaphorizität gegen eine scharfe Definition weitgehend verloren haben. Diese sind trotzdem nicht scharf genug geworden, denn sie lassen einen Theoriesprung zwischen diesen beiden Genbegriffen

---

390 Seyffert (2003), S. 641.
391 Ebd., S. 576.
392 Ebd., S. 270.

unbemerkt zu. Die katachretische Beschreibung eines Phänomens innerhalb eines Genbegriffs muss als notwendig anerkannt werden, die Unauffälligkeit der Sprünge zwischen beiden Genbegriffen ist aber eher der metaphorischen Übertragung zu verdanken. Wenn die Lehrbuchgenetik die Unterscheidung der beiden Gen-Begriffe nach Moss konsequent durchführen will, muss sie viele metaphorisch entstandene Aussagen überprüfen und auf manche Behauptungen verzichten.

4.3.2. „Evolution in Four Dimensions"

Epigenetiker kritisieren die Lehrbuchgenetik aus einem anderen Blickwinkel. Sie wenden ein, dass Erbunterschiede nicht allein auf der DNS-Ebene zu verorten sind. Sie behaupten, dass vererbbare Unterschiede nicht immer Manifestationen einer Abweichung in der DNS-Sequenz sind, und weisen Vererbungsprozessen, die nicht auf einer veränderten DNS-Sequenz beruhen, große Bedeutung zu. Diese sollten in einem eigenen Forschungsfeld, in der Epigenetik, untersucht werden.[393] Dazu gehört z.B. die Untersuchung von sekundären chemischen Veränderungen der DNS mit Substituenten, vor allem Methylgruppen (Imprinting). Darüber hinaus wollen einige Epigenetiker auch ganz herkömmliche, zugleich aber in der Forschung vergessene Dimensionen der Vererbung mit der Erforschung des Genoms gleichstellen, denn Genetik deckt für sie nicht die ganze Vererbungsforschung ab. Dieses Vorhaben stellen Eva Jablonka und Marion Lamb in ihrem Buch „Evolution in Four Dimensinos. Genetic, Epigenetic, Behavioural, and Symbolic Variation in the History of Life" vor. Sogar kulturelle Vererbung wird in ihrem Modell als eine Dimension der Vererbung anerkannt, so z.B. das Lernen. Sie vervollständigen dadurch die typischen Leitmetaphern der Aktivität, des Textes und der Maschine durch ein erweitertes alternatives Bezugssystem. Als „nicht genetisch" werden jedoch nur wenige Dimensionen der Vererbung analysiert, z.B. „self-perpetuating metabolic patterns", „structural templating" und „chromatin structure".[394] Diese Systeme stellen bereits alternative Mechanismen zur Prägung von Zelleigenschaften durch die DNS dar, aber das Wesen der Vererbung ist – so Jablonka und Lamb – noch viel

---

393 Epigenetiker wollten sich von der Genetik auch deshalb absondern, weil Genetiker sich in den letzten Jahrzehnten tatsächlich übermäßig auf die Erforschung der DNS konzentriert haben und nur damit die Hoffnung auf die Erklärung aller vererbten Eigenschaften des Organismus verbanden. Dieses enge Verständnis von Vererbung macht die Epigenetik der Lehrbuchgenetik zum Vorwurf, zugleich behauptet sie, dass es andere Ebenen der Vererbung gibt, die vielleicht noch mehr als die DNS über die Vererbung aussagen und deshalb sogar intensiver erforscht werden sollten.

394 Jablonka/Lamb (2005).

komplexer. Diese Komplexität beschreiben Epigenetiker am besten mit der Metapher des Netzwerks und der Textinterpretation.[395]

Die beiden Forscherinnen stellen die Genetik in einen größeren Zusammenhang. Für sie ermöglichen die neuen Erkenntnisse über die Komplexität des Genoms einen veränderten Zugang zur Genetik. Während die Genetik bis vor 2000 häufig von der Wirkung einzelner Gene ausging und einerseits den Organismus für das Gesamtprodukt dieser Gene hielt, andererseits die vererbbaren Veränderungen allein auf eine Veränderung im Genom (DNS) zurückführen wollte, muss die moderne Vererbungswissenschaft Schritt für Schritt anerkennen, dass jede genetische Variation eingebettet ist in das komplexe System aller zellulären Komponenten, das seinerseits die phänotypische Auswirkung der Variation determiniert. Daraus leiten Jablonka und Lamb ab, dass nicht alle genetischen Variationen blind und durch Zufall entstehen, sondern zumindest ein Teil dieser Mechanismen durch andere Dimensionen der Vererbung kontrolliert und reguliert werden kann. Es ist also nicht auszuschließen, dass Vererbungsmechanismen auch den Prinzipien Lamarcks folgen, d.h. genomische Veränderungen können prinzipiell nicht nur durch Zufall, sondern auch durch die Einwirkung von Umweltfaktoren oder eben durch Übung entstehen.[396] Vererbung ist ein Produkt von allen Dimensionen eines Organismus, die auf komplexe Weise zusammen und aufeinander wirken. Eine Reduktion auf einzelne Gene oder auf das Genom als Verursacher ist eine unangemessene metaphorische Sprechweise und wird der Komplexität des Ganzen nicht gerecht.

4.3.3. „The Art of Genes"

Eine ähnliche Kritik wie Jablonka und Lamb formuliert der englische Forscher Enrico Coen, nur mit anderen Lösungsvorschlägen. Er verwirft vor allem die Maschinen-Metaphern als unpassende Beschreibungen. Im Blick auf die kybernetische Metaphorik weist er deshalb die Instruktions-Metaphern und Signale, die in vielen Texten der modernen Genetik vorkommen, als unzureichend aus. Diese beschreiben nur einen vollständigen (textartigen) Plan, welcher aber, um danach einen Organismus zu bauen, von einem intelligenten Sachverständigen gelesen und interpretiert werden muss, d.h. diese Metaphern setzen implizit einen externen „Sachverständigen" voraus.[397] Das folgende Zitat aus der Lehrbuchgenetik veranschaulicht dieses Phänomen.

> „Genetischer Regelkreis der Darmentwicklung. Die Signaltransduktionskaskade des maternalen terminalen Systems, dem die Tyrosinrezeptorkinase Torso angehört,

---

395 Jablonka/Lamb (2005), S. 64 und 79.
396 Ebd., S. 7.
397 Vgl. Coen (1999), S. 9-10.

aktiviert die beiden terminalen Ga-Gene tailless (tll) und huckbein (hkb) an den Polen des Blastoderm-Embryos. Diese wiederum aktivieren das Schlüsselgen forkhead (fkh) in allen Darmprimordien. Weiterhin wird serpent (srp) in den Mitteldarm- und brachyenteron (byn) in den Hinterdarmprimordien aktiviert. Für die Regionalisierung des Darmrohrs ist die forkhead-abhängige Aktivierung der Gene wingless (wg), hedgehog (hh) und decapentaplegic (dpp) im Vorder- und Hinterdarmabschnitt notwendig. Diese Gene legen über ihre Expressionsdomänen Signalzentren (schwarze Blöcke) fest, deren Ausgangsprodukt für die spätere Differenzierung der verschiedenen Vorder- und Hinterdarmabschnitte (unten) bzw. von Darm-Anhangsorganen (wie z.B. die Exkretionsorgane, die Malpighischen Gefäße) sind."[398]

Dieser Aussage würde Coen deshalb nicht zustimmen, weil zur Deutung der Signaltransduktionskaskade angenommen werden muss, dass Gene die notwendigen Vorkenntnisse haben, von allen Signalen die ihnen entsprechenden auszufiltern, nur auf diese zu reagieren und das auch noch mit Rücksicht auf ihre Position im Körper.

Als zweiten Punkt kritisiert er die ebenfalls häufig verwendeten Computer-Metaphern, denn auch wenn das Genom das Programm zum Aufbau eines Organismus (Software) enthalten würde, müsste eben das Genom (d.h. die Hardware) bereits unabhängig von der Software existieren, um diese laufen zu lassen. Die Computer-Metapher, so Coen, enthält eine zirkuläre Argumentation, denn „the hardware runs the software, whilst at the same time the software is generating the hardware".[399] In der Lehrbuchgenetik lassen sich Beispiele für beide Vorstellungen finden: Einmal enthält die DNS alle Informationen zur Proteinsynthese, mal werden auch andere Informationsträger und damit andere Moleküle (z.B. Histone) identifiziert, die an der Ausführung des „Programms" beteiligt sind.

> „Die Information zur Synthese der Proteine ist in der Basensequenz der DNA gespeichert, und diese ist in allen Zellen normalerweise gleich. Die unterschiedlichen Zellen eines Organismus unterscheiden sich dadurch, dass sie einen unterschiedlichen Anteil dieser Information abrufen. Es muss also ein Programm geben, das festlegt, welche Proteine zu welcher Zeit und in welcher Menge gebraucht werden."[400]

> „Seit ungefähr 30 Jahren weisen Studien darauf hin, dass Histone nicht nur als Verpackungsmaterial, sondern auch als Informationsspeicher genutzt werden und somit direkt an der Ausführung biologischer Prozesse beteiligt sind."[401]

Metaphern, die im Deutungsrahmen der Lehrbuchgenetik noch als angemessen erschienen, können in einer begrifflich-logischen Prüfung als zirkulär ausgewiesen werden. Coen meint, diese Zirkularität müsste aufgelöst werden, und schlägt deshalb vor, von der Entwicklung der

---

398 Seyffert (2003), S. 631.
399 Coen (1999), S. 11.
400 Seyffert (2003), S. 59.
401 GenomXpress 04 (2002).

Organismen metaphorisch in Begriffen der Kunst zu sprechen. „Reproduktion" ist das Kopieren und Herstellen eines Kunstwerks, das mit dem Original weitgehend identisch ist. Dies machen die Organismen auf ihre Art seit Millionen von Jahren. Die Details werden von dem gesamten Organismus besorgt und zur Verfügung gestellt, soweit er dies schafft. Die Umgebung hat dadurch einen Einfluss auf den Gesamtorganismus, auf die Beschaffung von Details und auf die Ausführung der Reproduktion. Damit kehrt Coen in gewisser Hinsicht ebenfalls zu Lamarck zurück, der die Vererbung nicht als Vererbung von Einzelmerkmalen, sondern als Vererbung des Organismus als Ganzen auffasste.[402]

Es stellt sich natürlich die Frage, welcher Stellenwert Metaphern in einer alternativen Genetik heute zukommt. Diese Versuche sind zurzeit in der Wissenschaft durchaus machtvolle Alternativen oder Ergänzungen zur Lehrbuchgenetik.[403] Durch fachgerechte Kritik regen sie Genetiker an, über Methoden und Ergebnisse in einer ungewohnten Weise nachzudenken. Solche Kritiken trugen wesentlich dazu bei, dass die Lehrbuchgenetik heute ihre Metaphern anders versteht als vor 20 Jahren. Heute gilt z.B. das Genom in den meisten Texten nicht mehr als „entschlüsselt" (ein Terminus, der viel mehr impliziert, als er in Wirklichkeit leisten kann), eher noch als „entziffert" (wodurch zum Ausdruck kommt, dass die Kenntnis der DNS-Sequenz keineswegs mit dem Verständnis ihres Funktionierens einhergeht). Auch die Metapher der „genetic map" bedeutet nicht mehr eine eindimensionale Sequenz, wie es Morgan, Sturtevant und Muller noch darstellten,[404] sondern wird als Skizze einer Landschaft von mehr und weniger bedeutsamen Teilen eines Genoms verstanden.[405] Die Metapher wird so interpretiert, dass die Landkarte keinen Sinn hätte, wenn auf der Landkarte das Land in perfekter Abbildung dargestellt wäre. Eine Land-

---

402 In seinem Hauptwerk *Philosophie zoologique* (1809) präsentiert Jean Lamarck die erste streng durchgeführte Evolutionstheorie. Den Auslöser der „Transformation" zwischen den einzelnen Arten nennt Lamarck „den Einfluss der Umgebungs-verhältnisse auf die Tätigkeiten und Gewohnheiten der Tiere und den Einfluss der Tätigkeiten und Gewohnheiten dieser Organismen als Ursache der Abänderung ihrer Organisation und ihrer Teile." Lamarck (1909), S. 68. Damit begründet er die Veränderungen im Gegensatz zu Darwin mit dem Einfluss der Umwelt auf die Orga-nismen, nicht mit Zufall und Selektion. Zufällig kann aber nur ein Teil des Organismus verändert werden, während unter Veränderungsdruck eine syste-matische Veränderung mehrerer Organe gezielt ablaufen kann.

403 So wurde z.B. im 6. Rahmenprogramm der EU das NoE-Programm „Epigenome" für die Laufzeit von 2004-2009 mit einer Summe von 12,5 Millionen Euro gefördert. Diese internationale Arbeitsgruppe folgt einem anderen Ansatz als die Lehrbuch-genetik und rückt neue Aspekte (v.a. Histonmodifikation und Methylierungen) ins Zentrum der Forschungsinteressen. Vgl. Horsthemke (2005).

404 Morgan (1919), S. 297-303; Sturtevant (1913a), S. 1-13 und Muller (1947), S. 3-4.

405 Vgl. Judson (1992), S. 78-79.

karte muss zugegebenermaßen von der Realität abstrahieren.[406] Wenn diese Abstraktion nicht gemacht worden wäre, müsste sie alles darstellen und sie würde ihre Erklärungsleistung verlieren. Wenn von der detaillierten Sequenz abstrahiert wird und eine Darstellung mit bewusstem Verzicht auf gewisse Details und mit dem Fokus auf etwas Bestimmtes gelingt, kann eine genetische Karte die Verhältnisse zwischen dem Genom und dem lebendigen Organismus besser aufdecken.

In Anlehnung an die Kuhnsche Theorie der wissenschaftlichen Revolutionen[407] könnte man bei alternativen Genetiken von metaphorischen Revolutionen sprechen. Die immer präzisere Definition der Begriffe (vgl. Katachresen) geht mit der Entwicklung der Lehrbuchgenetik einher, aber durch die Fixierung der Bedeutung verlieren die Begriffe an Plastizität. Dies ist jedoch für die Entwicklung von neuen Ansätzen enorm wichtig. Es ist kein Zufall, dass die Lehrbuchgenetik dabei manche Phänomene aus dem Blick verliert. Solche Verluste können gerade durch alternative Genetiken identifiziert und durch neue Sprachbilder ausgedrückt werden. Diese kritische Position bereichert also auch die normale Wissenschaft.

4.4. Zusammenfassung

Durch lange Jahrzehnte haben sich einige Leitmetaphern im Forschungsdiskurs etabliert und sie wirken in einzelnen Metaphern heute noch weiter. Durch die Analyse der Geschichte dieses Diskurses kann man Erfolgskriterien der Metapher in der Genetik beschreiben, aber diskursiver Erfolg ist nur eine quantitative Größe, die auch eher retrospektiv gemessen werden kann, und sagt noch nichts über die Qualität der Metaphernwahl im aktuellen Diskurs aus. Für die Qualität einer Beschreibung ist dieser Erfolg der Metapher nicht maßgeblich. Qualitätskriterien müssen sich nach anderen Maßstäben richten. Diese ergeben sich aus der Analyse der Botschaft der Metapher. Die Botschaft darf dem Objektivitätsgebot und der Verantwortung für die Entwicklung der Gesellschaft nicht widersprechen. Um den Interpretationsraum dieser Leitmetaphern möglichst frei zu gestalten, wurde der Diskurs in zwei Phasen aufgeteilt.

In der Phase des Experimentierens, in der es direkt um das Erkennen geht, ist eine weitgehend freie Interpretation der Leitmetaphern erwünscht. Das heißt, das Objektivitätsgebot soll keine Einschränkung bedeuten. Das Prinzip „Verantwortung für die Entwicklung der Gesellschaft" soll

---

406 Eine jede Oberfläche kann in verschiedenen Landkarten dargestellt werden: eine politische Landkarte, eine Straßenkarte, eine geographische Karte, eine Wetterkarte usw. All diese Karten sehen ganz verschieden aus, je nachdem, was sie aus der Gesamtheit der Erfahrung hervorheben wollen, und alle besitzen doch eine gemeinsame Eigenschaft: die Abstraktion von der Realität.

407 Vgl. Kuhn (1976).

hingegen auch den frei denkenden Forscher binden. Denn es gibt genug
Beispiele für die metaphorischen Sackgassen der Forschung, d.h. ernsthafte
Anstrengungen und Verwendung von Ressourcen, die von Metaphern
angeregt werden, nach der technisch-wissenschaftlichen Logik sogar nach-
vollziehbar sind, aber nach der sprachlichen Logik ein absurdes Vorhaben
darstellen. Ein solches Forschungsprojekt könnte trotz allem zu wichtigen
Erkenntnissen führen, aber eher nur durch Zufall. Wenn die Sprachanalyse
erkennt, dass das Projekt eher auf metaphorische Vorstellungen als auf reale
Objekte baut, verstößt die Durchführung eines solchen Projektes gegen das
Verantwortungsprinzip, denn es bedeutet eine Verschwendung von knappen
Ressourcen. Damit ist in der Phase des Experimentierens eine Prüfung der
metaphorischen Leistung angezeigt.

In der zweiten Phase, in der Phase der Deutung, soll das Objektivitätsgebot zur Geltung kommen: Epistemische Grenzen der Leitmetaphern
sollen benannt und die Ergebnisse der Experimente von den Leistungen der
Leitmetapher „gereinigt" werden. Das Objektivitätsgebot setzt die Grenzen
der metaphorischen Deutung, damit kein übertriebener Erklärungsanspruch
erhoben wird. Eine solche Reflexion erfordert mindestens drei Veränderungen im Diskurs der genetischen Forschung, die nach 2000 zum Teil
schon berücksichtigt werden, aber noch nicht im ganzen Diskurs geltend
gemacht wurden: (1) Die Aufweichung der metaphorischen Sonderstellung
des Gens: Der metaphorische Status von Genen hat sich dadurch relativiert,
dass bei „nicht-genetischen" Substanzen vergleichbare Funktionen
gefunden worden sind wie bei Genen. Sowohl Aktivität (oder „Initiator"
des Lebens), als auch Text (oder „Informationsgehalt" des Lebens) und
kybernetische Maschine (oder „Regler" des Lebens) sollen nach 2000 nicht-
genetischen Bestandteilen des Organismus ebenfalls zugeschrieben werden.
(2) Die Konkretisierung der zu beschreibenden Inhalte durch Katachrese:
Viele metaphorische Ausdrücke nahmen durch die wachsende Erfahrung
immer konkretere und spezifische Bedeutungen an und wurden zu Fach-
ausdrücken. Diese sollen im Diskurs möglichst klar definiert und in ihrer
Bedeutung gefestigt werden. Dabei muss man in Kauf nehmen, dass ihre
metaphorische Leistung weitgehend verloren geht. (3) Die Konkretisierung
der metaphorischen Botschaften durch das Kollektiv der Genetiker: Die
Botschaft weiterer missverständlicher Leitmetaphern soll durch einen
ausführlichen Kontext gegen falsche Auslegungen geschützt werden. Dabei
sollen neue Metaphern von alternativen Genetiken ernst genommen und als
Bereicherung der eigenen Perspektive bedacht werden.

Die qualitative Analyse kann also nachweisen, dass im aktuellen
Forschungsdiskurs wichtige Leitmetaphern nach wie vor benutzt werden,
aber ihre Botschaft für den Teilnehmer dieses Diskurses hat sich allmählich,
jedoch besonders nach der vollständigen Sequenzierung des menschlichen
Genoms zum Teil grundlegend verändert. Nach dieser qualitativen Analyse
ist zu fragen, ob diese Veränderungen in der Metaphorik auch durchgeführt
werden können, wenn Metaphern den Diskurs der geschlossenen Gemein-

schaft der Lehrbuchgenetiker verlassen, wenn sie im öffentlichen Diskurs von Laien verstanden werden müssen, die Metaphern doch mit einem anderen Vorwissen und mit anderen Assoziationen verbinden. Dies ist die Frage des nächsten Kapitels.

5. Metaphern aus der Genetik in der Öffentlichkeit

> „The belief that scientists have decoded life's inner workings has arosed public enthusiasm and attracted venture capital."[408]

Der öffentliche Diskurs über Genetik ist mit dem Forschungsdiskurs inhaltlich eng verwandt, Ziele und Strukturen beider Diskurse liegen aber weit auseinander. Der öffentliche Diskurs hat vorwiegend massenmediale Quellen, die nur mittelbar aus dem wissenschaftlichen Diskurs berichten. Es ist eine weit verbreitete Meinung, dass Medien die sachliche Vermittlung von Inhalten zum Ziel haben und vor allem im wissenschaftlichen Bereich neutral und objektiv berichten. Das ist jedoch eine etwas naive Vorstellung, denn sie verkennt, dass

> „die Art und Weise der Produktion von Nachrichten, Meldungen, Features und Dokumentationen das Massenbewusstsein mit Leitideen und Vorbildern beliefert, [die] für die Wirklichkeit, die durch die Massen vorgenommen [werden] und/oder geduldet [werden], maßgeblich [sind]."[409]

Medien wählen aus, bündeln vorhandenes, spezialisiertes Wissen zu „Fakten" und vermitteln sie an ein Laienpublikum. Sie können bestimmte Themen zu Ereignissen machen, eine breite Diskussion über diese auslösen, wobei sie selbst sowohl das Begriffsarsenal als auch die Argumentationslinien weitgehend vorgeben.

An dieser Stelle zeigt sich jedoch auch eine Schwäche der Deutungsmacht der Medien. Die Funktionsmechanismen der massenmedialen Informationsvermittlung sind den Hauptdarstellern der Medien, wie z.B. Politikern und Wissenschaftlern, bekannt. Deshalb können sie in bestimmtem Rahmen Massenmedien zu ihren Gunsten nutzbar machen. Diesen Mechanismus fasst Angela Merkel für den politischen Bereich so zusammen:

> „[...] ein mediengerechtes Verhalten von Parteien kann für die Medien auch zum Problem werden. Je mehr sich die Politik darauf konzentriert, ,Bilder zu schaffen', desto eher laufen Medien mit ihrem Einfluss Gefahr, selbst instrumentalisiert zu werden. [...] Glaubwürdigkeit und Objektivität der Berichterstattung stehen hierbei auf dem Spiel."[410]

Auf diese Weise können Medien auch von wissenschaftlichen Kollektiven instrumentalisiert werden, so dass Objektivität und gesellschaftliche Verantwortlichkeit der Berichterstattung beeinträchtigt werden.

---

408 Herbert (2005), S. 171.
409 Jäger et al. (1997), S. 18.
410 Merkel (2001), S. 47.

Ob dieses Problem für die Berichterstattung über Genetik ebenfalls relevant ist, kann eine qualitative Studie, die vor allem die Botschaft einzelner Nachrichten oder Nachrichtenteile erforscht, nicht nachprüfen. Dieser Anspruch erfordert eine weitere, generalisierbare, quantitative Analyse, welche die Einheit der Kommunikationsstrategie der Forschung nachweisen kann. Eine solche Studie wurde vor kurzem durch zwei deutsche Wissenschaftler, Jürgen Gerhards und Mike Steffen Schäfer, durchgeführt.[411] Sie haben quantitativ nachgewiesen, dass der öffentliche Diskurs über Genetik von den Interessen der wissenschaftlichen Gemeinschaft dominiert wurde. Auf die Ergebnisse ihrer Analyse wird hier eingegangen, damit sie die Grundlage einer weiteren Metaphernkritik schaffen.

5.1. Die Hegemonie der Deutung

Die genetische Forschung erkannte bereits in den 1980er Jahren, dass sie bei allgemeinem Rückgang der öffentlichen und privaten Ressourcen ihr Entwicklungstempo nur behalten kann, wenn sie die gesellschaftliche Relevanz ihres Projektes vor einem größtmöglichen Publikum bekannt macht. Diesem Ziel kam eine kleine Gemeinschaft der Molekularbiologen durch den Zusammenschluss des Humangenomprojektes (HGP)[412] 1990 näher. Nicht nur das Forschungsprogramm, sondern auch die öffentliche Kommunikation über seine Ergebnisse an menschlichen Genen wurde danach weltweit zielbewusst in Einklang gebracht.[413] Akteure der genetischen Forschung haben sich durch ihren Zusammenschluss auf öffentliche Diskussionen vorbereitet, sie wuchsen in die Medienpräsenz sozusagen hinein.[414]

---

411 Vgl. Gerhards/Schäfer (2006).
412 Das Humangenomprojekt (HGP) wurde im Herbst 1990 unter der Leitung des öffentlich bekannten Molekularbiologen James D. Watson, Mitentdecker der Doppelhelix-Struktur der DNS, eingeführt. Auch andere namhafte Forscher wurden in 40 Ländern der Welt ausgesucht, um an diesem Projekt teilzunehmen. Das Projekt sollte ein globales massenmediales Echo bekommen.
413 Trotz des Wettkampfs zwischen der weltweit vernetzten Forschungsgruppe des HUGO (Human Genome Organisation) und der erst 1998 gegründeten Firma Celera Genomics fiel die öffentliche Präsentation der Ziele der Genforschung weitgehend einheitlich aus. Vgl. Gerhards/Schäfer (2006).
414 Für die Notwendigkeit dieser Öffnung Richtung Öffentlichkeit sprachen mindestens drei Argumente: Erstens war sowohl die Forschung, wie auch die Anwendung der Genetik eine kostenintensive Angelegenheit. Die Zuteilung der knappen gesellschaftlich verfügbaren Ressourcen an die Genetik sollte in einem demokratischen System vor der Öffentlichkeit gerechtfertigt werden. Genetiker waren deshalb aufgerufen, ihre Arbeit für Laien verständlich zu präsentieren und sie zu überzeugen, dass ihre Forschung für die Gesellschaft wertvolle Erkenntnisse bringen wird. Zwei-

Während alte wissenschaftliche Sichtweisen innerhalb des Fachkollektivs der Genetik mit dem Erkenntniszuwachs an Erklärungspotenzial verloren haben und – wie im vorigen Kapitel gezeigt wurde – mit verschiedenen Leitmetaphern verbunden waren, welche teilweise neu und „bescheidener" interpretiert werden mussten, lässt sich der öffentliche Diskurs über Genetik als weitgehend einheitlich charakterisieren. Die prägenden Wortmeldungen kamen aus dem HGP, das natürlich nicht frei von Interessen war. Es vermittelte die Ansicht, genetische Fakten wären weiterhin unumstritten und man könnte nur noch über die Anwendung dieser Erkenntnisse diskutieren, nicht über deren Status. Andere Meinungen als diejenigen der Genetiker waren in den Massenmedien stark unterrepräsentiert. Das geht aus der dreifachen Analyse bedeutender Printmedien in Deutschland und in den USA hervor. Die drei Untersuchungsarten waren Standing, Positioning und Framing.[415]

5.1.1. „Standing"

Zur Analyse der öffentlichen Berichterstattung zu einem beliebigen Thema werden in der Mediensoziologie unterschiedliche Werte ermittelt. Einerseits sind absolute Zahlen wichtig. Zum Thema „Gentech*/Biotech*" lässt sich nach dem Startschuss des HGP 1990 eine rapide wachsende Anzahl von Artikeln erkennen: Allein in der Frankfurter Allgemeinen Zeitung wuchs diese Zahl von 1992 (ca. 200) und 1996 (ca. 400) im Jahr 2001 auf 1.400 Artikel im Jahr an. Dies bedeutete für 2001 also durchschnittlich mehr als vier einschlägige Artikel pro gedruckte Ausgabe.[416] Andererseits muss die relative Prägung der Artikel gesehen werden. Laut Studie stammten etwa 40 % dieser Stellungnahmen ausschließlich von Bio- oder Naturwissenschaftlern und der Rest von anderen Wissenschaftlern, von Vertretern der Politik, der Wirtschaft, der Zivilgesellschaft, der Kirchen, von Journalisten und sonstigen Akteuren. Die Meinung der Biowissenschaftler dominierte

---

tens sollten wegen ihres Eingriffspotenzials in das Leben im Allgemeinen und in das menschliche Leben im Besonderen künftige Anwendungsbereiche der Genetik auch gesellschaftlich debattiert werden – in der Hoffnung, dass dadurch die Forschung mehr Akzeptanz findet. Drittens sollte Laien, denen der Zugang zur Anwendung der genetischen Technologien gewährt werden kann, auch die Möglichkeit gegeben werden, Inhalte der Anwendung aus verschiedenen Perspektiven zu verstehen und dazu Stellung zu nehmen.

415 Standing, Positioning und Framing stellen relative Messungen dar. Standing bringt zum Ausdruck, in welchem Ausmaß es einem Akteur oder einer Gruppe von Akteuren gelingt, in Massenmedien zu erscheinen. Positioning zeigt, wie die Akteure zum Thema stehen, und Framing, in welchem Deutungsrahmen sie das Thema im öffentlichen Diskurs interpretieren. Vgl. Gerhards/Schäfer (2006), S. 27-28.

416 Vgl. ebd., S. 51.

die Artikel der FAZ, aber auch andere Massenmedien in und außerhalb Deutschlands.[417]

5.1.2. „Positioning"

Die zweite der drei Dimensionen inhaltlicher Medienanalyse ermittelt den statistischen Wert der Stimmen für und gegen das Thema. Solange die generelle Erwartung an die Medienöffentlichkeit gestellt wird, zu jedem Thema eine kritische Position einzunehmen, fällt zum HGP etwa die Hälfte aller Äußerungen in Deutschland positiv unterstützend, mehr als 30 % ambivalent und weniger als 20 % negativ ablehnend aus. Natürlich kommen positive Bewertungen vor allem aus den Bio- und Naturwissenschaften, aus der Wirtschaft und aus der Wissenschaftsadministration. Eher negative Stimmen haben in Sozial- und Geisteswissenschaften sowie in der Zivilgesellschaft ihren Ursprung. Letztere sind aber am Diskurs proportional kaum beteiligt und haben dadurch praktisch keinen Einfluss auf das Bild der Genetik in der Öffentlichkeit.

5.1.3. „Framing"

Massenmediale Akteure greifen auf bestimmte Deutungsmuster des Forschungsfeldes zurück und stellen ihre Ergebnisse in einem einheitlichen Deutungsrahmen vor. Die quantitative Analyse der Deutungsmuster erlaubt, das Verhältnis zwischen Deutungsrahmen und Akteurgruppen zu erkunden. In der Studie von Gerhards und Schäfer werden aus allen untersuchten Artikeln insgesamt 14 verschiedene Deutungsmuster generiert. 57,1 % aller Äußerungen gehören in das „wissenschaftlich-medizinische" Deutungsmuster. Im Gegensatz dazu steht das wesentlich seltenere ethisch-soziale Deutungsmuster, zu welchem Gerhards und Schäfer über ethische und moralische Fragen hinaus das Menschenbild, die Diskriminierung, Eigentumsrechte und Patentierung gezählt haben. All diese Fragen zusammen machten ein Viertel der Äußerungen aus. „Fakten" nehmen also in den Medien einen weit größeren Raum ein als Bewertungen und Reflexion. In der Regel korrelieren die genannten Deutungsmuster auch mit Akzeptanz oder Ablehnung: Mit dem medizinisch-wissenschaftlichen Deutungsmuster wird in aller Regel eine unterstützende Position, mit dem ethisch-sozialen

---

417 Diese Dominanz wird auch am Beispiel von J. Craig Venter ersichtlich: Als Chief scientific officier von Celera Genomics bestimmt er in Deutschland 5 % aller Meinungsäußerungen, was fast so viel ist, wie alle zivilgesellschaftlichen Äußerungen zusammen. Vgl. ebd., S. 115.

aber tendenziell eine ambivalente oder eine ablehnende Position verbunden.[418]

Aus dieser Studie und aus anderen Analysen[419] schließen Gerhards und Schäfer auf eine einheitliche Kommunikationskampagne des HGP.[420] Damit war auch verbunden, dass im öffentlichen Diskurs kaum eine andere Rationalität als die biotechnologische zur Geltung kam. Das HGP hat dabei nachgewiesenermaßen eine professionelle Öffentlichkeitsarbeit parallel zur genetischen Forschung etabliert, welche das Gesamtbild der Genetik in der Öffentlichkeit maßgeblich prägen sollte. Theoretische Züge der HGP-Kampagne hatten eine große Ähnlichkeit mit dem Konzept des in den 1980er Jahren gegründeten „Public Understanding of Science". Dieses Konzept ist eine auch heute häufig gebrauchte normativ geprägte Methode der Öffentlichkeitsarbeit mit der Annahme, dass wissenschaftlich fundiertes Wissen hierarchisch höher steht als andere Wissensformen. Danach soll jeder Diskurs letztendlich dahin geführt werden, dass das wissenschaftliche Wissen in ihm dominiert. Wenn also in der Öffentlichkeit von Wissenschaft gesprochen wird, soll dies nach der (eher) stabilen, reinen und einheitlichen Rationalität der jeweiligen Wissenschaft geschehen und nicht nach einer unbestimmten, instabilen, populären Auffassung. Daraus resultiert – so lautet die Annahme des Konzeptes –, dass mehr Wissen über die Wissenschaft mehr Akzeptanz der wissenschaftlichen Zielsetzungen bewirkt, weshalb die Präsenz in den Massenmedien für eine erfolgreiche Wertung der Wissenschaft unbedingt erforderlich ist. Die Genetik, vor allem seit der Vorbereitung des internationalen HGP, entwickelte eine außerordentliche Medienpräsenz und Medientauglichkeit. Sie hat gelernt, ihre Geltungsansprüche durch Medienarbeit zu rechtfertigen. Diese Medienaktivität hatte und hat viele Folgen: Die Genetik ist nicht nur öffentlich bekannt geworden, sondern ihre Akzeptanz wurde gesteigert, mit ihr wurden viele Hoffnungen verbunden, welche Forscher zum Weitermachen animieren. Die Motivation für die Verwendung von Metaphern im öffentlichen Diskurs unterschied sich also weitgehend von der im Forschungsdiskurs, wie sie im letzten Kapitel vorgestellt wurde. Solange in der Forschung die Ausbreitung der Definitionen und der Erkenntnisgewinn im Vordergrund standen, hatten Metaphern hier eher das Ziel, das Publikum zu überzeugen.

---

418 Gerhards/Schäfer (2006), S. 143.
419 Vgl. etwa die Internetanalyse ebd., S. 155-169.
420 Nach einer Interviewreihe stellen Gerhards und Schäfer fest, Fachwissenschaftler „waren in hohem Maße motiviert, ihre Positionen und Deutungen zur Humangenomforschung über die Massenmedien in die Öffentlichkeit zu kommunizieren." Einer von ihnen berichtet sogar: „Die für Öffentlichkeitsarbeit verfügbaren finanziellen Ressourcen waren dabei ‚reichlich und üppig', man hatte ‚nie Probleme, irgendeine Aktivität nicht machen zu können, weil wir kein Geld hatten'." Ebd., S. 200-201.

5.2. Bewertungskriterien für Metaphern im öffentlichen Diskurs

Es liegt in der Logik der Metaphern zu vermuten, dass im wissenschafts-externen Diskurs auch sie zu Zwecken der Meinungsbildung gebraucht werden. Metaphern eignen sich für wissenschaftliche Diskurse besonders gut, denn sie können komplexe Inhalte kurz und auf ausgewählte Phäno-mene geeicht darstellen. Als Kommunikationswerkzeuge vermitteln sie neben Fakten immer auch eine Sichtweise. Die vorliegende qualitative Analyse weist dies nach. Die Frage ist nur, nach welchen Kriterien Meta-phern des öffentlichen Diskurses bewertet werden können. Die Kriterien des Forschungsdiskurses könnten auch hier mit einiger Einschränkung angewendet werden. Die Einschränkungen ergeben sich aus den unter-schiedlichen Rahmenbedingungen zwischen dem Forschungs- und dem öffentlichen Diskurs. Deshalb können nicht alle Metaphern, die dort etabliert wurden und nach den Kriterien der Forschungsethik positiv bewertet wurden, auch hier befürwortet werden. Um die Kriterien zur Ver-wendung von Metaphern zu erläutern, müssen zunächst die relevanten Unterschiede zwischen beiden Diskursen dargestellt werden.

(1) Da Medien immer nur einen streng limitierten Kontext zulassen, ist es nur in engem Rahmen möglich, bei jeder Metapher die Verschiebung der Deutung der leitmetaphorischen Beschreibung im wissenschaftlichen Kon-text zu klären, um dadurch die Botschaft der Metapher von alltäglichen Konnotationen zu trennen und mit neuen zu verbinden. In diesem Fall wirkt die kontextlose Metapher häufig irreführend, denn für ihre Interpretation steht nur die Deutung nach dem alltäglichen Wortlaut zur Verfügung. So entstehen unangemessene Sonderbotschaften.

(2) Auch Vereinbarungen zur Eingrenzung der Botschaft einer Leitmetapher[421] oder Definitionen durch Katachresen[422] sind im öffent-lichen Diskurs nur schwer einzurichten, da der öffentliche Diskurs nicht auf professionellen Vorkenntnissen beruht.

(3) Was im Forschungsdiskurs selbstverständlich war, dass nämlich die Teilnehmer des Diskurses einen persönlichen Zugang zu den Erfahrungen mit den Erkenntnissen hatten, ist hier im öffentlichen Diskurs nicht voraus-zusetzen. Im wissenschaftsinternen Diskurs ist zu beobachten, dass der Wissenschaftler seine Metaphern im Zusammenhang mit seinen Erfahrun-gen wählt und sie an eben diesen prüft. Seine Sprache korreliert sozusagen mit seiner Erfahrung. Beide bedingen und entwickeln sich gegenseitig. Die Metapher soll einen Repräsentationsraum eröffnen, in dem der Wissen-schaftler neue Fragen stellen und die Erforschung dieser Fragen ange-messen operationalisieren kann. Im Gegensatz dazu steht die Metapher im

---

421 Vgl. die Eingrenzung der Erklärungsleistung von Aktivitäts- oder Text-Metaphern in Kap. 4.2.1 und 4.2.2.
422 Vgl. die Entwicklung des Informationsbegriffs in Kap. 4.2.3.

öffentlichen Diskurs unter keiner vergleichbaren „Prüfung".[423] Ihre Aufgabe ist, Laien, denen keinerlei Erfahrung im Zusammenhang mit Genetik ermöglicht wird, über vorab in der Wissenschaft definierte Sachverhalte aufzuklären. In der Molekulargenetik müssten sich Laien allein nach der Beschreibung der Forscher eine fremde Welt der Gene vorstellen. Diese Vorstellung wird jedoch mehr durch die Leistung der Übersetzungsarbeit der Forscher und teilweise durch ihre Metaphern als durch ein „reales" Verständnis der Welt der Gene geprägt. In diesem Sinne wirken die gleichen Metaphern in der öffentlichen Kommunikation anders als im wissenschaftlichen Diskurs.

Das Phänomen lässt sich mit einem hypothetischen Beispiel gut erklären: Wenn ein Astronaut in einer bisher nicht denkbaren Expedition im Weltall auf einen Planeten stieße, auf dem eine ganz andere Form des Lebens existierte, könnte er möglicherweise dieses Leben zunächst gar nicht erkennen. Er müsste mit dieser Lebensform nähere Erfahrungen machen, damit er bestimmte Verhältnisse, Verhaltensweisen, Lebensphänomene identifizieren und gedanklich erfassen könnte. Wenn er aus dieser Expedition wieder auf die Erde zurückkäme, hätte er keine Sprache zur Beschreibung seiner Erlebnisse. Er müsste in Analogien reden, was bald in eine metaphernreiche Sprache münden würde, denn anders ließe sich das Phänomen nicht beschreiben. Würde er versuchen, eine auch noch so genaue Beschreibung zu geben, die Sprache, die aus der Lebenserfahrung auf der Erde entstanden und darauf zugeschnitten ist, würde nicht ausreichen, seine Erlebnisse adäquat mitzuteilen. Notwendigerweise würden seine Zuhörer unter seinen Analogien etwas anderes verstehen als gemeint war. Diese Leistung erfüllt die Sprache zwar in jedem Diskurs, sie wird jedoch umso größer, je weiter die Erfahrung der zu erforschenden Welt vom sprachlich beschreibbaren Alltag entfernt ist. Die metaphorische Übersetzung genetischer Sachverhalte in die Sprache der Laien muss sich dieser Schwierigkeit ebenso stellen. Wenn diese Mängel des öffentlichen Diskurses im Gegensatz zum Forschungsdiskurs in der Wahl und der Verwendung von Metaphern berücksichtigt werden, können in diesem Diskurs die gleichen Kriterien für die Bewertung von Metaphern angewendet werden wie für die Forschung. Es stellt sich also die Frage, ob die im öffentlichen Diskurs identifizierten Metaphern, welche meist durch interessierte Forschergruppen eingesetzt werden, dem Gebot der Objektivität und dem der Verantwortung der Forschung für die Zivilisationsentwicklung Rechnung tragen.[424]

---

423 Andere Gebiete der biowissenschaftlichen Forschung sind in vielen Bereichen auch Laien verständlich und sogar manchmal überprüfbar. So konnte z.B. die Embryologie ihre Ergebnisse in anatomischen Ausstellungen der Öffentlichkeit in direkter Form zugänglich machen. Vgl. etwa das Medizinhistorische Museum der Charité in Berlin.

424 Vgl. Höffe (1998), S. 765-769.

5.3. Metaphern in der populärwissenschaftlichen Literatur

Ein frühes Beispiel populärwissenschaftlicher Literatur über die Molekularbiologie veröffentlichte Ende der 1950er Jahre der Tübinger Virusforscher,
Wolfhard Weidel, unter dem Titel „Virus. Die Geschichte vom geborgten
Leben".[425] Mit diesem Buch konnte er die aktuellen Fragen der Molekular-
biologie einer breiten Öffentlichkeit zugänglich machen. Seine faszinierende Wirkung war zum großen Teil der anschaulich bildhaften Sprache
zu verdanken, in der er die Informations- und Schrift-Metaphern in den
Diskurs der interessierten Öffentlichkeit im deutschen Sprachraum
einführte.[426] Dieses „Lehrbuch" trug mit seinen Metaphern zum Erfolg der
Molekularbiologie unter den Lebenswissenschaften bei und hatte eine
Reihe vergleichbarer Versuche zur Folge.
In der Regel wurden für den öffentlichen Diskurs keine neuen Metaphern
geprägt, sondern die erfolgreichen Metaphern traten aus dem wissenschaftl-
ichen Diskurs vor die Öffentlichkeit. Zu ihrem Einfluss kamen die
Metaphern der Forschungssprache auf zwei Wegen: durch die Populär-
wissenschaft und die Medien. Erstere hat den großen Vorteil, dass sie dem
Wissenschaftler genug Raum zur Verfügung stellt, die metaphorischen
Aussagen zu erläutern. Letztere hat den Vorteil, dass sie eine höhere Anzahl
von Adressaten erreichen. Sie bieten für die Erklärung der metaphorischen
Botschaften in dieser Hinsicht weniger günstige Ausgangspositionen, üben
aber durch ihre Kürze und Prägnanz viel größeren Einfluss auf die öffentliche Meinung aus. Zunächst werden hier populärwissenschaftliche Texte
analysiert, um einige Mechanismen dieses Übergangsfeldes zu klären.
Hierfür wurden exemplarische Buchpublikationen und die populärwissenschaftliche Zeitschrift „Spektrum der Wissenschaft" (SdW) ausgewählt.[427]
Für die Ähnlichkeit vieler Metaphern in diesen Texten mit denen im Forschungsdiskurs ist wohl die Tatsache verantwortlich, dass die Texte zum
Teil von denselben Autoren stammen. Die drei Leitmetaphern – Aktivität,
Text und Maschine – finden sich jedenfalls auch in diesen Texten wieder.
    (1) Aktivitäts-Metaphern haben in diesen Texten am häufigsten eine
konstitutive Funktion, d.h. durch ihre Beschreibung des Objektes wird das

---

425 Vgl. Weidel (1957).
426 Vgl. Brandt (2004), S. 108-110.
427 Als populärwissenschaftlich werden in dieser Arbeit alle Publikationen verstanden,
    die sich mit einem gewissen wissenschaftlichen Anspruch an eine breitere, jedoch
    einigermaßen vorgebildete und interessierte Öffentlichkeit wenden. Ausgewählt
    wurden die Bücher: *Das Werden des Lebens* von Christiane Nüsslein-Volhard und
    Vererbung und Ererbtes von Jörg Schmidtke. Aus der Zeitschrift *Spektrum der
    Wissenschaft* (SdW) wurden die Jahrgänge von 2001 bis 2005 ausgewählt und nur
    diejenigen Artikel in die Analyse aufgenommen, die nicht von Journalisten, sondern
    direkt von Wissenschaftlern verfasst worden sind und im Titel oder im Untertitel
    entweder das Wort Gen oder einen direkten Verweis auf die Genetik hatten
    (insgesamt 37 Artikel). Nicht berücksichtigt wurden Leserbriefe und Rezensionen.

Objekt selbst in seiner konkreten Präsenz erschaffen. Gene können „krankmachend" und „gesunderhaltend" wirken, und das, was krank machend ist, ist ein Gen. Aber die meisten Texte relativieren den Stellenwert dieser Metapher durch den Kontext, in dem andere Aktions-ebenen parallel beschrieben werden.

> „In einer Familie sind mehrere Personen von der autosomal-dominant vererbten Krankheit betroffen; mit k ist das Allel am Krankheits-Genort bezeichnet, welches krankmachend wirkt, mit g das gegenüber k rezessive Allel, das gesunderhaltend ist."[428]

> „Dies gilt etwa für mobile genetische Elemente, die im Genom von Ort zu Ort sprin-gen, wenn die Zelle sie exprimiert (das darin codierte Protein herstellt). Krebs oder andere Krankheiten können die Folge sein."[429]

> „Bei näherer Untersuchung des Gens fiel auf, dass es schon im Normalfall regelrecht stottert. [...] Beim Huntington-Gen tritt, wie sich zeigte, die Dreierkombination CAG gleich mehrmals hintereinander auf."[430]

> „Wenn in einer Zelle von einem Gen das entsprechende Protein hergestellt wird, so sagt man, das Gen sei aktiv."[431]

In einem Satz kann die Aktivität erstens den „genetischen Elementen" zugeschrieben werden, die „von Ort zu Ort springen", und zweitens der Zelle, die Proteine herstellt und genetische Elemente exprimiert. Im dritten Beispiel wird zur Erklärung der Aktivitäts-Metapher der Verweis auf eine Katachrese gebraucht, d.h. wenn das Gen „stottert", dann ist damit eine mehrmalige Wiederholung der Dreierkombination CAG gemeint. Im vierten Beispiel wird die Aktivität als Metapher erklärt. Alle drei Beschrei-bungen stellen einen Mechanismus dar, der den Status der Aktivitäts-Metapher angemessen erklärt.

(2) Unter den Maschinen-Metaphern wurden nun Gegenbeispiele ausgewählt, die durch die Metapher dem Gen oder einem vergleichbaren „Objekt" einen zu hohen Erklärungsanspruch zumuten. Der Kontext dieser Texte war für die Relativierung oder Klärung dieser Aussagen nicht hilf-reich.

> „Obwohl das misslungene Ausschalten von Oct4 allein bereits das Schicksal eines Klons besiegelt, vermuten die Forscher, dass auch andere Gene korrekt umpro-grammiert werden müssen, damit der Keim sich noch mal entwickelt."[432]

> „Bei bestimmten Bakterien ist ein Steuer-Gen mit einem temperaturempfindlichen Riegel versehen: einer molekularen Haarnadel, die sich in der Wärme öffnet."[433]

---

428 Schmidtke (1997), S. 92.
429 SdW 10 (2003), S. 52.
430 SdW 01 (2004), S. 61.
431 Nüsslein-Volhard (2004a), S. 55.
432 SdW 07 (2002), S. 77.
433 SdW 06 (2003), S. 12.

„Anlass waren unerklärliche Anomalien, die dem zentralen Dogma widersprachen: [...] nicht programmgemäß an- oder abgeschaltete Gene bei Krebs, die keinerlei Mutationen enthalten."[434]

Die Deutungsschwierigkeiten einer Maschinen-Metapher wurden bereits im letzten Kapitel beschrieben. Diese Metaphern kommen in der populärwissenschaftlichen Literatur am häufigsten in Form von Computern oder Computerprogrammen vor. Die Metapher lässt in dieser Form eine Reihe von Assoziationen entstehen, die in dieser Form eine unangemessene Botschaft enthalten. Dass Gene wie Maschinen „umprogrammiert" und „ausgeschaltet" werden können, vermittelt eine mechanistische Sichtweise, die der Komplexität des Organismus nicht gerecht wird. Damit könnte man meinen, dass das „Ausschalten eines Gens" im Organismus nur einen Effekt haben kann, den man damit beherrscht. Wenn ein Gen falsch programmiert funktioniert, kann es, vergleichbar zu einer Maschine, „korrekt umprogrammiert werden". Diese Metaphern haben eine deterministische Botschaft und entsprechen in dieser Form nicht dem Objektivitätsgebot.

(3) Bei der Text-Metapher kommt es nach dem Kriterium der Objektivität vor allem auf die explizite Unterscheidung zwischen Syntax und Semantik an. Die folgenden Zitate zeigen, dass die Bewertung nicht immer klar positiv oder klar negativ ausfällt, denn manchmal wird nur ein unklares Verhältnis angedeutet, ohne die Botschaft zu unterstützen, dass die Trennung der beiden Ebenen des Textes für die Deutung des Lebens relevant ist. Die Bewertung muss in diesen Fällen auch vom Bezugsobjekt abhängen.

„Wie beide feststellten, ist die Bauanweisung für ein Protein bei Eukaryoten nicht als zusammenhängender Text im Erbgut niedergelegt. [...] Die Einschübe, Introns getauft, werden im Zellkern zunächst mit abgelesen, aber dann aus der langen primären RNA-Abschrift herausgeschnitten."[435]

„Zum Ablesen eines Gens öffnet sich lokal der Doppelstrang reißverschlussartig, und die Zelle erstellt dort einzelsträngige Arbeitskopien des Gentextes. Diese Abschriften bestehen aus RNA, einem mit DNA chemisch eng verwandten Molekül."[436]

„Um den Text unserer Erbinformation nicht nur buchstabieren zu lernen, sondern auch seinen Inhalt zu erfassen, machten sie sich früh daran, für Vergleichszwecke zusätzlich die einfacheren Genome anderer Tiere zu entziffern."[437]

„Das Wunderbare an dieser Struktur [DNS] liegt in der Einfachheit – sie stellt eine Schrift aus vier Buchstaben dar, die fehlerfrei gelesen werden kann, einmal um sich selbst zu verdoppeln, zum anderen, um Arbeitskopien [RNS] herzustellen."[438]

---

434 SdW 03 (2004), S. 69.
435 SdW 03 (2005), S. 64.
436 SdW 11 (2005), S. 50.
437 SdW 02 (2003), S. 10.
438 Nüsslein-Volhard (2004a), S. 52.

„Im Doppelstrang liegen immer A und T bzw. C und G gegenüber. Dem DNA-Wort
TAGACT liegt das Wort ATCTGA gegenüber, das DNA-Doppelstrangmolekül sieht
also so aus:
– TAGACT –
– ATCTGA –
Ein Chromosomenhalbsatz des menschlichen Genoms besteht aus drei Milliarden
DNA-Buchstaben. In das Buch, das Sie gerade lesen, würde gerade ein Zehn-
tausendstel dieser Information hineinpassen."[439]

Wichtig ist zur Interpretation dieser Text-Metaphern, dass die Beschreibung
nur Objekte identifiziert, die mit der Erkenntnisebene der molekularen
Genetik vereinbar sind. Damit wird die Sinn-Dimension auf Lebensphänomene einer höheren Organisationsebene nicht übertragen. Bei den
Beispielen 3-5 waren die verschiedenen Organisationsebenen nicht mehr so
deutlich getrennt. Bei Schmidtke könnte sogar schon die Vermutung
entstehen, dass die Information, die in seinem Buch festgeschrieben ist, und
die ein Zehntausendstel von der Information des Genoms enthält, eine
morphologische oder teleologische Information meint. Dann wäre es natürlich aus den Buchstaben nicht zu erklären und die Metapher des Textes
unangemessen. In diesen Fällen kann es vom Gesamtkontext sowie vom
Vorwissen der Leser abhängen, wie die Metapher verstanden wird, denn sie
steht bei jedem Leser in einem anderen Erfahrungskontext.

Die Öffentlichkeit nimmt die Berichte der Wissenschaftler auf ihre
eigene Weise wahr. Sie werden zunächst intuitiv als verständlich gemachtes
Faktenwissen verstanden. Ausdrücke aus der Fachsprache werden im
öffentlichen Diskurs selten kritisiert, denn es wird angenommen, dass sich
hinter diesen Ausdrücken Definitionen verbergen, die wissenschaftlich
nachgewiesen sind oder zumindest von der wissenschaftlichen Gemeinschaft geteilt werden. Metaphorisch motivierte Assoziationen spielen
hingegen in der persönlichen Deutung der wissenschaftlichen Berichte eine
enorme Rolle. Durch diese Assoziationen gehen Metaphern in die
Wirklichkeit der Leser ein. Sie müssen die Metaphern der Berichte jeweils
in ihre eigene Welt integrieren.

5.4. Medienanalyse in der Presse

In den Medien sind Metaphern aufgrund der Knappheit der Berichte noch
weniger kontextgestützt. Die Schwierigkeit der Interpretation erscheint
noch größer, wenn man bedenkt, dass der Autor von Tageszeitungsartikeln
weniger Vorkenntnisse voraussetzen kann, als dies Autoren eines populärwissenschaftlichen Textes tun können. In der Tat führt diese Bedingung
nicht nur zu einem quantitativen Unterschied an erklärendem Kontext einer
Metapher, sondern zu einer qualitativen Konsequenz der Metaphernwahl.

---

439 Schmidtke (1997), S. 88.

Wenn nämlich der Forscher mit seinen Ergebnissen vor die breite Öffentlichkeit tritt, versucht er um der Verständlichkeit willen, andere Bezugspunkte als im wissenschaftsinternen Diskurs zu verwenden. Statt Molekülen, Chromosomen oder Zellen kommen also in diesen Texten Objekte vor, die aus der Lebenswelt der Laien bekannt sind: Organismen, Mensch, Tier, Pflanze, Maschinen wie z.b. ein Computer oder Texte wie z.b. Bücher allgemein oder konkret die Bibel. Diese stellen einen Bezug zur alltäglichen Wirklichkeit außerhalb des Labors her, dass z.b. Gene nicht die Entstehung von Proteinen regulieren, sondern die von Merkmalen, von Krankheiten oder vom Leben überhaupt. Die Einsicht, dass diese Formulierungen nur metaphorisch sein können, wird manchmal vorausgesetzt, manchmal zusätzlich angesprochen. So entsteht die öffentlich verständliche Sprache der populärwissenschaftlichen Publikationen. Die Wahl der Leitmetaphern richtet sich weitgehend nach der wissenschaftsinternen Metaphorik, wie sie übersetzt werden, hängt sogar von dem angesprochenen Leserkreis ab.

Um einen repräsentativen Rahmen des aktuellen öffentlichen Diskurses für die qualitative Analyse dieser metaphorischen Leistungen zu definieren, wurden zwei Auswahlkriterien aufgestellt. Das erste bezog sich auf die Zeit. Da diese Arbeit die Metaphern der Gegenwart untersuchen soll und sich die verschiedenen metaphorischen Darstellungen in verschiedenen Diskursen zur Aufgabe macht, wurde die Suche auf die Zeit nach 2000, also auf die Zeit nach der vollständigen Sequenzierung des menschlichen Genoms eingeschränkt, d.h. vom 1. Januar 2001 bis 31. Dezember 2005.

Zweitens wurden zur qualitativen Analyse nur Printmedien ausgewählt, weil sie für die Berichterstattung über biowissenschaftliche Themen prägender sind als die meisten elektronischen Massenmedien.[440] Weiter eingeengt wurde die Auswahl auf zwei große Tageszeitungen, die Frankfurter Allgemeine Zeitung (FAZ) und die Süddeutsche Zeitung (SZ), da sie einerseits entsprechend hohe Auflagen im deutschen Sprachraum haben, man andererseits davon ausgehen kann, dass diese Leitmedien nicht nur einen direkten, sondern auch einen indirekten Einfluss auf die Gesellschaft haben, und zwar durch ihre Einflussnahme auf andere Medien: Diese beiden Zeitungen werden von Journalisten anderer Medien häufig rezipiert.[441] Die Rahmen der qualitativen Analyse lassen nur eine kleine

---

440 Das Internet ist neben den Printmedien mit Sicherheit eine der wichtigsten öffentlichen Informationsquellen. Auf Internetquellen wurde hier dennoch nicht eingegangen. Erstens, weil ihre Analyse sehr schwer zu operationalisieren ist, zweitens weil Gerhards und Schäfer bereits nachgewiesen haben, dass das Internet weitgehend von den gleichen wissenschaftlichen Akteuren dominiert wird wie die Printmedien. Diese Behauptung wurde durch eine Kontrolle unter zwei bekannten Internet-Suchmasken mit jeweils 30 Treffern in deutscher Sprache im August 2006 überprüft. Aufgrund dieser Ergebnisse kann hier davon ausgegangen werden, dass die Metaphernverwendung im Internet mit der in Printmedien etwa gleich ausfällt.

441 Vgl. Gerhards/Schäfer (2006), S. 73.

Menge an Texten verarbeiten, deshalb wurden nur Artikel ausgesucht, die im FAZ-Online Archiv[442] oder im SZ-NET-Archiv[443] bei der Schlagwortsuche „Gen" gefunden werden konnten und relevante Themen zur Genetik diskutiert haben. In die Analyse wurden letztendlich 59 Artikel aus der FAZ und 55 aus der SZ aufgenommen. Die identifizierten Metaphern wurden nach ihrer Rolle im Framing des Diskurses kategorisiert. Hierzu wurden konzeptuelle Ähnlichkeiten der Metaphern erfasst. Parallel dazu wurde in diesen Berichten diejenige metaphorische Leistung geprüft, die über die Wissenschaftlichkeit hinausgeht. Die Metaphern wurden in Kategorien eingeteilt, welche ihnen jeweils einen konzeptuellen Rahmen bieten und sie in einem mehr oder weniger einheitlichen „System miteinander assoziierter Gemeinplätze"[444] erfassen. Aufgrund der erstellten Metaphernliste wurden drei mit den Metaphern des Forschungsdiskurses vergleichbare Kategorien generiert: Gen als Person, Gen als Maschine, Gen als Text.

5.4.1. Gen als Person

Was in der Wissenschaft als Aktivitäts-Metapher erscheint, bekommt in der öffentlichen Darstellung vielfach eine lebensnahe Form, so dass Gene nicht nur mit Aktivität, sondern mit alltäglichen Eigenschaften einer Person erklärt oder „geschmückt" werden. Häufig sind es die gleichen Metaphern wie in der Wissenschaft, die aber in neuem Kontext mit anderen Bedeutungen und Assoziationen verbunden werden. Von den metaphorischen Eigenschaften der Gene als Personen wurde eine Liste mit vier Unterkategorien gebildet, zu denen Person-Metaphern des Gens zugeordnet

---

442 Das FAZ-Online-Archiv enthält bestimmte Artikeltypen nicht, z.B. Lokalteil und Inserate. Eingeschränkt wurde die Online-Suche auf den Titelbereich. Die Suche im Titelbereich sollte dazu führen, dass vorwiegend Artikel gefunden wurden, die die Genetik zum Hauptthema gemacht haben und sie nicht nur beiläufig erwähnen. Auf diese Weise wurden natürlich auch Wortzusammensetzungen mit „Gen" gefunden, die für die Analyse wichtig waren. Auch unter den auf diese Weise gefundenen Artikeln wurde eine drei-stufige Selektion vorgenommen. Zuerst wurde nach bestimmten Rubriken gefiltert: Fernsehprogramme, Lokalteile wie Rhein-Main-Zeitung und der Berliner Teil wurden nicht berücksichtigt. So wurden insgesamt 240 Artikel untersucht. Dann wurden alle Artikel ausgeschlossen, die nur aufgrund von Ausdrücken wie z.B. „*Gen*eral" oder „*gen* Osten" als Treffer angezeigt wurden. Die dritte Selektion hat Artikel herausgefiltert, die zwar Genetik zum Thema hatten, aber andere Fragen als die wissenschaftlichen thematisiert haben, wie die Zulassung von Vaterschaftstests, politische Fragen zu Gen-Datenbanken oder zur grünen Gentechnik diskutiert haben, ohne auf naturwissenschaftliche Inhalte weiter einzugehen.
443 Bei SZ-NET wurde im Gesamttext gesucht. Die Suche ergab 326 Treffer. Gefiltert wurde wie bei der FAZ auf Ausdrücke, die nicht „Genetik" thematisierten, dann auf relevante Artikel, die wissenschaftliche Inhalte der Genetik erläutert haben.
444 Black (1954), S. 71.

werden konnten. Diese Kategorien sind: Gesundheit, Arbeit, Staat, und Moral.

5.4.1.1. Gesundheit

Zeitungsartikel beschreiben genetische Prozesse häufig in einer Weise, dass der Eindruck entsteht, es seien eigentlich nicht die Organismen, sondern die Gene, die erkranken oder gesund bleiben können.[445] Von ihrer Gesundheit hängt die Gesundheit des Organismus, noch konkreter die Gesundheit des Patienten ab, ihre Krankheit hat „fatale" Folgen. Dafür ist das folgende Zitat aus der FAZ ein deutliches Beispiel:

> „Ein wichtiges Gen in einer wichtigen Stammzelle hat eine durchschnittliche Lebensdauer von etwa fünfzig Jahren."[446]

Diese Metapher hat eine indirekte Botschaft. Die direkte Aussage ist nur, dass manche Gene sehr lange, sogar „fünfzig Jahre leben" können. Dies ist eine Durchschnittszahl, aber statistisch gesehen stimmt die Aussage. Implizit wird durch die Metapher die Botschaft vermittelt, dass Gene eine Lebensdauer haben können, d.h., dass Gene leben und nicht nur das, sondern auch, dass ihr Leben ein Ende hat. Aufgrund dieser Vorstellung wird das Gen früher oder später sterben. Wenngleich diese Bedeutung nur metaphorisch gemeint ist, beinhaltet die Metapher für den Laien ein „System miteinander assoziierter Gemeinplätze".[447] Das Gen geht durch dieses Konzept als eine solche lebendige Einheit in die Vorstellungswelt der Öffentlichkeit ein.

> „Sobald man die Einzelheiten der genetischen Disposition und des Erbgangs kennt, könnte man deshalb eine somatische Gentherapie versuchen, also das oder die gesunden Gene in die durch die Krankheit betroffenen Gehirnzellen einschleusen."[448]

> „Wir wissen heute, dass Krebs eine Krankheit der Gene und Moleküle ist."[449]

Wenn Gene nach der Person-Metapher krank werden können, liegt es auf der Hand, dass nicht der Patient, sondern seine kranken Gene geheilt werden müssen, um eine vollständige Heilung zu erzielen, denn damit wird die Krankheit „an der Wurzel gepackt". Dies klingt für Nicht-Experten gar

---

445 Die Metapher der Krankheit und Heilung des Gens lässt sich auch in wissenschaftlichen Publikationen vor 2000 nachweisen, allerdings nur in Anführungszeichen, z.B. „Abb. 17.34 ‚Heilung' eines defekten MATα-Locus". Knippers et al. (1990), S. 543. Die Metapher ist also keineswegs eine Erfindung der Journalisten, sie hat ihren Ursprung vielmehr im wissenschaftlichen Diskurs.

446 FAZ 13.02.2001.

447 Vgl. Kap. 2.2.1. und Black (1954), S. 71.

448 FAZ 09.03.2001.

449 SZ 18.10.2005.

nicht absurd. In diesem Fall ist die Erwartung angemessen, dass die Gene therapiert werden („Gentherapie"!) und nicht der Patient. Beim Leser ruft diese Metapher somit eine falsche Deutung einer richtigen Zielsetzung hervor: Die Medizin soll eigentlich das Gen heilen, und dadurch wird auch der Patient gesund. Das mag für Laien die begründete Relativierung des patientenorientierten Handelns zur Folge haben, wobei der Arzt auch mehr die Heilung der Gene als die Heilung des Patienten vor Augen haben soll. Dies ist natürlich eine falsche Schlussfolgerung, die das Objektivitätsgebot nicht erfüllt, und weil die Metapher dazu, einlädt, sollte sie in dieser Form nicht verwendet werden.

5.4.1.2. Arbeit

Gene erfüllen wichtige Aufgaben im Organismus. Ihnen wird deshalb eine Reihe von Wirkungen zugeschrieben, die sie als solche nicht selbständig erfüllen können. Sie können wissenschaftstheoretisch nur den Anfang des Kreises bilden, denn sie entstehen ja nicht von selbst, sondern durch die Zusammenarbeit von unterschiedlichen Molekülen der Zelle, die wiederum durch die Zusammenarbeit von Genen und anderen Molekülen entstehen. Trotzdem werden Gene regelmäßig als Ausgangspunkt eines Geschehens dargestellt. Im Forschungsdiskurs mag diese metaphorische Abkürzung von Vorteil sein, besonders in der experimentellen Phase, in der ohnehin solche Startpunkte identifiziert werden müssen. In der Öffentlichkeit ist eine solche Darstellung problematischer. Gene sind nach dieser Metapher Akteure, die jeweils spezielle Arbeiten in der Zelle zu erfüllen haben:

„Die meisten Gene haben mehrere Wirkungen."[450]

„Gene erzwingen tatsächlich sehr wenig, aber sie ermöglichen ungeheuer viel, darin liegt ihre wahre Macht."[451]

Im öffentlichen Diskurs wird stets über die „Wirkung von Genen"[452] gesprochen, die ihre Macht bildet. Gene sind es, die einem Organismus einen Spielraum zur Verfügung stellen – sie haben die Macht, dies zu tun oder zu verweigern. Die Macht, etwas zu tun ist in der Alltagssprache mehr als eine statistische Korrelation mit Phänomenen, und die Botschaft, die damit verbunden ist, entspricht wiederum nicht dem Objektivitätsgebot. Dieser Interpretation kann der Autor entgehen, wenn er Gene ausschließlich auf der molekularen Ebene „wirken lässt". Eine solche Beschreibung setzt aber einige Vorkenntnis in Biochemie voraus, weshalb diese Art von Beschreibung nicht allzu häufig ist und von Laien missverstanden werden kann.

---

450 SZ 15.07.2003.
451 SZ 25.06.2001.
452 FAZ 01.08.2005.

„[...] für die Herstellung jedes dieser Moleküle gibt es ein eigenes Gen.“[453]

„Im Einzelfall kann ein und dasselbe Gen sogar Tausende verschiedener Eiweißmoleküle hervorbringen.“[454]

Das Insulin, ein wichtiger Bestandteil unseres Körpers, der durch das Gen einer Person hergestellt und als Medikament verwendet werden kann.“[455]

In anderen Beschreibungen wird mehr Wert auf allgemeinverständliche Formulierungen gelegt und die biochemische Ebene wird in den Sprachbildern verlassen. Sie stellen die Wirkung der Gene auf der Ebene des Phänotypus fest. Durch ihre Arbeit bewirken Gene verschiedene, teilweise äußerst komplizierte und vielfältige Erscheinungen im Körper. Dass diese Wirkung der Gene auf eine indirekte Weise passiert, wird durch die Metapher verborgen. Das Gen erwirkt metaphorisch direkt die phänotypischen Eigenschaften:

„[...] dass ein Gen alle Aspekte der sexuellen Orientierung und des sexuellen Verhaltens spezifiziert.“[456]

„Sie haben eine Familie von rund tausend Genen beschrieben und erforscht, wie die Gene das Riech-Gewebe in der Nase aufbauen.“[457]

„Gene [...], deren Funktion darin besteht, den Einfluss der Temperatur auf den Stoffwechsel und auf das Wachstum zu begrenzen.“[458]

„Das Gen p53 schützt, sofern es intakt ist, den Körper nicht nur vor Krebs. Es wirkt offenbar auch lebensverlängernd – zumindest bei Fadenwürmern.“[459]

Gene spezifizieren die Aspekte der sexuellen Orientierung, sie bauen das Riech-Gewebe auf, begrenzen den Einfluss der Temperatur und schützen vor Krebs etc. Die Metapher der Arbeit lässt die Gene als Ursprung des Lebens und jeder einzelnen Eigenschaft des lebendigen Organismus erscheinen. Heute wäre eine solche Schilderung im Forschungsdiskurs nicht mehr angemessen, und nichts spricht dafür, dass sie im öffentlichen Diskurs ohne Kontext als akzeptable metaphorische Darstellung anerkannt wird. Vielmehr sollten diese Metaphern vermieden werden, denn sie vermitteln eine wissenschaftlich nicht vertretbare Botschaft. Sie erwecken in einem ungeschickt gewählten Kontext beim Laien Assoziationen, als wären Gene die eigentlichen Akteure im Körper, und der Mensch selbst wäre nur sekundär und ihrer Arbeit oder ihrer Arbeitsverweigerung ausgeliefert. Selbst im Fall einer monogenetischen Krankheit muss man von einer komplexen Erscheinung ausgehen, die für das gesamte Werk des Körpers viele weitere „Akteure“ braucht. Das Gen hat in Wirklichkeit, selbst wenn der

---

453 SZ 26.07.2005.
454 FAZ 14.02.2001.
455 FAZ 13.02.2001.
456 SZ 03.06.2005.
457 SZ 04.10.2004.
458 FAZ 04.09.2001.
459 FAZ 14.09.2001.

seltene Fall eintritt, dass eine 100 % Korrelation mit einem Phänomen fest-gestellt werden kann, keineswegs die ihm hier zugeschriebene Macht im Organismus.

5.4.1.3. Schuld

Eine weitere Art der Gen-Person-Metapher ist die Schuldzuweisung an ein Gen. Es kommt auch vor, dass dem Gen eine metaphorische Schuld zuge-schrieben wird. Es ist die Instanz, die vor allem für die Schattenseiten des Lebens verantwortlich gemacht wird.

„Wehleidigkeit hat einen Grund: Ein Gen ist schuld."[460]

„Dieses Gen entscheidet über die Schwere der Erkrankung."[461]

„Ein Gen entscheidet, wie lange eine Fliege lebt."[462]

„So unterschiedlich die Krankheiten und Fehlentwicklungen sind - meist wird die Schuld auf ein Gen gewälzt."[463]

Diese Metapher kann im öffentlichen Diskurs einen besonderen Entlastungseffekt gegenüber persönlichen Defiziten haben. Wenn die Schuld dem Gen zugeschrieben werden kann, kann es einen von eu-genischen und anderen unbegründeten Schuldzuweisungen entlasten, die aus einem veralteten genetischen Denkmodell stammen. Andererseits kann die Beschreibung auch zur Abwertung eines Anlageträgers oder auch zur Abwertung von besonders guten Taten führen. Diese Beschreibungen impli-zieren ein Denkmodell, nach dem Verhaltensweisen auf einmal aus dem Gen allein abzuleiten sind und deshalb nicht mehr geschätzt oder kritisiert werden können, denn sie sind bloße genetische Produkte der Natur. Gegen sie kann der Mensch höchstens durch Genmanipulation etwas unternehmen. Diese Interpretation ist ebenfalls falsch und ist deshalb zu vermeiden.

5.4.1.4. Der totalitäre Staat

Eine der häufigsten Metaphern der Person-Metaphorik des Gens stellt einen militärisch regierten und totalitären Staat in der Zelle dar. In der Regel werden selbständige molekulare Akteure – vor allem Gene, aber auch andere Moleküle, wie Proteine oder Enzyme, oder sogar Molekülteile, wie der Methyl-Teil, – identifiziert, die in einem streng geordneten Staat mit totalitärem Charakter ihre Aufgaben erfüllen. Die Staat-Metapher war schon im 19. Jahrhundert eine mächtige Analogie zum Organismus, als

---

460 FAZ 21.02.2003.
461 FAZ 31.12.2003.
462 FAZ 29.09.2002.
463 FAZ 04.09.2002.

Virchow und Häckel über die demokratische oder die aristokratische Struktur des Organismus stritten.[464] Die Metapher wurde durch die Molekularbiologie auch in die Genetik erfolgreich übertragen. Diese Staat-Metapher gewann in der Genetik am meisten durch die Arbeit von Jacob und Monod an Bedeutung. Sie haben die Gene nach ihren Rollen (Master-Gene mit koordinierenden Aufgaben und strukturelle Gene ohne regulierende Funktionen usw.) sprachlich durch die Metapher des gesellschaftlichen Lebens unterschieden. Erst durch ihre Arbeit haben Gene jeweils einen unterschiedlichen Status im „Zellen-Staat" erhalten.[465]

Die Metapher beschreibt im öffentlichen Diskurs fast immer eine theatralische Szene. Der Staat verteidigt sich gegen einen unaufhörlichen Angriff, der in der Darstellung des naturwissenschaftlichen Berichtes in eine dramatische Phase kommt. Verschiedene Akteure werden nach dem Muster eines totalitären Staatsystems identifiziert. Diese agieren als Soldatentruppen, Wächter, Abwehr usw.

„P53 alarmiert daraufhin zelleigene Reparaturtrupps, die versuchen, die Schäden während des Zellteilungsstopps zu beheben. Gelingt ihnen das nicht, etwa weil sich der Schaden als zu groß erweist, opfert der ‚Wächter' die Zelle im Sinne des Gemeinwohls: [...] Ist diese Instanz jedoch selbst zum Opfer geworden, sind die Auswirkungen fatal."[466]

„Dieses Gen wird auch der ‚Wächter des Erbguts' genannt, denn es bewirkt den natürlichen Tod der Zelle, wenn diese zu alt oder defekt ist."[467]

„Das Gen mit der Bezeichnung ‚R1' ist zwar nicht die einzige Erbanlage, die an der Abwehr beteiligt ist. Da sich die meisten dieser Gene in Pflanzen aber ähneln, stufen die Wissenschaftler R1 als Prototyp für Abwehrgene ein. Sobald der schädliche Pilz eine Pflanzenzelle attackiert, löst das von R1 gebildete Eiweiß eine Signalkette aus, die in kürzester Zeit mehrere Abwehrreaktionen in Gang setzt. Wie viele Abwehrgene im Einzelnen daran beteiligt sind, ist freilich noch unklar."[468]

Gene werden in Zeitungsartikeln nie im Ruhezustand beschrieben. Sie müssen im Staat immer gerade in einem lebenswichtigen Einsatz sein. Diese Dramatisierung hat sicherlich einen wichtigen Medieneffekt, aber sie trägt nicht viel zur sachlichen Information bei. Solange diese Beschreibung aber die Erklärungsebene der Moleküle oder der Zelle nicht verlässt, überschreitet sie ihre Kompetenzen nicht und nichts ist an ihr auszusetzen Der „Wächter des Erbguts" kann im öffentlichen Diskurs den Tod einer Zelle herbeiführen, soll aber im selben Diskurs nicht dargestellt werden, als könnte er den Tod des Organismus bewirken oder gar verhindern, denn das wäre schlichtweg falsch.

---

464 Vgl. Ohlhoff (2002), S. 77.
465 Vgl. Jacob/Monod (1961).
466 SZ 18.10.2005.
467 SZ 20.04.2004.
468 FAZ 23.05.2002.

Der „genetische Staat" hat offensichtlich auch eine hierarchische Struktur, in der jedes Gen seinen eigenen Platz hat, und in der auch die Koordination der Aufgaben stattfindet. Das Gen hat in bestimmten Prozessen die Kontrollfunktion über andere Gene, in anderen wird es untergeordnet und muss Dienste leisten.

> „[B]eschädigte und dadurch dienstunfähig gewordene p53-Gene haben die Krebsforscher bei über der Hälfte aller menschlichen Tumorarten entdeckt, unter anderem bei Lungen-, Darm-, Blasen- und Brustkrebs."[469]

> „[...] dass im Genom einige untergeordnete Gene die Entwicklung weiblicher Merkmale veranlassen."[470]

> „Ein Gen namens msxC [...] enthält die Information für einen sogenannten Transkriptionsfaktor. Es kontrolliert die Aktivität anderer Gene."[471]

> „[...] wie ein einziges Gen die krankmachende Wirkung eines anderen Gens zu beeinflussen vermag."[472]

Hier wird das genetische System mit einem gesellschaftlichen Machtapparat assoziiert. Individualistisch wie die Gesellschaft verhalten sich auch die Gene. Sie organisieren andere Moleküle und bewirken alleine die Entwicklung von Merkmalen. Leider wird im öffentlichen Diskurs die „Kooperation" von Genen, ein zweites wichtiges Prinzip in der Genetik, oft zu wenig betont. Ein fehlerhaftes Gen wird nicht notwendig vernichtet, denn Gene korrigieren und ergänzen sich gegenseitig.

> „Kooperationsbereitschaft mit einem genetischen Steuerungselement [...]."[473]

> „Und in der Tat handelt es sich um Erbanlagen, die den Onkogenen entgegensteuern und verhindern, dass die Zellteilung außer Kontrolle gerät. Beide Genklassen haben entgegengesetzte Wirkungen, funktionieren aber nur zusammen."[474]

Diese Gruppe von Gen-Metaphern zeigt eine über die einzelne „Gen-Person" hinausreichende Dimension der genetischen Aktivität, nämlich die Gesellschaftsebene der Gen-Akteure. Durch ihre Komplexität kann sie meistens einer deterministischen Interpretation vorbeugen. Ihre Botschaft ist eigentlich nicht mit anderen Aktivitäts-Metaphern verwandt, sondern von ihrer Struktur her mit der Leitmetapher des Netzwerks.

Wenn Aktivitäts-Metaphern in der Öffentlichkeit erscheinen, erwecken sie schnell den Anschein, dass das Leben der Organismen von Genen geführt, produziert und kontrolliert wird. Dies ist nicht die wissenschaftliche oder die pädagogische Absicht der Verwendung der Metapher, aber sie kann – vor allem in einem beschränkten Kontext – auf diese Weise verstanden werden, und man muss davon ausgehen, dass in der Öffent-

---

469 SZ 18.10.2005.
470 FAZ 03.09.2003a.
471 FAZ 03.09.2003b.
472 FAZ 31.12.2003.
473 FAZ 14.02.2001.
474 SZ 18.10.2005.

lichkeit einfache, wortnahe Interpretationen häufiger sind, denn Laien können am besten Aktivitäten in ihre Weltbilder integrieren, die aus ihrer Erfahrungswelt stammen.

5.4.2. Gen als Maschine

Maschinen wurden seit Anfang der Lebenswissenschaften zur Erklärung der Funktionen von Lebewesen benützt, vor allem aber nach dem 17. Jahrhundert. Das Konzept des Mechanischen überwog nach Descartes in der Interpretation des Biologischen. Seit den 1970er Jahren sind allerdings Metaphern der autopoietischen, kybernetischen und digital durch Software gesteuerten Maschinen für die öffentliche Wahrnehmung wichtiger geworden. Diese ließen ihre Spuren auch im öffentlichen Diskurs über Genetik zurück. Als Maschinen-Metaphern lassen sich zwei Leitmetaphern identifizieren: Maschinen mit einer komplexen mechanischen Schalterregelung und Maschinen mit einer abstrakt-digitalen Steuerung oder einfach Computer.

5.4.2.1. Gen-Maschinen mit mechanischen Schaltern

Maschinen-Metaphern des Gens weisen eine enge Verwandtschaft mit kybernetischen Modellen auf. Das Gen erscheint als Steuerelement einer komplexen mechanischen Maschine, die große Ähnlichkeit mit elektrisch gesteuerten Maschinen der 1960er Jahre aufweist. Im Inneren der Maschine wird bei bestimmten Signalen, zu bestimmten Zeiten als Reaktion auf andere Signale ständig hin und her geschaltet. Vorgänge werden als Informationsfluss dargestellt. Jedes Geschehen ist mit der Übertragung von Informationen charakterisierbar. In der Maschine rotieren Signale, lösen Reaktionen aus, steuern Prozesse, schalten hin und her, um ein Produkt hervorzubringen und den Organismus am Leben zu erhalten.

„Am Beispiel eines zellulären Kontaktmoleküls, der in mehreren Varianten vorkommenden CD44-Struktur [Gen], ließ sich nachvollziehen, wie eine an der Zelloberfläche empfangene Information letztlich bewirkt, dass eine bestimmte Molekülvariante und nicht eine alternative Form entsteht. Erhält die Zelle aus ihrer Umgebung etwa durch einen Wachstumsfaktor den Auftrag, sich zu teilen, wird die Information über ein Ras genanntes Protein im Zellinnern weitergeleitet. Dieses aktiviert dann jene Kinase, die das Sam68-Protein, den Regulator des CD44-Spleißens, auf den Plan ruft."[475]

„Offenbar gibt es ein einziges ‚Magie'-Gen, das einen Schalter zwischen Muggel und Magier umlegt. Die Natur kennt dafür ein prominentes Beispiel: das Geschlecht. Wenn nichts passiert, wird jedes Baby ein Mädchen, aber ein einziges Gen auf dem

---

475 FAZ 08.01.2003.

Y-Chromosom schaltet das Geschlecht auf männlich um. Danach werden viele andere Männlichkeitsgene aktiv [...]. Wie beim Hauptschalter für das männliche Geschlecht könnte das Magie-Allel den Bauplan für ein Protein enthalten, das in einen Rezeptor passt wie der Schlüssel in ein Schloss."[476]

„Wird dieses Gen mit der Bezeichnung Rxol auf Reispflanzen übertragen, dann setzt es eine ganze Folge von Abwehrmechanismen in Gang."[477]

„Jenseits aller Spekulationen ist das ‚Buch des Lebens', als welches das menschliche Genom so gerne bezeichnet wird, eine gewaltige Datengenerierungsmaschine."[478]

„Durch Aktivierung dieses Gens, das man mit einem zusätzlichen Genschalter ausschaltete, wurden die Vorläuferzellen plötzlich auch im Körper aktiv."[479]

Die Leitmetapher „mechanisch gesteuerte Maschine" ist für viele genetische Prozesse eine ideale Illustration für den öffentlichen Diskurs. Sie kann konkrete molekulare Prozesse veranschaulichen, ohne dabei ein Vorwissen über chemische Eigenschaften der beteiligten Moleküle vorauszusetzen. Sie vermittelt zugleich eine unangemessene Botschaft, die das Geschehen als tatsächlich mechanisch denken lässt und die Handlung des Genetikers als mechanischen Eingriff in diese Prozesse verstehen lässt. Weil die Prozesse für die Darstellung immer aus dem biologischen Kontext gerissen beschrieben werden, kann beim Leser der Eindruck entstehen, dass die identifizierten Einheiten sich wie in der Maschine durch andere austauschen und reparieren lassen, dass die Wissenschaft mittlerweile in der Lage ist, die Steuerung dieser Prozesse selbst in die Hand zu nehmen, bewusst durch „Umschalten" Abwehrmechanismen in Gang zu setzen oder ein krank machendes Signal zu löschen. Dieses mechanistische Bild der Machbarkeit mag in der Forschung neue Experimente anregen, für den Laien kann es hingegen zu falschen Erwartungen gegenüber der Genetik führen, die z.B. in der genetischen Beratung Schwierigkeiten verursacht.[480] Wichtig ist deshalb bei der Verwendung dieser Metaphern auf die Metaphorizität hinzuweisen, dass nämlich das zugrunde liegende Maschinenmodell nur als analog zu verstehen ist und die Biochemie noch weitere Gesetze identifiziert hat. Das gleiche Problem lässt sich in einer anderen Form bei Computer-Metaphern erkennen.

5.4.2.2. Computer

Computer-Metaphern sind ein sehr verbreitetes, weiterentwickeltes Modell der mechanisch gesteuerten Maschinen. Ihnen liegen dennoch nicht dieselben Gedankenstrukturen zugrunde, deshalb werden sie als separate

---

476 SZ 07.11.2003.
477 FAZ 08.11.2005.
478 SZ 18.01.2005.
479 FAZ 13.03.2002.
480 Vgl. Kap. 6.1.4.

Leitmetapher unter Maschinen-Metaphern behandelt. Ihre selbständige Rolle im Diskurs erkennt auch die Presse an: „Bunte Computersimulationen in den Wissenschaftsprogrammen prägen die Vorstellung vom Gen, der kleinsten Einheit der Erbinformation".[481] Die moderne Genetik lässt viele Arten von Computer-Metaphern zu, die eine mehr oder weniger aufgezwungene Analogie der Computer zu biologischen Organismen beleuchten: Lebewesen sind im Rahmen dieser Metapher „vorprogrammiert", dieses Programm, die Software, läuft nach gleichen Mechanismen ab wie in Computern.

> „Das Erbmaterial der Viren in Form von RNS oder DNS wird freigesetzt. Es bleibt – das ist für die Virus-Metapher in der Computerbranche von Bedeutung – in diesem Moment nur pure Information übrig, die sich der Wirtszelle bemächtigt und ihr das virale Programm aufzwingt [...] Das fremde Erbgut der Wirtszelle zwingen sie binnen kurzem dazu, weitere Viren herzustellen. Sie installieren ihr Programm und bemächtigen sich des wehrlosen Zellopfers. [...] Zwar unterscheidet die Sprache beide Erreger mittlerweile: Das Virus heißt die biologische Variante. Der Virus wütet im Computer. Die Methoden der Ausbreitung sind jedoch die gleichen."[482]

> „[...] opfert der ‚Wächter' die Zelle im Sinne des Gemeinwohls: Er veranlasst die ‚Apoptose', ein Programm, das jeder Zelle eingebaut ist und – einmal in Gang gesetzt – unabwendbar mit ihrem Tod endet."[483]

> „Die ersten zwei bis drei Wochen nach dem Schlüpfen sind die Arbeiterinnen mit der Pflege des Nestes und des Nachwuchses beschäftigt. In dieser Zeit werden sie von Artgenossinnen mit Nahrung versorgt. Erst danach stoßen sie zu der Gruppe jener Arbeiterinnen, die bei schönem Wetter ausfliegen und auf Nektarsuche gehen. Bei diesem sozialen ‚Aufstieg' kommt es offenbar zu einer Umprogrammierung eines Gens namens ‚for' [...]. Offenbar spielt diese genetische Umprogrammierung für die Stellung und die Aufgabe der Bienen im Nest eine ganz entscheidende Rolle."[484]

Im ersten Zitat wird durch die Computer-Metapher anstatt der Vergleichbarkeit der Strukturen eine Strukturgleichheit der biologischen Vorgänge mit den in den letzten Jahren entwickelten Konzepten der Informationsvermittlung behauptet. Das zweite Zitat berichtet davon, dass das genetische Programm zu unabwendbaren Folgen führt. Im dritten steht die genetische Programmierung als Verhaltensbestimmung für ein Lebewesen. Die Software kann durch Programme anderer Lebewesen gelöscht, überwältigt oder umprogrammiert werden. Die Prozesse mit gleicher Bezeichnung in der Computerwissenschaft sind von Menschen gemacht und funktionieren aufgrund von computerspezifischen Codes – alles mit der Logik mathematischer Gesetze. Dieselbe Gesetzmäßigkeit wird mit der Computer-Metapher in die Genetik und in die Biologie übertragen. Das ist für den Forschungsdiskurs, sofern die Schwachstellen dieser Analogie bekannt

---

481 SZ 12.01.2004.
482 SZ 24.10.2005.
483 SZ 18.10.2005.
484 FAZ 27.04.2002.

sind, ein Vorteil, denn es stellt postulierte Gesetzmäßigkeiten zur experimentellen Prüfung bereit. Für das gesamte Bild der Vererbung ist diese Metapher aber nicht geeignet und entspricht deshalb im öffentlichen Diskurs nicht der Forderung nach Objektivität. Zelltod und soziale Stellung sind nicht direkte Konsequenzen eines genetischen Programms. Die Behauptung, dass Methoden der Vermehrung der Viren in Organismen und Computern „die gleichen" sind, ist schlichtweg falsch, sie sind höchstens in gewisser Weise ähnlich. Die Programmierung der Lebewesen kommt trotzdem in vielen Varianten vor.

> „Die Zelle mit dem defekten Selbstmordprogramm [...]. Die Gentherapie will versuchen, diese Falschprogrammierung zu unterbrechen."[485]

> „Viele Missbildungen, die beim Klonen von Tieren durch Kerntransfer beobachtet wurden, sind nach Ansicht japanischer Forscher auf ein gestörtes genetisches Imprinting und damit auf eine gestörte Reprogrammierung des Spender-Erbgutes zurückzuführen."[486]

Computer-Metaphern bleiben der Vorstellung treu, dass Lebewesen im Sinne einer binären Datenverarbeitung programmiert und programmierbar sind. Die Netzwerk-Metapher und komplexere Metaphern werden im öffentlichen Diskurs eher vermieden, stattdessen werden sie teilweise zu Recht durch vereinfachende Analogien beschrieben. Die Trennung zwischen der genetischen Ebene und der Ebene des Phänotyps wird jedoch leider durch die einfachen Metaphern oft zu wenig betont. Missverständnisse entstehen vor allem, wenn aus dem genetischen Programm eine Erklärung für komplexe Merkmale abgeleitet wird. Das, was genetisch ist, steht als eine technisch-mechanistische Frage da. Die Metaphern klammern alle anderen Aspekte als die „machbaren" aus, was dazu führt, dass die Aufmerksamkeit auf die Machbarkeit gerichtet wird und viele soziale und ethische Aspekte der Genetik im öffentlichen Diskurs weniger beachtet werden. Die Maschinen-Metapher gehört offensichtlich zu den mächtigsten diskursiven Elementen, die durch das Framing auch das Positioning der Naturwissenschaftler im öffentlichen Diskurs unterstützen.

5.4.3. Gen als Text

Die meistverbreitete Metapher der Genetik in der Öffentlichkeit ist die des Textes. Diese illustrative Leistung wird von keiner anderen Metapher übertroffen. „Heute lernen wir die Sprache, in der Gott Leben geschaffen hat", verkündete US-Präsident Bill Clinton bei der feierlichen Bekanntgabe des vollständig sequenzierten menschlichen Genoms des HGP. Die Vorstellung, dass das Leben eigentlich in einer Sprache aufgeschrieben wurde,

---

485 SZ 27.10.2001.
486 FAZ 11.02.2002.

gehört ohne Zweifel zur westlichen Kultur.[487] Das Genom wird als einheitliches Kommunikationssystem dargestellt, das nach gleichen Prinzipien funktioniert wie menschliche Sprachen: Botschaften werden codiert, als Code übertragen und zum Verstehen der Botschaft entschlüsselt. Dieses Funktionsmodell wird durch die Metapher auf molekulare Erscheinungen übertragen und nicht nur in der Wissenschaft, sondern auch im öffentlichen Diskurs werden einzelne Phänomene nach der Leitmetapher „Text" identifiziert und benannt: „Transkription", „Ablesen", „Code" und „Bote".

> „Das Gen kann nicht mehr korrekt abgelesen werden."[488]

> „[...] weil die Rot-Grün-Blindheit im Erbgut festgeschrieben ist."[489]

> „Oder es entstehen fehlerhaft arbeitende Transkriptionsfaktoren, Proteine, deren Aufgabe es ist, unmittelbar an der Erbsubstanz (DNS) zu entscheiden, ob ein Gen – ein bestimmter Abschnitt der DNS – abgelesen wird oder nicht."[490]

> „Diese Informationen sind bei allen Lebewesen in der gleichen ‚Sprache' codiert, so dass menschliche Zellen von jeher auch die in der Nahrung enthaltenen Gene von Pflanzen und Tieren lesen und übernehmen könnten."[491]

Auf den ersten Blick haben diese Metaphern ähnliche Leistungen wie die gleich lautenden Formulierungen im Forschungsdiskurs. Im öffentlichen Diskurs haben diese Metaphern jedoch über die Beschreibung dieser Prozesse hinaus noch eine eigene Botschaft ermöglicht, die in keiner anderen Metapher der Öffentlichkeit zu finden war. Sie konnten zwei Ebenen der genetischen Mechanismen definieren, so dass Sprache als Wortlaut (DNS) und als Bedeutung (Phänomen) trennbare Größen wurden:

> „Auch wenn die Wissenschaftler nun die Reihenfolge der vier Basen in unserer DNS, den Buchstaben, aus denen das Alphabet des Lebens besteht, kennen – die Funktion der über 30 000 Gene, die darin versteckt sind, haben sie dann noch lange nicht verstanden. [...] Die vier Basen bilden die ‚Buchstaben' im ‚Alphabet des Lebens'. Sie sind die Schrift, mit der die Erbinformation festgehalten wird."[492]

> „Seit der Entdeckung der Erbsubstanz bemühen sich Wissenschaftler in aller Welt, das ‚Alphabet des Lebens' zu entschlüsseln. [...] Inzwischen ist die Reihenfolge der Buchstaben im menschlichen Erbgut nahezu vollständig bekannt. Nun muss man noch lernen, den Text richtig zu lesen."[493]

> „Auch das Ende des genetischen Informationstextes kann variieren."[494]

Die Trennung der zwei Ebenen erscheint explizit in den Zeitungsartikeln, auch wenn an einzelnen Metaphern diese Trennung noch nicht durchgeführt

---

487 Vgl. Kap. 2.3.5.
488 FAZ 26.08.2004.
489 SZ 25.11.2004.
490 SZ 18.10.2005.
491 SZ 12.01.2004.
492 SZ 05.03.2001a.
493 SZ 05.03.2001c.
494 FAZ 14.02. 2001.

wurde. Das „Alphabet des Lebens" und das „Entschlüsseln" sind noch Metaphern, die nach der eindimensionalen metaphorischen Botschaft geprägt sind und die zwei Dimensionen zwischen DNS und Phänomen noch nicht kennen. Der Informationsbegriff wird auch nicht in einer klaren Bedeutung verwendet.

Diese Unterscheidung erscheint im Jahr 2001 gleich nach der vollständigen Sequenzierung des menschlichen Genoms gehäuft in der Presse. In späteren Jahren nahm die Zahl der expliziten Unterscheidungen wieder ab.[495] Die Verwendung der beiden Ausdrücke „Entschlüsselung" und „Entzifferung" könnte die gleiche Unterscheidung zwischen Zeichenlehre und Bedeutungslehre andeuten. Entschlüsselung impliziert, dass die geheime Botschaft des Textes verstanden wurde, Entzifferung hingegen eher, dass nur die einzelnen Buchstaben des Textes identifiziert wurden. Diese Begriffe werden in jenen Artikeln regelmäßig verwendet, allerdings ist die „Entschlüsselung" noch immer beliebter als die „Entzifferung".

„Seit der Entschlüsselung des Genoms im März diesen Jahres weiß man, dass es rund 30000 bis 40000 menschliche Gene gibt."[496]

„Seit der Entdeckung der Erbsubstanz bemühen sich Wissenschaftler in aller Welt, das ‚Alphabet des Lebens' zu entschlüsseln."[497]

„Lediglich zwei Prozent, so schätzen die Wissenschaftler nach der Entschlüsselung des menschlichen Erbguts jetzt, bilden tatsächlich Gene, die für Proteine zur Steuerung der Körperfunktionen kodieren."[498]

„Die Partitur des Gen-Eiweiß-Konzerts. Deutsche Forscher führen das Großprojekt zur Entschlüsselung der Gehirnproteine an. [...] Entschlüsselung der Gehirnproteine [...]. James Watson, der Entschlüsseler des Erbmoleküls DNS. [...] dessen Forscher immer noch darunter leiden, daß sie zur Genomentschlüsselung nur zwei Prozent beigetragen haben."[499]

„[...] in dem nun Buchstabe um Buchstabe entzifferten menschlichen Genom die einzelnen Erbanlagen [...]"[500]

Dass diese Trennung im öffentlichen Diskurs nicht immer deutlich zu erkennen ist, ist teilweise der späten Entwicklung der Forschung zu verdanken. Die Unterscheidung vollzog sich im wissenschaftlichen Diskurs erst in den 1990er Jahren, und auch da gibt es noch Uneinigkeiten. Journalisten haben hier noch einen Nachholbedarf. Dies wird aber gerade

---

495 Von einer qualitativen Studie ist nicht zu erwarten, dass sie zur Häufigkeit von Metaphern im öffentlichen Diskurs neue Ergebnisse bringt, das regelmäßige Auftreten dieser Interpretation der Text-Metapher im Jahr 2001 und das Verschwinden derselben in späteren Jahren kann auch dem Zufall zu verdanken sein, obwohl der Unterschied bei dieser kleinen Menge sehr stark ins Auge fällt.
496 SZ 27.10.2001.
497 SZ 05.03.2001c.
498 SZ 05.03.2001a.
499 FAZ 08.07.2003.
500 FAZ 14.02.2001.

durch das „produktive Missverständnis" der Metaphorik in der Öffentlichkeit gehemmt, denn große Versprechen und Entschlüsselung des codierten Geheimnisses des Lebens vermitteln dem Leser ein Bild der Bedeutsamkeit von der Genetik, auf das die Wissenschaft schwer verzichten kann.

Für die Vermeidung dieser Unterscheidung in der öffentlichen Darstellung, die nach einfachen und überschaubaren Erklärungen trachtet, spricht darüber hinaus, dass die Sprachwissenschaft selbst noch Schwierigkeiten hat, das Verhältnis der beiden Ebenen – Zeichen und Bedeutung – mit wissenschaftlich präzisen Methoden zu erfassen.[501] Auch nach einer eventuellen Klärung des Verhältnisses der beiden Ebenen in der Genetik stellte sich noch als weitere Frage, welche Assoziationen diese Metapher bei Laien erweckt. Sie beabsichtigt vor allem die sachliche Aufklärung über biologische Inhalte, ihre Botschaft hat aber auch emotionale, suggestive und assoziative Dimensionen. Teilweise ist diese Botschaft kalkulierbar und wird mit einer bestimmten Absicht eingesetzt. Sie überschreitet – wie an diesen Beispielen gezeigt wurde – in vielen Fällen absichtlich die diskursspezifischen Grenzen der Genetik und versucht eine Faszination der Leser zu erreichen oder eine Antwort auf wichtige, aber nicht genetische Fragen zu geben. Das sind unlautere Absichten, die kritisch geprüft werden müssen.

5.5. Die Normativität einer „neutralen" Metapher

Die Ergebnisse der Genetik erscheinen im öffentlichen Diskurs in ganz verschiedenen Bildern und mit ganz verschiedenen Konzepten. Die verschiedenen Metaphern wirken auf das öffentliche Bild der Genetik parallel ein. In Bezug auf die kalkulierbare semantische Botschaft dieser Metaphern, die es zu prüfen gilt, kann nach Black davon ausgegangen werden, dass jede Metapher eine assoziative Vorstellung von ihrem zu bezeichnenden Inhalt trägt. Die gute Nachricht, die aus der vorliegenden Studie hervorgeht, ist, dass unterschiedliche, wechselhafte und unklare Metaphern das Meinungsbild der Laien nicht so fixieren können, wie die Assoziationen der Forscher. Deshalb ist z.B. in der genetischen Beratung davon auszugehen, dass Laien aus Massenmedien zwar Einiges über Genetik erfahren, ihre Vorstellung aber plastisch genug bleibt, neue Interpretationen derselben Metaphern zuzulassen. Die schlechte Nachricht ist hingegen, dass die metaphorischen Assoziationen vor allem mit einem vereinfachten mechanisch-deterministischen Bild verbunden sind – einem Weltbild, in dem Gene mächtige Kontroll- und Steuerungsfunktionen ausüben. Dieses Bild lässt extreme Gefühle entstehen, sowohl wenn es als

---

501 Solange die Methoden der Semantik keine klaren Aussagen über dieses Verhältnis erlauben, wird sich die Genetik mit dieser Metapher leider nicht versöhnen können, denn sie müsste damit auf eine öffentliche Anerkennung als harte Naturwissenschaft verzichten.

Prädestination zu ungewünschten Lebenskonditionen oder als Katastrophenszenario gedeutet wird, als auch wenn es persönliche Hoffnungen auf und unbegründete gesellschaftliche Investitionen in eine mechanische Reparatur der genetischen Mechanismen unterstützt.

Miltos Liakopoulos explizierte diese Assoziationen in einer Analyse aus dem englischen Sprachraum.[502] Er hat beinahe drei Jahrzehnte Metaphernverwendung in der öffentlichen Kommunikation über Genetik qualitativ untersucht und bis 1996 viele relevante Quellen verarbeitet. Er kommt zu dem Schluss, dass in den Medien durch bewusste Verwendung von Metaphern der Genetik geplante Effekte erreicht wurden. Er kategorisierte die Metaphern des öffentlichen Diskurses in drei Gruppen: Metaphern drücken nach ihm tendenziell eine positive Haltung (z.B. „[...] through genetic engineering, miracles are now reality [...]"[503]), eine negative Haltung (z.B. „[...] that genetic engineering was the beginning of the slide into Nazi-like eugenics [...]"[504]) oder eine neutrale popularisierende Haltung (z.B. „[...] silent stretches of DNA [...]"[505]) zur Genetik aus. In seiner Studie zeigte er, dass normativ befürwortende oder normativ ablehnende Metaphern in der Presse immer wieder verwendet wurden, auch wenn sie weniger Standing hatten, als die – nach seiner Kategorie – neutral popularisierende Metaphern.[506]

Die meisten Metaphern dieser Studie würde Liakopoulos in die neutrale Kategorie einordnen, weil sie nach seiner Kategorisierung keine normative Botschaft an die Leser enthalten. Als Gegensatz zu dieser Meinung wird hier aber behauptet, dass auch diese Metaphern, welche die vermeintlich „neutrale Popularisierung" erzielen wollen, suggestiv für eine befürwortende Beurteilung der Genforschung sind. Das heißt, dass der Wissenschaftler, der die Metapher verwendet, sie in einen Deutungsrahmen einordnet, von dem er mit guten Gründen hoffen kann, dass seine Unternehmungen aus dieser Sicht befürwortet werden.

Um diese Behauptung zu prüfen, sind zwei Schritte notwendig: Erstens muss die normative Wirkung der „neutralen" Metaphern im öffentlichen Diskurs gezeigt werden, zweitens muss nachgewiesen werden, dass diese Wirkung kalkuliert eingesetzt werden kann.

---

502 Die Dissertation von Miltos Liakopoulos wurde im Jahr 2000 unter dem Titel „The debate on biotechnology in Britain: A social psychological analysis of arguments, images, and public representations" am Department of Social Psychology, London School of Economics and Political Science veröffentlicht. Auszüge aus dieser Dissertation wurden teilweise in „Public Understanding of Science" publiziert, die der Autor dankenswerterweise zu dieser Arbeit zur Verfügung gestellt hat.
503 Liakopoulos (2002), S. 19.
504 Ebd., S. 14.
505 Liakopoulos (2002), S. 24.
506 Ebd., S. 28-29.

5.5.1. Die Wirkungsmacht der Metapher

Die Naturwissenschaften mussten nach Foucault anerkennen, dass ihre Objekte nicht als „gegeben" entdeckt können, sondern dass diese Objekte von Forschern aus der Wirklichkeit „herausgeschnitten" werden müssen und dass die getroffene Entscheidung einer Begründung bedarf. In diesem Sinne ist die „Entdeckung" oder besser „Bestimmung" der Objekte der Forschung ein normativer Prozess. Wenn die relevanten Objekte des öffentlichen Diskurses maßgeblich von Naturwissenschaftlern benannt werden – und das behaupten Gerhards und Schäfer –, braucht man sich nicht zu wundern, wenn „genetisch relevante Objekte" der NGOs, der Kirchen oder der Politik kaum als „Objekte" wahrgenommen werden. Die Themen im öffentlichen Diskurs werden vorwiegend durch die instrumentelle Rationalität[507] der Naturwissenschaften bestimmt. Diese bauen eine Sichtweise auf, die als öffentliche Hegemonie der Forschungsperspektive gelten soll. Was dieser Perspektive nicht folgt, gilt als irrational und als Diskursgegenstand nicht zu beachten.[508]

Diese Kritik gilt sogar in Bezug auf scharf definierte Begriffe. Die Metapher erbringt darüber hinaus noch eine Leistung, die aus ihrer assoziativen Kraft, aus ihren assoziierten Gemeinplätzen abzuleiten ist. Sie strukturiert die Argumentationslinien vor, indem sie die Analogien bestimmt, mit der die Genetik verglichen und durch die sie bewertet werden soll. Die Öffentlichkeit nimmt Metaphern der wissenschaftlichen Berichte auf ihre eigene Weise wahr und deutet sie für sich in einem kulturell bedingten Kontext. Fragen, die in der Wissenschaft noch offen blieben, werden im Denkrahmen der Metapher von Laien oft beantwortet und weitergedacht.[509] Dabei verzichten Laien nicht auf die normative Dimension einer Metapher, viel eher noch auf wissenschaftliche Inhalte. Die entstandenen Antworten und Assoziationen sind nicht beliebig. Zumindest ihre semantische Botschaft hängt immer von der Planung eines Autors ab, aber nach manchen Metapherntheoretikern ist sogar ihre ganze Wirkung mehr oder weniger kalkulierbar.[510] Hier werden Assoziationen mit den drei Leitmetaphern der Genetik kurz vorgestellt.

5.5.2. Kalkulierte Metaphern

(1) Wenn in der Öffentlichkeit von Genen wie von Personen gesprochen wird, kann die Metapher die Assoziation fördern, dass Gene die eigent-

---

507 Vgl. Kipka/Putzker (1997).
508 Gerhards/Schäfer (2006).
509 Vgl. dazu die innovative Funktion der Metapher – allerdings ohne die Möglichkeit einer weiteren inhaltlichen Prüfung, Kap. 2.4.2.
510 Vgl. z.B. Strub (1991).

lichen Personen sind,[511] die es über alles zu schützen gilt. Sie sind die wichtigsten Teilchen des Organismus, und deshalb ist ihre Erforschung unter allen biologischen Forschungen von besonderer Bedeutung. Eine weitere Assoziation ist das Auftreten von Genen als führende Machthaber einer Gesellschaft oder eines Staates, welche die vorhandene Materie und alle Kräfte so organisieren, dass daraus neue Lebewesen entstehen können. Wenn dieser Staat durcheinander gerät, dann hat der Genetiker, der seine richtige Ordnung kennt, sogar eine Verpflichtung, dass er korrigierend eingreift. Dass am Management des Organismus nicht nur Gene beteiligt sind, dass diese Ordnung nur als normativer Zielwert bestimmt werden kann, dem niemand entspricht, und auch nur die Wirkung der Gene viel komplexer ist, als dass der Genetiker sie mit seinen heutigen Mitteln wieder in Ordnung bringen könnte, kommt nicht zur Sprache.

(2) Eine Maschinen-Metapher, welche die typischen Assoziationen gut zusammenfasst, ist das Uhrwerk.[512]

> „Die genetische Uhr zurückstellen. [...] Durch eine solche Maßnahme würde man einen menschlichen Körper in die Lage versetzen, eine jüngere Version von sich selbst herzustellen und den natürlichen Alterungsprozess aufzuhalten."[513]

Die Uhr als Metapher für das Gen verweist auf eine deterministische Vorstellung der Genetik, die in Assoziationen von anderen Maschinen-Metaphern ebenfalls vorkommt. Dieser Determinismus wird manchmal als etwas Böses gedeutet (z.B. die Büchse der Pandora), aber in „neutralen Metaphern" der Molekulargenetik wird sie mit der Hoffnung auf einen mechanistischen Ausweg verbunden: Die Gentechnologie ist der Weg aus dem Determinismus in die Freiheit. Computer-Metaphern legen eine Deutung nahe, dass Fehler auf einer unsichtbaren Ebene auftreten können, die für Laien nicht sichtbar ist, aber durch Technologie identifiziert und durch Eingriff behoben werden können. Damit wird eine 100 % richtige und fehlerfreie Funktion behauptet, die durch genetische Forschung bestimmt und durch Gentechnologie sichergestellt werden kann. Natürlich ist diese fehlerfreie Funktion aus anderer Perspektive als der molekularbiologischen zu kritisieren, aber die Maschinen-Metapher enthält diese kritische Assoziation eben nicht.

(3) Aus der Text-Metapher können durch Assoziationen fälschlicherweise auch religiöse Motive und Vorstellungen abgeleitet werden. Aber die Text-Metaphern können genauso falsch zu Assoziationen gegen religiöse

---

511 Vgl. z.B. Dawkins (1978).

512 Die Uhren-Metapher ist eine der ältesten Metaphern der Biologie. Sie verbreitete sich bereits in der frühen Neuzeit als metaphorisches Modell für das Funktionieren der ganzen Welt mit besonderer Rücksicht auf den Staat. Sie wurde durch die Verbindung mit der Newtonschen Theorie zum Symbol für eine mechanistische Philosophie und für den von einer externen Instanz festgelegten Determinismus. Vgl. Mayr (1987).

513 SZ 13.02.2001.

Vorstellungen verwendet werden. Das häufig erwähnte „Buch des Lebens" hat als Topos eine sehr prägende Rolle in den abendländischen Religionen. Dorothy Nelkin und Susan Lindee weisen in ihrer Analyse die Buch-Metapher als den Weg aus, auf dem die Genetik in die Spuren der Religion getreten ist.

> „‚Anti abortionists describe the base pairs of DNA as the letters of a divine alphabet spell[ing] out the unique characteristics of a new individual.' At the moment of conception. [...] In different ways, these groups are exploring the problem of boundaries: What is the crucial characteristic of humanity? What ‚makes us human'?"[514]

Die Benutzer dieser Metapher konnten wohl damit rechnen, dass sie mit der Bezeichnung der DNS als „Buch des Lebens" eine Alternative zur religiösen Deutung des Lebens anbieten, die in einer teils religiösen Kultur bestimmte Assoziationen hervorruft, eine gewisse Diskussion anregt und für eine hohe öffentliche Aufmerksamkeit sorgt.

> „Such spiritual imaginary sets the tone for popular accounts of DNA, fueling narratives of genetic essentialism and giving mystical powers to a molecular structure. Indeed, DNA has assumed a cultural meaning similar to that of the biblical soul. It has become a sacred entity, a way to explore fundamental questions about human life, to define the essence of human existence, and to imagine immortality. Like the Christian soul DNA is an invisible but material entity, ‚an extract of the body' that has ‚permanence leading to immortality.' And like Christian soul, DNA seems relevant to concerns about morality, personhood and social place."[515]

Diese Konsequenzen der Verwendung der Metapher „Buch des Lebens" konnte allerdings niemand genau voraussagen, auch wenn für jeden, der diese Metapher verwendete, der Anspruch auf die religiöse Dimension im Diskurs absehbar war. Der Einsatz von Text-Metaphern in einer Buchkultur des Lebens bedeutet die Verbindung der Genetik mit den größten existenziellen Fragen des Lebens. Maschinen-Metaphern unterstützen die kalkulierbare Konsequenz, dass die vorgestellte mechanistische Rationalität dem epistemisch „zulässigen" Spielraum weite Grenzen gibt und ethische oder andere Reflexionen nicht einschränken wird. Der Genetiker, der eine treffend formulierte Person-Metapher für Gene verwendet, kann mit gutem Grund damit rechnen, dass Gene für die Öffentlichkeit relevanter erscheinen als z.B. das Zytoplasma, wobei das eine ohne das andere zu nichts fähig ist und die Erforschung beider gleich wichtig sein kann.

Diese Deutungsmodelle gehören zu den Laienvorstellungen über Genetik. Echte Metaphern – im Gegensatz zu Katachresen – regen in jedem Fall die Phantasie an, werden als Beginn eines Narrativs verstanden, das in einem vorgegebenen Rahmen, in einer vorgegebenen Richtung weitergedacht wird. Wenn Akteure in der Öffentlichkeit eine Leitmetapher verwenden, und mit ihr innerhalb eines Deutungsrahmens argumentieren,

---

514 Nelkin/Lindee (1995), S. 42.
515 Ebd., S. 40.

nützen sie diese Kräfte der Metapher aus. Sie schaffen eine Diskursordnung im Foucaultschen Sinne. Diese Diskursordnung ist ein normativer Rahmen, weil sie die Diskursteilnehmer – Gegner und Befürworter gleichermaßen und unauffällig – zwingt, vornehmlich innerhalb eines Deutungsmusters zu denken und zu argumentieren.[516] Eine Metapher im öffentlichen Diskurs ist somit als eine diskursive Strategie zu sehen, die kulturelles Wissen, Bewusstes und Unbewusstes reproduziert und einen Spielraum für den Diskurs festlegt. Die Behauptung von Liakopoulos, dass die meisten Metaphern in den Massenmedien sachliche Darstellungen sind, stimmt aus dieser Perspektive nicht. Mit der „neutralen" Darstellung der Genetik geht nicht nur eine direkte Popularisierung, sondern auch eine indirekte Befürwortung der Gentechnologie einher. Es ist möglich, und die Genomforschung verwendet ihre Metaphern in der Tat dazu, den Diskurs durch nicht falsifizierbare, aber affektive Metaphern so vorzustrukturieren, dass Argumente fast ausschließlich innerhalb eines vorbestimmten Rahmens bleiben. Wenn sich dieser Rahmen etabliert hat,wird eine große diskursive Macht benötigt, sich von ihm zu lösen und einen neuen Rahmen zu etablieren. Im gesellschaftlichen Diskurs über die genetische Forschung und ihre Anwendbarkeit ist es nicht „neutral", diese Metaphern als „neutral-wissenschaftliche" zu bezeichnen, denn sie gehören zur internen Logik der Forschung und unterstützen ihre interne Rationalität.

Obwohl diese Interpretationen weder in wissenschaftlichen Berichten, noch in Argumentationen der Gesetzgebung vorkommen, üben sie auf der kulturellen Ebene enorme Macht aus. Nicht das wissenschaftlich definierte Gen, sondern gerade seine öffentliche Auslegung ist Teil des alltäglichen Lebens und der westlichen Kultur geworden. Diese Metaphern bestimmen Handlungsoptionen und verändern das Weltbild sowie das Menschenbild der Öffentlichkeit. Nelkin und Lindee haben das so formuliert:

> „Clearly, the gene of popular culture is not a biological entity. Though it refers to a biological construct and derives its cultural power from science, its symbolic meaning is independent of biological definitions. The gene is, rather, a symbol, a metaphor, a convenient way to define personhood, identity, and relationships in socially meaningful ways."[517]

Aufgrund von genetischen Analysen kann nicht nur eine Krankheit bestimmt werden, sondern die Identität eines Einbrechers oder die Identität einer einzigen Person über längere Zeit hinweg. Wer der Vater eines Kindes ist, wird nicht auf der Ebene der sozialen Beziehungen definiert, sondern

---

516 Foucault geht davon aus, dass Begriffe den Diskurs auch normativ prägen können. Die gewählten Leitbegriffe sind Machtinstrumente, weil mit ihnen nur bestimmte andere Begriffe in Beziehung treten können. Erst diese Beziehungen erlauben dem Gegenstand überhaupt als Gegenstand zu erscheinen, sie sind Bedingungen zu seiner Existenz. Vgl. Foucault (1992). Umso mehr gelten diese Regeln für Metaphern, weil sie nach einer aktiven Interpretation in vorgegebenen Rahmen verlangen.

517 Nelkin/Lindee (1995), S. 16.

auf der Ebene des Gens, und die genetische Identität oder Nicht-Identität verändert die Gefühle der Eltern zum Kind. Die Kritik von Nelkin und Lindee betrifft auch Massenmedien, denn sie üben – da sie vor allem durch Naturwissenschaftler dominiert werden – keine Kritik an dem kulturell verwurzelten genetischen Determinismus und genetischen Essenzialismus, vielmehr unterstützen sie die Integration der Genetik in die Alltagskultur und die Selbstidentifizierung der Laien mit „Genen", d.h. mit der molekularen Ebene des Lebens. Es ist überhaupt nicht irrelevant, wie der öffentliche Diskurs über Gene spricht. Probleme der metaphorischen Deutung der konstitutiven Metaphern werden in Entscheidungssituationen besonders deutlich. Am klarsten erkennt und am effektivsten lassen sich diese Probleme in der genetischen Beratung erkennen.

6. Metaphern in der genetischen Beratung

> „The problem is to determine what
> aspects are most crucial."[518]

Ein eigenes Kapitel gebührt der Diskursanalyse der humangenetischen Beratung, denn dieser Diskurs ist anders geartet als die beiden vorigen. Der wissenschaftliche Diskurs der Forschung zielt auf Erkenntnisgewinn und stellt auch seine Sprache in diesen Dienst. Der öffentliche Diskurs versucht im Rahmen der Öffentlichkeitsarbeit die gesellschaftliche Relevanz der genetischen Forschung zu betonen, um Akzeptanz und Fördermittel für die Forschung einzuwerben. Im Gegensatz zu beiden braucht die genetische Beratung keine neuen naturwissenschaftlichen Erkenntnisse zu produzieren und keine selbständige öffentliche Rechtfertigung für ihre Kosten, denn sie wird durch andere Mittel gefördert und erhalten.[519] Ihr primäres Ziel ist die Hilfestellung für Ratsuchende, die beim Verdacht auf eine genetische Störung Entscheidungs- und Handlungsschwierigkeiten haben. Als klinisch-medizinischer Diskurs ist die genetische Beratung aufgrund dieser Unterschiede weniger abhängig von beiden anderen Diskursen als diejenigen untereinander.[520] Trotzdem hat sie vieles mit den beiden vorigen Diskursen gemeinsam. Sie baut ihre Hilfestellung gerade auf die Erkenntnisse der genetischen Forschung auf, und die öffentliche Aufklärung über wissenschaftliche Inhalte bildet die Grundlage und oft den Ausgangspunkt des Beratungsgesprächs. Nach dieser Aufklärung stellen die Ratsuchenden ihre ersten Fragen und Ansprüche, mit denen sie in die Beratung kommen.

Die größte Herausforderung der genetischen Beratung ist nach dem heute geltenden Beratungskonzept jedoch weder die richtige Diagnose, noch die wissenschaftlich angemessene Aufklärung über gefundene Fakten, sondern dass der Berater den Ratsuchenden zu einer selbstbestimmten und

---

518 Pauly (1987), S. 4.

519 In der Entwicklungsgeschichte der genetischen Beratung war ihr die massenmediale Werbetätigkeit nicht ganz fremd: Vor der breiten Etablierung der Beratungszentren wurde in den 1960er und vor allem in den 70er Jahren weitgehend unbegründet die präventive Wirkung der genetischen Beratung betont, um ihre vorteilhafte Relevanz für die Gesellschaft sichtbar und auf monetäre Art messbar zu machen. Diese Perspektive wurde aber nach der weiteren Etablierung von Beratungszentren weniger wichtig und Behauptungen wurden sogar kritisch zurückgezogen. Vgl. Reif/ Baitsch (1986), S. 10.

520 Manche Akteure im Diskurs der genetischen Beratung nehmen gelegentlich auch an einem oder beiden anderen Diskursen teil. Jeder der drei Diskurse hat aber einen eigenen Stil, an den sich alle Akteure anpassen müssen. Vgl. Kap. 2.4.4 und Bono (1995a), S. 133-134. Es ist bei diesen Akteuren eher ein Stilwechsel je nach „Diskursort" zu beobachten, als dass sich die Einheit eines Diskurses sprengen könnten.

selbstverantwortlichen Entscheidung begleiten kann.[521] Leider ist die Genetik noch nicht so weit, dass nach der Feststellung eines genetisch verursachten Problems eine ursächliche Therapie angeboten werden könnte. In ganz vielen Fällen ist nicht einmal eine Vorsorge oder eine angemessene symptomatische Therapie möglich. Je weniger medizinische Handlungs-möglichkeiten vorhanden sind, desto weniger kann der genetische Berater eine „gute" Empfehlung im gewöhnlichen Sinne der Medizin formu-lieren.[522] Diese Situation erfordert vom Berater einen speziellen Umgang mit dem Problem. In der kurzen Geschichte der genetischen Beratung gab haben einzelne Berater und Beraterschulen verschiedene Konzepte und Positionen erarbeitet, wie sie mit dieser schweren Situation angemessen umgehen können. In diesen Konzepten kommen Metaphern und Sprach-bildern unterschiedliche Relevanz und unterschiedliche Rollen zu. Um relevante Eigenschaften des heutigen Beratungskonzeptes hervorzuheben, und den Verwendungsbereich von Metaphern in der aktuellen genetischen Beratung zu präzisieren, soll hier eine Darstellung von verschiedenen Modellen der genetischen Beratung folgen.

6.1. Modelle zur genetischen Beratung

In der Renaissance der Humangenetik nach der im Nationalsozialismus praktizierten Eugenik wurden mehrere Beratungskonzepte entwickelt. Hier werden nur die drei bekanntesten Modelle skizziert, um das heute dominante Beratungskonzept mit seinen unterschiedlichen Schwerpunkten besser verständlich zu machen. Das sind die (1) Ansätze, die genetische Beratung als eine objektive Informationsvermittlung für Unkundige verste-hen, (2) Konzepte, die genetische Beratung als *Be*-Ratung, also eine auf die Ratsuchenden ausgerichtete Empfehlung, verstehen und (3) Modelle, welche die genetische Beratung als klientenzentriertes Gespräch mit psychotherapeutischem Hintergrund verstehen.

6.1.1. Informationsvermittlung

Dieser Ansatz wurde vor allem Ende der 1970er und Anfang der 80er Jahre entwickelt und vertreten, als genetische Beratungszentren in der BRD bereits in relativ hoher Anzahl etabliert waren, aber ihre öffentliche Bewer-tung noch stark von der Angst vor Eugenik geprägt war.[523] Der Ansatz

---

521 Vgl. Reif/Baitsch (1986).
522 Hildt (2006), S. 314.
523 In der BRD gab es zwar auch nach dem Zweiten Weltkrieg einzelne Forschungs-
    zentren mit dem Angebot einer genetischen Beratung – wie z.B. in München –, aber
    für die staatliche Anerkennung musste die Humangenetik noch bis Ende der 1960er

wollte dem Ruf des eugenischen Zwangs entgegenwirken und definierte die Rolle des Beraters als Informationsvermittler. Dieser sollte auf Anfrage des Ratsuchenden medizinisch-genetische Fakten darlegen, aufgrund derer der Ratsuchende eine selbstverantwortliche Entscheidung treffen konnte. Dem Ratsuchenden soll schon zu Beginn der Beratung klar werden, dass er das Gespräch in die Hand nehmen muss. Der Berater hat die Funktion, über Fakten zu sprechen, d.h. über Umstand und mögliche Konsequenzen einer Behinderung, eines Schwangerschaftsabbruchs, einer Fehlgeburt. All diese Fakten sollen in objektivierten Daten, in einer Liste von zu bedenkenden Aspekten präsentiert werden.[524]

Eine Besonderheit dieses Konzeptes ist, dass der Berater keine sicheren prädiktiven Aussagen macht, sondern von statistischen Risiken spricht.[525] Damit steht vor allem die prädiktive genetische Beratung im Gegensatz zu beiden vorigen Diskursen. Solange der wissenschaftliche Diskurs der lehrbuchgenetischen Forschung primär von Fakten handelte, die auf molekularer Ebene identifiziert und nachvollzogen werden konnten, und solange der öffentliche Diskurs diese molekulare Ebene verständlichkeitshalber verlassen hat und in Metaphern von einer Genwirkung auf der Ebene des Phänotypus sprach, wurde in der genetischen Beratung erstens eine Diagnose auf molekularem Hintergrund gestellt, zweitens ein Zusammenhang zwischen dieser Diagnose und einem phänotypischen Merkmal mit Wahrscheinlichkeitsangaben hergestellt. Da Erkenntnisse der Lehrbuchgenetik in den meisten Fällen keine sicheren Aussagen für den Einzelfall, sondern nur die Bestimmung von Risikozahlen erlauben, liegt ein wichtiger Schwerpunkt des Beratungsgesprächs in der Klärung des genetischen Risikos.

Jahre kämpfen. Erst 1969 wurde am Forum Philippinum in Marburg beschlossen, dass zwei Beratungszentren zu Testzwecken gegründet werden: Frankfurt und Marburg. Diese wurden Anfang der 70er Jahre eingerichtet. In der DDR verlief die Gründung genetischer Beratungszentren etwa zur gleichen Zeit. Diese hatten einen anderen historischen Hintergrund im Lysenkoismus, der politisch kontrollierten Forschungsrichtung der sozialistischen Vererbungsforschung, aber das Zentralinstitut für Genetik und Kulturpflanzenforschung Gatersleben konnte durch Kontakte mit der BRD Anfang der 70er Jahre auch eine genetische Beratung einrichten. Erst nach dieser Entwicklung wurde im deutschsprachigen Raum über das Konzept der genetischen Beratung in der breiten wissenschaftlichen Öffentlichkeit diskutiert.

524 Vgl. z.B. Jungermann et al. (1981).

525 Da statistische Risiken auf individuelle Entscheidungsfindung sowohl theoretisch als auch praktisch nur schwer übertragbar sind, wird über die Art und Weise der Kommunikation von Risiken in der genetischen Beratung viel diskutiert. In einem internationalen Forschungsprojekt zur Kommunikation in der genetischen Beratung wurden drei verschiedene Strategien der Risikovermittlung beschrieben: probability-based approach, contextualised approach, complementary approach. Vgl. Julian-Reyner et al. (2003), S. 731-732.

Der Ansatz hat den Nachteil, dass er beim Streben nach Nicht-Direktivität den Ratsuchenden mit seiner Entscheidung weitgehend allein lässt.[526] Fakten, vor allem in Risikozahlen ausgedrückt, bedeuten für viele Menschen keine klare Orientierung. Ratsuchende benötigen eine Interpretation dieser Fakten. Sie fragen z.b. danach, wie sich andere Ratsuchende in dieser Situation entschieden haben, wie sich der Berater in dieser Situation verhalten würde. Dadurch, dass sie die Fakten kennen, können sie sich nicht besser entscheiden.

6.1.2. „Klientenspezifische" Empfehlungen

Als Antwort auf die Mängel der reinen und objektiven Informationsvermittlung wurde ein Konzept mit klientenspezifischen Empfehlungen entwickelt. Vertreter dieser Art von genetischer Beratung betonen, dass Ratsuchende tatsächlich nach einem guten „Rat suchen" und nie zufrieden sind, wenn der Arzt nur Risikoziffern benennt. „Die Ratsuchenden erwarten eine klare Empfehlung zum Kinderwunsch. Diese Empfehlung kann nicht nur auf Risikoziffern gegründet werden."[527] Der Berater sollte nach diesem Konzept mit einem abgeschwächten Paternalismus vorgehen. Er legt zunächst die medizinisch-genetischen Fakten dar, dann wechselt er den Ton ins Persönliche, spricht die Ratsuchenden mit einer freundlich-väterlichen Stimme an und gibt eine suggestive befürwortende oder ablehnende Empfehlung, angepasst auf die Situation des Ratsuchenden und der Familie, in der Ich-Form, z.b. „Ich an Ihrer Stelle würde sofort ohne Sorgen eine Schwangerschaft eingehen."[528] Damit versucht der Berater den Patienten die moralische Last der Entscheidung in einer schweren Konfliktsituation zu nehmen und trotzdem keine endgültigen Vorgaben zu machen. Der Patient wird nicht gezwungen und darf der Empfehlung widersprechen. In einem Rückblick auf die Praxis der genetischen Beratung wird beschrieben:

> „In 106 Fällen wurde pränatale Diagnostik durchgeführt und in 2 Fällen mußte eine Interruptio empfohlen werden. In 1 Fall mit Trisomie 21 wurde diese auch durchgeführt, in 1 Fall aber von den Ratsuchenden abgelehnt."[529]

Der Empfehlung liegt natürlich eine Wertung der Behinderung zugrunde. Diese Wertung richtet sich nach den Vorteilen für die Gesellschaft,[530] denn

---

526 Der Ansatz entspricht weitgehend dem später beschriebenen informativen Modell der Arzt-Patienten-Beziehung nach Emanuel und Emanuel. Diese Art der Beziehungsgestaltung stößt bei den führenden Bioethikern bereits 1992 eher auf Ablehnung als auf Akzeptanz. Vgl. Emanuel/ Emanuel (1992).

527 Wendt (1979), S. 12.

528 Czeizel (1983), S. 34.

529 Weil-Gerken (1982), S. 78.

530 Vgl. Czeizel (1981), S. 56.

sie trägt ja die Kosten der Beratung.[531] Die Bezeichnung „klienten-spezifisch" in der Formulierung der Empfehlung kann also nur mit einiger Kritik gesehen werden. Der Empfehlung liegt eine „medizinische Ratio-nalität" zugrunde: „Die Entscheidung zum Verzicht auf Kinder muß also letztlich aufgrund einer mehr oder weniger hohen Wahrscheinlichkeit für das Auftreten einer bestimmten Krankheit getroffen werden."[532] Daraus leitet sich auch die Zielsetzung der genetischen Beratung ab: „Hilfe zur Vermeidung der Geburt eines aus genetischen gründen kranken Kindes".[533] Der Erfolg der Beratung lässt sich demnach mit der Anzahl der verhinderten Geburten kranker Kinder und mit der Anzahl der Kinder, die ohne genetische Beratung nicht geboren wären,[534] messen.[535] Genetische Berater, die dem Ansatz „klientenspezifische" Empfehlungen folgen, gehen davon aus, dass sie in den meisten Fällen zur Schwangerschaft raten können. Insgesamt ziehen sie eine positive Bilanz, wenn sie die große Anzahl der beruhigenden Ratschläge gegen die kleinere Anzahl der Problemfälle abwägen. Auf diese Weise konnte auch im Marburger Modellversuch der Mehrzahl der ratsuchenden Paare zu eigenen Kindern geraten werden, und nur 6% der Ratsuchenden wurde diese Empfehlung mit Einschränkungen formuliert.[536]

Der Nachteil dieses Ansatzes ist, dass der Empfehlung des Beraters eine medizinische und gesellschaftspolitische Rationalität zugrunde liegt und dass eine Empfehlung immer mit einem gewissen Paternalismus verbunden ist, die aber als wissenschaftlich fundierte beste Lösung wahrgenommen wird. Diesem Paternalismus könnte der Berater mit anderen Ansätzen vorbeugen.

---

531 Die genetische Beratung wird nach diesem Modell als Präventivmedizin gesehen, die zum Vorbeugen gesellschaftlicher Lasten dienen soll: „Ein gewichtiges Argument für die Intensivierung der genetischen Beratung ergibt sich aus der Tatsache, daß die Belastbarkeit des Steuerzahlers und des Staates im Gesundheits- und Sozialbereich erreicht, ja sogar überschritten ist. [...] Für Integration, Rehabilitation und Fürsorge unserer behinderten Mitmenschen werden jährlich hohe Beträge, die in Milliardenhöhe beziffert werden, aufgewendet. Ernüchternd in diesem Zusammen-hang ist, daß wir heute und in Zukunft keine Chance haben, alle Behinderten lebenslang optimal zu betreuen. Diese Tatsachen zwingen zur Prävention." Weil-Gerken (1982), S. 8-9.

532 Wendt, (1985), S. 34.

533 Wendt (1979), S. 11.

534 In der Beratung wird nicht nur gegen, sondern auch für die Schwangerschaft beraten. Genetische Berater haben erkannt, dass viele Eltern erst durch die Beratung von einer großen Angst vor (weiteren) Komplikationen der Schwangerschaft oder Krankheiten des Kindes befreit werden und sich für ein Kind entscheiden können.

535 Mahn (1979).

536 Solche Einschränkungen waren vor allem die Empfehlung einer vorgeburtlichen Diagnostik mit Option zum Schwangerschaftsabbruch, die Einschränkung der Kinderzahl, die Planung von Kindern nur mit Partnern mit bestimmten genetischen Eigenschaften, etc. Vgl. Wendt/Cramer (1975).

6.1.3. Klientenzentrierter Interaktionsprozess mit psychotherapeutischem Hintergrund

Mitte der 1980er Jahre wurden Forschungsergebnisse psychotherapeutischer Gesprächsführung in die Praxis der genetischen Beratung integriert.[537] Das Blickfeld wurde mit sozialen Aspekten, emotionalen Dimensionen, Partnerkonflikten, Umgang mit Schicksal und psychotherapeutisch erfassten Schwierigkeiten der Entscheidung erweitert. Diesem Ansatz nach ist die genetische Beratung ein Gespräch „zwischen Experten und Nicht-Experten",[538] das die gemeinsame Lösung von Problemen der Ratsuchenden zum Ziel hat. Der Ansatz folgt zum Teil dem Konzept der Informationsvermittlung, denn insofern diese Probleme mit Erkenntnissen der Humangenetik zusammenhängen, können Experten ihr Wissen in das Gespräch einbringen. Zugleich sind Berater nur im Bereich der Genetik kompetent und sollen auf die *Be*-Wertung der Situation des Ratsuchenden verzichten. Über den ersten Ansatz der Informationsvermittlung hinaus sollte der genetische Berater aber auch Gefühle und Erfahrungen der Ratsuchenden wahrnehmen und auf diese empathisch reagieren, d.h. Verständnis für sie ausdrücken. Der Berater soll nicht bewerten, beurteilen oder gar *ver*-urteilen, vielmehr soll er dem Ratsuchenden eine akzeptierende, wertschätzende Haltung entgegenbringen und ihm eine selbstverantwortliche Entscheidung zutrauen. Er soll zu seinen Einstellungen stehen, aber er soll die Ratsuchenden nicht damit beschäftigen, was er über sie und ihre Situation denkt.[539]

Nach Jörg Schmidtke, der mit seinen Publikationen eine prägende Rolle in der deutschen Humangenetik spielt, formuliert fünf Aufgaben der genetischen Beratung: Sie soll helfen, (1) die medizinischen Fakten zu erfassen, (2) den erblichen Anteil und das Wiederholungsrisiko für bestimmte Verwandte zu begreifen, (3) die verschiedenen Möglichkeiten zu erkennen, mit diesem Risiko umzugehen, (4) eine Entscheidung zu treffen, die nicht nur dem Risiko, sondern auch den familiären Zielen, ethischen und religiösen Wertvorstellungen entspricht und schließlich (5) sich so gut wie möglich auf die Behinderung des betroffenen Familienmitglieds und/oder das Wiederholungsrisiko einzustellen.[540] Daraus wird ersichtlich, dass dieser

---

537 Vgl. Kessler (1984).
538 Der Laie ist eine unpassende Bezeichnung, meint Hartog. Diese bezieht sich auf eine frühere Unterscheidung zwischen Laien und Priester (Kleriker), die über ein Wissen verfügten, zu dem Laien prinzipiell keinen Zugang hatten. Der Zugang wurde auch durch die Sprache dieses Wissens (nämlich das Latein) eingeschränkt. Demgegenüber soll in der genetischen Beratung betont werden, dass Ratsuchenden dieser Zugang gewährt werden soll, auch wenn dies mit einer schwierigen Übersetzungsarbeit seitens der Experten verbunden ist. Vgl. Hartog (1996), S. 50.
539 Vgl. Reif/Baitsch (1986), S. 58-59.
540 Schmidtke (1997).

letzte Ansatz die Entscheidung nicht allein nach einer medizinischen oder gesellschaftlichen Rationalität mit Rücksicht auf den Schweregrad der Behinderung definiert, sondern sie erst in einem klientenzentrierten Interaktionsprozess wachsen lässt. So kommt es zur Aussage: „*Wofür* sich meine Klienten entscheiden, ist mir im Grunde unwichtig; ich habe ausschließlich Interesse an *ihnen selbst.*"[541]

Es ist selbstverständlich, dass hier über die medizinisch-genetischen Fakten hinaus die Erwartungen, Sichtweisen und das Vorwissen der Ratsuchenden eine wichtige Rolle im Beratungsgespräch spielen. Insofern spielen hier beide, der Forschungsdiskurs und der in seinen Botschaften vom Forschungsdiskurs abweichende öffentliche Diskurs, eine wichtige Rolle. Diese beiden Diskurse treffen in der genetischen Beratung aufeinander und führen nicht selten zu einem Konflikt der Sichtweisen und der Verständigung.

6.1.4. Didaktik des Beratungsgesprächs

Erwartungen, Sichtweisen und Vorwissen des Ratsuchenden bestimmen die Basis des genetischen Beratungsgesprächs. Deshalb erscheint die Prüfung und die Korrektur mancher Vorstellungen von Genetik im Beratungsgespräch manchmal dringender als der Rat selbst – und dies kommt aufgrund der einseitigen Berichterstattung in den Medien durchaus häufiger vor. Viele Berater klagen über falsches Vorwissen und falsche Erwartungen der Ratsuchenden.

> „In unserer Sprechstunde erleben wir oft Unsicherheiten und falsche Erwartungen sowohl bei den Ratsuchenden als auch bei den überweisenden Ärzten bezüglich der Funktion und der Inhalte einer genetischen Beratung."[542]

Sponholz verweist in diesem Zusammenhang auf Studien, aus denen hervorgeht, „wie gering das medizinisch-genetische Vorwissen der Klienten oft ist und wie unzutreffend die Einschätzungen von genetischen Risiken bzw. Wiederholungsrisiken sind."[543] Es gibt offensichtlich auch einen Zusammenhang

> „zwischen nicht zutreffendem Vorwissen der Klienten und ihren ‚nichterfüllbaren' Erwartungen an die genetische Beratung und/oder an pränatale Untersuchungsmöglichkeiten. Ebenfalls wird gezeigt, dass es äußerst schwierig ist, dieses Vorwissen zu korrigieren und die Klienten zum Aufgeben ihrer ‚nichterfüllbaren' Erwartungen' zu bewegen."[544]

---

541 Ebd., S. 31.
542 Medizinische Genetik Tübingen, www.uni-tuebingen.de/klinische_genetik (letzter Zugriff: 21.07.2008).
543 Sponholz (2000), S. 11.
544 Ebd.

Das öffentliche Bild der Genetik beeinflusst sowohl die Erwartungen als auch das Vorwissen, die von Ratsuchenden in das Beratungsgespräch mitgebracht werden.[545] Wenn sie nicht angemessen oder gar falsch sind, erschweren sie die Hilfestellung des Beraters zur fundierten Entscheidung.

So wichtig die Richtigstellung des Vorwissens und der Erwartungen ist, hat die genetische Beratung dennoch nicht die primäre Funktion des Genetikunterrichts.[546] Im Beratungsgespräch geht es nicht darum, bestimmte Lerninhalte zu vermitteln, sondern dem Ratsuchenden zu helfen, sein Leben besser gestalten zu können. Die Beratung würde dadurch eher nur verwirren, wenn sie dem Patienten wissenschaftlich akzeptable Denkmodelle zur Genetik vermitteln wollte. Das wäre einerseits ein überflüssiger Zeitaufwand, andererseits eine Ablenkung vom eigentlichen Ziel des Gesprächs. Der Berater darf deshalb nicht unnötig bei jedem Anlass wissenschaftlich unpräzise Bemerkungen des Ratsuchenden korrigieren. Damit stört er den Gesprächsfluss. Er muss auch eine gewisse Menge an Ungenauigkeit zulassen, ohne dass er selbst unglaubwürdig wird und seinen Expertenstatus gefährdet.[547] Was übergangen werden kann und was nicht, hängt nicht nur von der Art der Ungenauigkeit, sondern vor allem von ihrer Relevanz ab, d.h. wie zentral das angemessene Verstehen einer wissenschaftlichen Sichtweise für die Entscheidung oder für den Umgang mit einem Problem ist. Bei der Klärung der relevanten Aspekte kann ein Unterschied zwischen Vorwissen, Erwartungen und Sichtweisen des Ratsuchenden und des Beraters identifiziert werden. Sollte der Patient sich in seiner Entscheidung z.B. an einem kulturell verwurzelten genetischen Essenzialismus oder an einem genetischen Determinismus orientieren, sollte der Berater hellhörig werden. Wenn dies nämlich nach seiner Einschätzung einen Einfluss auf den Umgang des Ratsuchenden mit seinem Problem haben wird, ist es indiziert, diese Ansichten zum Thema zu machen und eventuell zu korrigieren. Dazu ist eine Transformation des Fachwissens in die „Laiensprache" notwendig.[548] Dies wird von der Deutschen Gesellschaft für Humangenetik als eine primäre Aufgabe der Beratung vorausgesetzt:

---

545 Reif/Baitsch (1986).

546 Unterschiedliche Studien zeigen, dass das genetische Beratungsgespräch als Lernsituation nicht sehr erfolgreich ist. Dies konnte unter anderem anhand von vermittelten Risikozahlen getestet werden. An diese Zahlen haben sich Ratsuchende nur in wenigen Fällen erinnert. Vgl. Hartog (1996), S. 20.

547 Ebd., S. 207.

548 Zur Verdeutlichung des Fachwissens in der Beratung haben Beratungszentren „didaktische" Mittel entwickelt, welche vor allem zur Veranschaulichung des Fachwissens dienen: Tabellen, Chromosomenbilder, Schautafeln etc. Über diese Hilfsmittel hinaus ist es üblich, dass Berater während des Beratungsgesprächs Inhalte des Fachwissens skizzieren oder aufmalen. Dennoch läuft diese Vermittlung in erster Linie verbal ab.

„Die Genetische Beratung soll einem Einzelnen oder einer Familie helfen, medizinisch-genetische Fakten zu verstehen, Entscheidungsalternativen zu bedenken und individuell angemessene Verhaltensweisen zu wählen."[549]

Die Leitlinie gibt keine weiteren Erklärungen oder Vorschläge, wie dies geschehen soll. Man geht mit gutem Grund davon aus, dass in den letzten Jahren durch die Integration der Genetik in die Alltagskultur auch ein Zuwachs an genetischem Wissen in der Öffentlichkeit zu verzeichnen ist. Bei einigen Ratsuchenden kann dieser Gesprächsteil deshalb sehr kurz ausfallen, einige andere Ratsuchende brauchen mehr Zeit für das Verstehen. Der Fokus der Erläuterung hat sich in letzter Zeit von der Klärung fundamentaler Begriffe, wie „Gen" und „DNS" auf die Klärung des Status der medizinisch-genetischen Fakten und der damit zusammenhängenden Sichtweisen verlagert. Vor allem wird die Leistung von Genen, ihre Wesentlichkeit für den Menschen und die Machbarkeit in der Genetik von vielen Ratsuchenden überschätzt.

Wie können solche Sichtweisen korrigiert und ergänzt werden? Wie werden Inhalte der Wissenschaft für Laien verständlich gemacht? Dazu bieten sich etliche Möglichkeiten an: Das Fachwissen kann veranschaulichlicht werden, so können dem Ratsuchenden z.B. Skizzen, Chromosomenbilder gezeigt werden.[550] Fachbegriffe, die das Fachwissen in einer kondensierten Form zusammenfassen, können als Definitionen erklärt werden. Beide Möglichkeiten helfen vor allem, punktuelles Fachwissen für Laien verständlich zu machen. Zur Vermittlung von komplexen Konzepten und Sichtweisen dienen im Gespräch dagegen vielmehr Antonyme, Vergleiche und fast immer auch Metaphern.

6.2. Metaphern im Diskurs der genetischen Beratung

Metaphern sind also nicht die einzigen nützlichen Sprachmittel des Beratungsgesprächs, aber sie sind für die Vermittlung von komplexen Konzepten und Sichtweisen besonders gut geeignet. Dies wurde bereits in verschiedenen Diskursanalysen der genetischen Beratung angesprochen.[551] Wann aber ist die Verwendung von Metaphern im Beratungsgespräch indiziert? Welchem Zweck sollten sie dienen? Eine kurze und prägnante Formulierung über die hier relevante Dimension der Beratungszwecke geben Reif und Baitsch:

„Bei der Analyse dieses Prozesses [des Beratungsgesprächs] müssen wir uns deshalb mit der Wahrnehmung der vermittelten Information durch die Klienten auseinandersetzen. Die Wahrnehmung der Informationen durch die Klienten wird durch kognitive und affektive Prozesse beeinflusst, die wir zusammenfassen unter

---

549 Deutsche Gesellschaft für Humangenetik e.V. (2007), S. 3.
550 Vgl. Tariverdian (1992).
551 Vgl. etwa Hartog (1996), Sponholz (2000), Wüstner (2000).

Erwartungen der Klienten an den Berater und an die Möglichkeiten der Beratung, das Vorwissen der Klienten zur Genetik allgemein und zu spezifischen Fragestellungen sowie die bisherigen Sichtweisen des Problems (hierzu gehören auch Trauer, Ängste, Schuldgefühle und Schuldzuweisungen, Beeinträchtigungen des Selbstwertgefühls sowie Wertvorstellungen, insbesondere wahrgenommene Dilemmata)."[552]

Hiermit wurden die drei wichtigsten diskursspezifischen Konzepte genannt, deren Entwicklung im Beratungsgespräch durch Metaphern gefördert werden soll: Die Metapher soll dem Klienten helfen, (1) seine Erwartungen an die Möglichkeiten der Genetik und der genetischen Beratung anzupassen, (2) sie soll das sachgerechte Verständnis der Ratsuchenden von der Krankheit fördern und (3) eine lebensbejahende Einstellung zur Krankheit oder zur eigenen Person ermöglichen oder sogar fördern. Es mag auf den ersten Blick banal erscheinen, dass solche sprachlichen Feinheiten in der Beratung kritisch bewertet werden, aber sie sind nur aus der Sicht des Beraters banal. Für den Ratsuchenden sind Metaphern des Beraters epistemisch normative Aussagen, die ihm eine Denkstruktur über Gesundheit, Krankheit, ggf. Leben und Tod vorgeben. Ratsuchende brauchen „faktisches Wissen" über Genetik, weil das die diffuse Angst bezüglich der Krankheit vermindert. Sie benötigen darüber hinaus eine Sichtweise der „Störung", mit der sie sich effektiver gegen ungerechte soziale Diskriminierung wehren und eine stärkere Selbstachtung aufbauen können. Dies entsteht aber nicht bloß durch Erklärung, sondern gerade durch „nebensächliche" Sprachelemente, die genetische „Störungen" in ihrer metaphorischen Kohärenz nicht (ver-)urteilend, sondern wertschätzend benennen.

Metaphern werden in diesem Diskurs befürwortet, wenn sie im Beratungsgespräch und in der Reflexion des Ratsuchenden demnach (1) eine nachvollziehbare Erwartung, (2) das wissenschaftlich korrekte Verständnis der Krankheit und (3) eine lebensfreundliche Einstellung generell und gegenüber der Krankheit fördern. Die Offenheit des metaphorischen Konzeptes gilt hier im Gegensatz zum Forschungsdiskurs nicht als Vorteil. Abgelehnt werden auch hier die Metaphern, die eine Sonderbotschaft tragen oder andeuten, also eine Sichtweise vermitteln, die der Genetik mehr Erklärungsanspruch einräumt, als sie eigentlich leisten kann.

Die qualitative Diskursanalyse, aus der die Ergebnisse stammen, basiert auf Hospitationen in vier humangenetischen Beratungszentren in Deutschland und Rollenspielen mit genetischen Beratern in drei von diesen vier Beratungszentren.[553] Die Hospitationen können aus Gründen des

---

552 Reif/Baitsch (1986), S. 66-67.

553 Die Hospitationen decken ein breites Spektrum an genetischen Störungen ab. Aus ethischen und organisatorischen Gründen wurden sie aber nicht aufgezeichnet. Durch die Aufnahme hätte man die Integrität des Beratungsgesprächs gestört, und die unterschiedlichen Fälle hätten kein vergleichbares Material geliefert. Um

Datenschutzes nicht wortgetreu zitiert werden, Rollenspiele wurden hingegen digital aufgenommen und als Verbatimtexte verwendet.[554] Diese Sammlung wurde mit einigen Texten aus der Fachliteratur, die Zeitschrift „Medizinische Genetik" (Medgen), Jahrgänge von 2001 bis 2005, verglichen und ergänzt.[555]

Aufgrund dieser Texte wird zunächst gezeigt, dass die meisten Metaphern in der genetischen Beratung vom Berater eingesetzt werden, um relevante Zusammenhänge und Strukturen des Fachwissens anhand eines anderen, dem Ratsuchenden näher stehenden Alltagswissens zu erläutern. Die Metaphern haben aber nicht nur eine illustrative, sondern zugleich eine konstitutive und somit auch eine normative Wirkung. Es wurde in der Studie auch ersichtlich, dass der Berater seine Metaphern nicht frei aussucht, sondern dass er hierbei regelmäßig aus dem „Metaphern-Repertoire" seiner Fachsprache schöpft. Deshalb überrascht es nicht mehr, dass auch in diesem Diskurs die Trias von Text-, Maschinen- und Aktivitäts-Metaphern am häufigsten entdeckt wird. Die Analyse teilt sich nach diesen Leitmetaphern in drei Einheiten.

---

dennoch aufgezeichnetes Tonbandmaterial zur Verfügung zu stellen, wurden Rollenspiele mit standardisierter Ausgangssituation entworfen: Der virtuellen genetischen Beratung lag eine Diagnose der Myotonischen Dystrophie vom Vater des Ratsuchenden vor. Der Ratsuchende ließ sich beraten, ob er eine genetische Untersuchung durchführen soll. Die Entscheidung für die Myotonische Dystrophie als Beispiel hatte zwei Gründe: Es sollte eine molekulargenetisch verstandene und häufig vorkommende Störung gewählt werden, damit (1) Berater im Beratungsgespräch den Impuls haben, über die genetischen Grundlagen zu erzählen und damit (2) die meisten Berater die Grundsituation aus ihrer Erfahrung kennen. Die Grundsituation musste nur in zwei Fällen geändert werden, weil der Berater mit der Myotonen Dystrophie nicht ausreichend vertraut war. Es wurden insgesamt 13 solcher Rollenspiele nach dem Modell der üblichen genetischen Beratungen jeweils zwischen dem Autor und einem genetischen Berater oder einer genetischen Beraterin durchgespielt und ausgewertet.

554 Zitate wurden anonym behandelt und sind nur durch einen Code identifizierbar. Die Codierung folgt der Aufteilung zwischen Hospitationen (H) und Rollenspielen (R) sowie einer Zahl von zwei Ziffern. Die erste Ziffer ist die Nummer des Beratungszentrums, die zweite die Nummer des Beraters.

555 Die Zeitschrift ist das Organ der Deutschen Gesellschaft für Humangenetik, der Österreichischen Gesellschaft für Humangenetik und der Schweizerischen Gesellschaft für Medizinische Genetik sowie des Berufsverbandes Deutscher Humangenetiker. Als solche enthält sie auch Berichte und Ankündigungen aus dem Leben der Gesellschaft, z.B. zu Tagungen, sowie Leitlinien und Stellungnahmen. Es wurden zur Analyse aber nur Artikel ausgewählt, die zum Thema des jeweiligen Heftes veröffentlicht wurden. Der Umfang der Daten der fünf Jahre könnte trotz dieser Einschränkungen sogar manche quantitative Aussage erlauben.

6.2.1. Text-Metaphern

Die häufigsten illustrativen Metaphern der genetischen Beratung sind Text-Metaphern. Texte sind aber meistens keine Texte im abstrakten Sinne, sondern sie werden im Gespräch zu konkreten Büchern, Artikeln, Briefen oder Handschriften. In einer Beratung wurde die Text-Metapher ausführlich erklärt:

> „Bildlich dargestellt, diese Chromosome stellen wir uns vor als verschiedene Bücher im Regal, wobei wir dann jeweils zwei gleiche Ausgaben haben. Ja? Man hat jeweils eines dieser Chromosome von dem Vater und eins von der Mutter geerbt. Von der Vorstellung her, wir haben 23 verschiedene Bücher, wobei zwei jeweils gleich sind, also insgesamt 46 [...] Gehen wir mit diesen Büchern weiter. Dann sind, wenn Sie ein Buch aufschlagen, schauen Sie in die Inhaltsangabe, Sie sehen, Bücher sind in Kapitel unterteilt. So etwa können wir uns vorstellen, das was wir hier sehen, wir sehen nämlich nach der Färbung Bereiche, die dunkler sind und Bereiche, die heller sind. Das sind die Banden. Und innerhalb dieser Banden, diese Banden werden jetzt die Kapitel, da haben wir verschiedene Gene. Gene wären in einem Kapitel einzelne Abschnitte. Und diese einzelnen Abschnitte sagen uns etwas, geben uns eine Bauanleitung für ein bestimmtes Eiweiß. Und das Eiweiß hat dann eine Funktion in der Zelle."[556]

Am Kontext der Metapher beziehungsweise am Hin- und Herspringen der Erklärung zwischen Text-Metapher und Genetik erkennt man, dass der Berater mit diesen Begriffen auch in seiner Fachsprache vertraut ist und dass diese mit der Sprache der Lehrbuchgenetik, die beim Berater als Ausbildungsgrundlage anzunehmen ist, kompatibel sind. Die zwei parallelen Beschreibungen sind weitgehend austauschbar. Text-Metaphern haben sich im Diskurs der genetischen Beratung unter anderem deshalb bewährt, weil sie sowohl dem Fachjargon des Beraters als auch der Alltagssprache des Ratsuchenden nahe stehen. Die eindimensionale Struktur des Textes kann darüber hinaus eine vertraute Analogie für den Ratsuchenden darstellen, sodass es möglich ist, eine Bedeutung zu tragen oder zu speichern.

Mit dieser scheinbar einheitlichen Metapher kann der Berater dennoch unterschiedliche Vorstellungen zum Ausdruck bringen. Mit derselben Metapher können unterschiedliche Wesenszüge des Textes und dadurch unterschiedliche Vorstellungen über Genetik verdeutlicht werden. Mal drückt der Text ein 1 : 1-Verhältnis zwischen Textabschnitt und Bedeutung, d.h. „DNS-Abschnitt" und Merkmal aus, mal vermittelt er den Eindruck von enormer Komplexität.

> „So wie das Morse-Alphabet, Punkt, Strich und Abstand das Alphabet codiert, mit relativ einfachen Symbolen, so gibt auch die Reihenfolge dieser Bausteine in der DNS eine bestimmte Vorgabe, wie ein Gen, ein Eiweißkörper nachher zusammengesetzt ist. [...] CTG – CTG – CTG und CTG – CTG – CTG. [schreibt die Buchstaben auf] Das wären zwar unterschiedliche aber noch normale Gene."[557]

---

556 R 33.
557 R 11.

„Eine Mutation sieht so aus, dass ein Buchstabe des genetischen Codes ausgetauscht wird."[558]

„Also Chromosomen sind letztlich Träger von Informationen. Diese stehen aneinandergereiht, wie die Telefonnummern im Telefonbuch. Wenn Sie eine Nummer im Telefonbuch falsch drin stehen haben, oder gar nicht drin stehen haben, werden Sie diese Person nicht anrufen können. Ja? Das heißt also, ja, es kann also vorkommen, dass eine Zelle eine bestimmte Funktion nicht erfüllen kann."[559]

„Gene sind wie ein Lexikon in Bänden gesammelt. Jedes Band entspricht einem Chromosom, das viele Gene in einer bestimmten Reihenfolge enthält. Diese Gene sind in ihrer Funktion nicht ganz allein, sondern durch Querverweise miteinander verlinkt."[560]

Zwar sind das formal alles Text-Metaphern, ihre Botschaft ist jeweils anders. In diesen Beispielen wird eine Struktur erklärt, in der einzelne Elemente selbständig funktionieren. Diese können durch Veränderungen auch Veränderungen auf der Merkmalsebene bewirken. Das Denkmodell trifft nur auf ganz wenige Erbkrankheiten zu, deshalb sollte der Anwendungsbereich dieser Erklärungen im Beratungsgespräch auf diese wenigen Krankheiten eingeschränkt werden. Ein weiteres Argument für die Vermeidung dieser Text-Metapher ist, dass sie mögliche falsche Erwartungen gegenüber der Genetik erwecken kann. Wenn ein Patient davon ausgeht, dass ein Buchstabe des genetischen Codes auf irgendeine Weise ausgetauscht werden kann und dies allein den Unterschied zwischen gesund und krank ausmacht, wird er sich möglicherweise Hoffnungen machen, dass dies einmal bei ihm oder bei seinen Kindern möglich und dann er oder sein Kind gesund sein könne. Selbst bei monokausalen genetischen Krankheiten sind diese Visionen überzogen, weil sie die Komplexität des Organismus nicht berücksichtigen. Wenn es möglich wäre, diesen „Buchstaben" auszutauschen, wäre es nicht gesichert, dass der Betroffene gesund sein würde, denn die Veränderung kann viele andere Konsequenzen haben. Dieses 1 : 1 Verhältnis zwischen Gen und Merkmal wurde in den letzten Jahrzehnten bei immer mehr Krankheiten relativiert. Es wurden zusätzliche Faktoren bestimmt, andere beteiligte Gene erkannt oder eine relative Korrelation festgestellt. Das spricht gegen die Verwendung dieser Metapher. Darüber hinaus enthält diese Art der Text-Metapher eine Botschaft über die Einstellung des Ratsuchenden zur Krankheit und zu sich selbst. Er könnte sich aufgrund der Metapher durch das Gen stigmatisiert und weniger wertvoll fühlen.

Der Ausschnitt aus dem Beratungsgespräch H 14 stellt eine alternative Struktur dar, die bei mehreren genetischen Krankheiten eingesetzt werden kann. Ein mehrbändiges Lexikon lässt mehr Deutungsraum zu. Wenn in einem Artikel eine bestimmte Aussage nicht steht, kann sie noch durch

---

558 R 25.
559 H 41.
560 H 14.

Querverweise vielleicht in einem anderen Band gefunden werden. Die grundlegende Idee ist hier das Netzwerk. Es geht also nur scheinbar um eine Text-Metapher, in Wirklichkeit wurde eine Netzwerk-Metapher als Text-Metapher umformuliert.[561] Ein weiterer Vorteil der Lexikon-Metapher ist, dass sie auf Phänomene der Genetik Rücksicht nimmt, die bis jetzt auf der molekularen Ebene nicht erfasst wurden, und deshalb als „Text" keine Erklärung haben. Ihr Nachteil ist, dass sie im Prinzip nur die Ebene der Molekulargenetik kennt und durch ihren schwachen „Gendeterminismus" die Möglichkeit der Umwelteinflüsse ausschließt. Dies mag für die anderen zwei Aufgaben der Metapher relevant sein. Wenn Ratsuchende durch die Diagnose die Beeinträchtigung des Selbstwertgefühls erleiden, soll der Berater eine erklärende Ergänzung hinzufügen, die verdeutlicht, dass aufgrund von genetischen Eigenschaften nicht das gesamte Leben bewertet werden kann. Es gibt Text-Metaphern, die eine solche Öffnung der Perspektiven beinhalten und trotzdem nicht zu kompliziert sind. Diesem Kriterium entspricht z.B. das „Kochrezept".

> „Ja, ich muss / ich muss von der anderen Stelle alles anfangen. Sie wissen vielleicht, dass man alle Erbanlagen doppelt hat? Nicht? Man bekommt für die / jede einzelne Erbinformation kann man sich eigentlich vorstellen wie ein Kochrezept. Bekommt man immer zwei Ausfertigungen, eine vom Vater und eine von der Mutter. Ja? Und nun gibt es Situationen, bei denen Erkrankungen dann eintreten, wenn für irgendein solches Rezept, meistens wissen wir es nicht, sondern wir sehen nur die Folgen, wenn es fehlt, äh, die Information vollständig weg ist. Wenn da gar keine Information dafür da ist. Wenn das Rezept fehlt sozusagen."[562]

> „Ein Gen ist letztlich nichts anderes als ein Rezept aus einzelnen Sätzen und Wörtern bestehend, die Wörter da wiederum bestehen aus einzelnen Buchstaben. Das Rezept wird von vorne nach hinten gelesen. [...] Eine Trinukleotidrepeat ist eine kleine Sequenz, wo sich immer wieder drei Buchstaben wiederholen. [...] Diese Rezepte, diese Gene, bestehen letztlich aus einer Kombination von vier Buchstaben und die Art der Reihenfolge bestimmt, für was diese Rezepte letztlich stehen, wozu sie, woran sie übersetzt werden. Wir haben T, A, G und C als vier Möglichkeiten, und Trinukleotid bedeutet, ein Nukleotid bedeutet einen Buchstaben, tri also Trinukleotid bedeutet drei Buchstaben."[563]

Diese Text-Metapher ist in der Erklärung der Genetik zu verschiedenen Leistungen fähig, denn das Kochrezept erlaubt einen wertoffenen Bezug zum Leben insgesamt und identifiziert nur einen Bereich, der in der Genetik oder in der genetischen Beratung angesprochen wird. Das Kochrezept impliziert, dass aus dem Genom Verschiedenes herauskommen kann. Es

---

561 Andere Beispiele für die Umformulierung einer Metapher in eine andere werden in diesem Abschnitt unter der Perlen-Metapher und im nächsten Abschnitt unter Maschinen-Metaphern gezeigt. Der Umformulierung liegt in allen drei Beispielen die Hoffnung zugrunde, dass ein komplexer Gedanke, der in diesem Fall selbst metaphorisch ist, durch ein lebensnahes Beispiel auf das wesentliche vereinfacht und besser erläutert werden kann.

562 Hartog (1996), S. 222-223.

563 R 32.

kann nicht nach wissenschaftlichen Kriterien standardisiert werden, wie die Botschaft mancher Metaphern dies denkbar macht. Weder das Ergebnis, noch der Geschmack ist aus den Sätzen und Wörtern zu erschließen. Nur der gesamte Kontext ergibt einen Sinn, und die Realisierung hängt nicht nur vom Rezept, sondern auch von der Umwelt, der Qualität der Zutaten ab. Wenn Ratsuchende über ihre Probleme außerhalb der Beratungssituation in dieser Struktur weiterdenken, bietet die Metapher eine Reihe von Interpretationsebenen an, die sie alle einmal in die Deutung ihrer Krankheit und ihres Lebens mit einbeziehen können, ohne zu einem falschen Determinismus zu kommen. Bei vielen, vor allem multifaktoriellen Krankheiten ist diese Metapher für die Klärung der Sachlage bestens geeignet. Ihre Offenheit kann jedoch bei der Erklärung von monogenen Erbkrankheiten eher ein Nachteil sein.

Nach dieser Analyse leuchtet es ein, dass unterschiedliche genetische Krankheiten unterschiedliche metaphorische Erklärungen brauchen. Diese sollen auch angepasst werden an Erwartungen und Sichtweisen der Ratsuchenden. Für die Einstellung zur Krankheit ist mitunter relevant, welche konkreten Bilder in einer Text-Metapher verwendet werden.

Zu einer weiteren Dimension der richtigen Metaphernwahl gehört die Verwendung von positiv besetzten Bildern. Für die Erklärung der Trinukleotid-Repeat-Erkrankungen wurde in einer Beratung folgende Text-Metapher benutzt:

> „In diesem Absatz haben wir einzelne Sätze, einzelne Sätze bestehen aus einzelnen Wörtern, ein einzelnes Wort kann auch immer wiederholt werden. Wenn ich beispielsweise eine Landschaft beschreibe, kann ich sagen, die Wiese hat viele Blumen, kann es aber auch beschreiben, indem ich sage, die Wiese hat viele viele viele Blumen. Sodass ich ein Wort immer wieder wiederhole. Das ist dieser Teil, die Repeats, da wiederholt sich etwas. Und Trinukleotid bedeutet auf der Ebene des Gens habe ich eine Sequenz aus drei Bausteinen: CTG, da kann man sich die Namen für die einzelnen Basen als Buchstaben vorstellen. Diese CTG, also diese drei Buchstaben würden das Wort ‚viele' ergeben."[564]

Die Vermehrung des Adjektivs „viele" in einem Satz veranschaulicht die Analogie zur Vermehrung der CTG-Trinukleotide. Die Existenz dieser Trinukleotide ist keineswegs nachteilig für den Organismus, wie die Beschreibung der Landschaft am Adjektiv „viele" nicht leiden muss. Allerdings kann das Adjektiv – wie das Trinukleotid – immer störender empfunden werden, wenn es zu oft wiederholt wird, bis die Wiederholungen den Text – in diesem Fall die DNS-Sequenz – ganz unverständlich machen. Die Metapher fasst die Proportionalität und den Schweregrad der durch die Wiederholung zu erwartenden Störungen hervorragend zusammen. Sie ist nicht nur eine Veranschaulichung, sondern sie kann konstitutiv für die Krankheit verstanden werden. Das gesamte Bild der Metapher bleibt positiv besetzt. Wiese und Blumen sind Symbole für die

---

564 R 33.

Basis einer gesunden Erbanlage. Wenn der Ratsuchende sich mit dem metaphorischen Bild identifiziert, wird er durch die Metapher nicht zu einem verminderten Selbstwertgefühl kommen. Die Kongruenz muss aber auch hier gewahrt werden: Eine positive Metapher wie z.B. die „Perle" für die Erklärung eines „kranken Gens" verbessert die Einstellung der Ratsuchenden zu einem Gen nicht.[565] Angemessener ist im entsprechenden Kontext die eher neutrale Baustein-Metapher, die von ihrer vermittelten Struktur her auch zur Text-Metapher gezählt werden kann. Beide beinhalten die Annahme einer eindimensional gespeicherten Information, die stückweise gedeutet werden kann, und gehören somit beide zum Typus der Telefonnummer-Metapher.

6.2.2. Maschinen-Metaphern

Metaphern in der genetischen Beratung sind nicht einfach richtig oder falsch, sie können höchstens mehr oder weniger angemessen sein, je nachdem, bei welcher Erbkrankheit sie eingesetzt werden, wie nahe sie der Erfahrungswelt der Ratsuchenden stehen und welche Einstellung sie zur Krankheit vermitteln. Viele Maschinenmodelle aus dem Alltag können deshalb für die metaphorische Verwendung in der Beratung hilfreich sein. Das meistverwendete Maschinen-Modell ist die Kassette als eine Tonband- oder Videokassette.

> „Das was ich hier zu erklären versuche, ist wie eine Tonbandkassette. Wir können die Chromosomen zählen, wie wir die Kassetten zählen, aber dann nicht die Information lesen, die in dem Chromosom drin ist. Wenn Sie ein Tonband sehen, erst mal, und nicht die technischen Hilfsmittel eines Tonbandgerätes und Lautsprecher haben, dann können Sie die Information nicht lesen. Und beim Überspielen, also Verdoppeln einer Tonbandkassette von einem zum anderen Gerät, enthält dann die Kopie die gleiche Information. Und wenn inzwischen das Telefon klingelt, dann hat die Kopie eine Störung, die Sie auf dem Tonband nicht sehen, daher kann ich es auch bei den Chromosomen mikroskopisch nicht sehen. Mit einem genetischen Test kann man das weiter abklären."[566]

Das Tonband oder das Band einer Videokassette ist nicht die Maschine selbst. Sie setzt eine andere Maschine voraus, die sie „lesen" kann. Sie folgt also einerseits der Vorstellung des Textes, denn sie bezieht sich auf eine eindimensionale Speicherung der Information, andererseits ist die mit der Struktur der Computer-Metapher verbunden, die eine Software und eine Hardware unterscheiden lässt. Diese Unterscheidung enthält die Botschaft,

---

565 Diese Metapher hat alte Wurzeln im Diskurs der Lehrbuchgenetik (vgl. Sturtevant und die Drosophila-Schule), sie wird in diesem Diskurs öfters verwendet. Sie ist letztlich nichts anderes als eine Umformulierung und Vereinfachung der Text-Metapher.

566 R 11.

dass die Software zwar auf den Körper Einfluss nimmt, sich aber von ihm doch unterscheidet.

Die Kassetten-Metapher kann den Mechanismus von manchen Erbkrankheiten gut beleuchten, z.B. Punktmutationen, Deletionen oder Trinukleotid-Repeat-Erkrankungen wie Chorea Huntington oder die Myotonische Dystrophie. Bei diesen Erkrankungen geht es tatsächlich um eine eindimensionale Strukturveränderung. Diese eindimensionale Darstellung ist jedoch nicht immer angemessen, denn die Mehrzahl der genetischen Störungen lässt sich nicht auf eine solche Veränderung zurückführen, sondern ist durch eine Vielzahl von komplexen Veränderungen bedingt. Die Metapher der Tonbandkassette mag dann zwar einen möglichen genetischen Mechanismus für den Patienten verdeutlichen, aus der Metapher leitet er aber weder ein besseres Verständnis seiner Krankheit, noch bessere Einstellungen für den Umgang mit ihr ab. Die Kassette wurde in der genetischen Beratung zwar zu einem traditionellen Erklärungsmodell, sie ist aber durch die Verschiebung der Grundkonzepte der Genetik in den letzten Jahren bis Jahrzehnten heute nicht mehr bei allen Erbkrankheiten angemessen.

Andere Maschinen-Leitmetaphern stellen das Erbgut oder die Zelle selbst als die Maschine dar, die externe Aufgaben wahrnimmt:

> „Das ist halt einfach ein schwieriger Entwicklungsprozess, wo viel zusammenwirken muss, ums mal, Herr Schmidt, aus ihrem Beruf... Wenn da / um so ein Beispiel zu nehmen aus ihrem Beruf, wenn eine Maschine gemacht werden muss, dann müssen tausenderlei Handgriffe zusammenwirken. Zur richtigen Zeit muss was gemacht werden. Wenn nur an irgendeiner Stelle was net richtig mal macht durch Zufall, dann entsteht ein Defekt. Insofern muss man sagen, das kommt also ziemlich, also verhältnismäßig häufig vor. Viele Menschen haben so kleine Schäden, ohne dass man weiß, oder dass man merkt."[567]

Der Berater verwendet hier die Maschinen-Metapher, um den „schwierigen Entwicklungsprozess" zu erklären. Er versucht durch die Metapher die Komplexität des Prozesses zu betonen. Damit steht im Zusammenhang, dass er von „tausenderlei Handgriffen" spricht, die „zusammenwirken". Er verwendet Wörter, die auf eine Maschine hinweisen, z.B. „Defekt". Bei Menschen verwendet der Berater für das gleiche Phänomen das Wort „Schäden". Für den didaktischen Erfolg dieser Metapher ist wichtig, dass die Erklärung nach einem metaphorischen Denkmodell möglichst konsequent durchgezogen wird. Bevor die Maschinen-Metapher in das Beratungsgespräch eingeführt wird, sollen ihre Erklärungsleistung und die Grenzen dieser Leistung vom Berater erfasst werden, damit er durch die Metapher keine unangemessenen Interpretationen, wie z.B. einen genetischen Determinismus oder genetischen Essenzialismus fördert.[568] Im

---

567 Hartog (1996), S. 220.
568 Ausschließen kann der Berater diese Deutungen nicht, aber durch seine Metaphern kann er kalkulierte Deutungsmodelle verwenden, die in seinem Kulturkreis und in

Beispiel beruft sich der Berater darauf, dass er eine Metapher aus der Berufswelt des Ratsuchenden heranzieht. Das tut er nur scheinbar, denn er bleibt im metaphorischen Rahmen seines eigenen Berufs. Die Maschinen-Metapher wird als Leitmetapher aus der Lehrbuchgenetik übernommen und im Diskurs der Beratung von Beratern verwendet. Trotzdem können diese kleinen Bemerkungen pädagogisch hilfreich sein, wenn sie das Ziel haben, die Aufmerksamkeit des Ratsuchenden zu wecken und die Metaphern nach dessen Wahrnehmung mitzuinterpretieren. Für die eigentliche Herkunft dieser Metaphern lassen sich zahllose Beispiele aus der *Medizinischen Genetik* bringen. Manchmal erscheinen sie direkt im Text: „Zusammen mit der zyklinabhängigen Kinase CDK4, Cyclin D1 und deren Inhibitor p16INK4 bildet es einen zentralen Teil der Maschinerie, die den Zellzyklus reguliert."[569] In anderen Beschreibungen funktioniert die Maschinen-Metapher nur als Leitmetapher und erscheint nicht im Text. Sie leitet trotzdem die Vorstellung:

> „Wir sind ner Umgebungsstrahlung ausgesetzt. Das heißt, ne Belastung von etwa einem Drittel rad macht jeder / verarbeitet jeder von uns pro Jahr. Das heißt, dass sich die Biologie seit, ja, also seit sie da ist letztendlich mit diesem Problem auseinandersetzt und deshalb Mechanismen da sind, die dafür sorgen, dass Strahlenschäden, die eintreten, die immer eintreten, ja, dass die repariert werden können. Ja? Das heißt, es gibt eben Reparatursysteme / Reparaturmechanismen, die diese gesetzten Strahlenschäden wieder reparieren können. So dass es letztendlich net um die Frage geht, ist das Erbgut damals verändert worden, sondern es geht um die Frage, äh ist das, was damals verändert wurde, wieder repariert worden, ja."[570]

Die Leitmetapher „Maschine" stellt in diesem Beispieltext Prozesse in der Zelle im Sinne einer Maschine als Reparatursystem dar, die zu einem bestimmten Grad sogar Strahlung entgegenwirken kann. Diese Maschine wird explizit nicht genannt, dennoch ist sie als Leitmetapher hinter der Beschreibung präsent. In anderen Beispielen wird die gleiche Gedanken-struktur mit Metaphern der Aktivität zum Ausdruck gebracht. Das leitet zum letzten metaphorischen Konzept über.

6.2.3. Personen-Metaphern

Die Fachsprache des Humangenetikers unterscheidet sich von der des Lehrbuchgenetikers etwas vereinfacht darin, dass der Humangenetiker notwendigerweise danach strebt, aus den Zusammenhängen der subzellu-lären „Genetik" Risikoangaben zu Krankheiten zu ziehen, während der Lehrbuchgenetiker in seiner Beschreibung oft auf molekularer Ebene bleibt,

---

der bekannten Erfahrungswelt des Ratsuchenden eher lebensfreundliche Ein-stellungen fördern.
569 Medgen 14 (2002), S. 141.
570 Hartog (1996), S. 219.

molekulare Gesetzmäßigkeiten beschreibt und nicht ausschließlich nach Krankheiten, sondern nach jeder Art von Erbmechanismen forscht. Die Sprache des genetischen Beraters kennt die Aktivitäts-Metaphern, diese kommen aber häufiger im Grenzgebiet der Humangenetik und der Lehrbuchgenetik vor.

> „Die Inaktivierung von Tumorsuppressorgenen spielt eine bedeutendere Rolle in der Karzinogenese von soliden Tumoren als die Aktivierung von Onkogenen."[571]

> „Entwicklung und Wachstum des Skeletts sind genetisch determinierte Vorgänge, die sich in verschiedene Entwicklungsphasen einteilen lassen. Zunächst kommt es gesteuert durch Gene der Musterbildung zur Festlegung von Form, Gestalt und Anzahl einzelner Knochen."[572]

In der genetischen Beratung sind Aktivitäts-Metaphern eher selten. Ein wichtiges Beispiel für eine Personen-Metapher soll hier dennoch erwähnt werden, denn diese Metapher hat hier über die illustrative Funktion hinaus noch eine gut gelungene konstitutive Rolle. Es geht um die Polizisten-Metapher.

> „Das, was wir da suchen, sind drei Gene. Das heißt nicht, wenn wir was finden, dass Sie erkranken werden, im Gegenteil. Wenn sie laut Diagnose dort sind, dann haben sie einen Schutz gegen Dickdarmkrebs. Diese drei Gene haben eine Funktion wie die Polizisten. Wenn Sie drei Polizisten haben, die aufpassen, dass nichts passiert, heißt es nicht, dass Sie ganz sicher sein können, dass bei Ihnen nicht eingebrochen wird, aber Ihre Chancen sind gut, dass die drei Polizisten den Einbruch verhindern. Wenn Sie nur zwei oder nur einen von diesen Polizisten haben, können wir auch nicht sagen, dass bei Ihnen unbedingt eingebrochen wird, und schon gar nicht, wann. Deshalb ist es wichtig, wenn die Diagnose unsere Vermutung bestätigt, dass Sie jährlich zur Früherkennungsuntersuchung gehen, denn Tumoren entstehen langsam und wenn sie rechtzeitig erkannt werden, kann man sie noch entfernen."[573]

In diesem Beispiel geht es um eine Beratung bei Verdacht auf familiärem Darmkrebs. Das hier untersuchte Gen verfügt über eine besondere Art von Aktivität. Metaphorisch wird ihm in der Fachliteratur eine Funktion des „Repressors" gegen krankheitsverursachende Gene zugeschrieben, wenn es funktionstüchtig ist, verhindert es die Entstehung der Krankheit. Durch die Polizisten-Metapher vermittelt der Berater dem Ratsuchenden nicht nur ein wissenschaftlich plausibles Modell über das Verhältnis von DNS-Reparaturgenen und Krankheit, sondern er kann das Nicht-Genetische mit einer positiven Deutung in die Metapher integrieren. Der Träger dieser genetischen Veränderung wird durch die Metapher nicht stigmatisiert, als wäre er Träger von kleinen bösen „Terroristen-Männchen". Seine „Männchen" sind gut. Er braucht keine Schuldgefühle zu entwickeln, denn er hat nur Gutes in sich, aber dieses Gute ist gegen die Last der Umwelt möglicherweise zu schwach. Diese Metapher berücksichtigt also nicht nur den

---

571 Medgen 14 (2002), S. 71.
572 Medgen 16 (2004), S. 5.
573 H 31.

Wissensbedarf des Ratsuchenden, sondern auch seine positive Haltung und die Förderung einer lebensfreundlichen Sichtweise. Diese Metapher steht in Kontrast zur Maschinen-Metapher bei Jennifer Hartog,[574] deren Botschaft nur einen Reparaturmechanismus beinhaltet und das Erbgut als Maschine darstellt, die einen „Defekt" haben kann. Was die Polizisten im Gegensatz zur deterministischen Maschine schaffen, ist eine Ebene über den Genen, auf welcher der Patient unabhängig von der Diagnose seine eigene Position zum Geschehen entwickeln kann. Ihm öffnen sich Möglichkeiten, die Prozesse in gewisser Weise zu beeinflussen, und was er auf jeden Fall machen kann, ist die Distanzierung von der Diagnose anstatt einem genetischen Essenzialismus zu folgen. Die Polizisten-Metapher ermöglicht in diesem Zusammenhang eine viel positivere und weniger deterministische Sichtweise als die Maschinen-Metapher. Dies ist umso wichtiger, weil die Mehrzahl der Ratsuchenden die Rolle der Gene in der Entstehung von Krebs weit überschätzt und unter großer Angst in die Beratung kommt.

Die Veränderung der Sichtweisen und Einstellungen der Ratsuchenden – wie die sachliche Wissensvermittlung zur Krankheit – ist kein notwendiger Bestandteil des Beratungsgesprächs, aber sie ist in manchen Fällen doch indiziert.[575] Das ist durchaus eine schwierige Angelegenheit, dennoch bieten sich Möglichkeiten an, die eindeutig eine lebensfreundlichere Sichtweise fördern, die einen besseren Umgang mit Ängsten, Schuld und Beeinträchtigung des Selbstwertgefühls ermöglichen. Dies ist unter anderem deshalb wichtig, weil durch positive metaphorische Beschreibungen gegen die negativen Mitteilungen zur Diagnose ein Ausgleich in der Interaktion geschaffen werden kann. Natürlich sind solche Formulierungen nicht standardisierbar. Sie sollen an die identifizierten Bedürfnisse, Vorkenntnisse und kognitiven Fähigkeiten der Ratsuchenden angepasst werden. Die folgenden künstlich erstellten Beispiele modellieren die Leistungen von Metaphern in Bezug auf die positive Veränderung der Sichtweisen bei häufigen Problemen.

6.2.4. Umgang mit Schuldgefühlen und Schuldzuweisungen

Viele Erbkrankheiten können bei Erwachsenen durch entwickelte Diagnosetechniken relativ leicht identifiziert werden. Auch das Mitteilen des Risikos ist nicht die größte Herausforderung des genetischen Beraters. Das im Risiko erfasste Problem trifft immer den einzelnen Menschen. Er wird

---

574 Hartog (1996), S. 219-220.
575 Die Korrektur der Tendenz des öffentlichen Diskurses über Genetik, die vielfach reduktionistische, deterministische und deshalb lebenshinderliche Sichtweisen und Einstellungen der Öffentlichkeit fördert, soll nicht systematisch durch die genetische Beratung erfolgen. Doch wenn Berater ein Problem im Zusammenhang mit Genetik identifizieren, sollen sie darauf eingehen.

mit dem Begriff des statistischen Zufalls, der ihn getroffen hat, selten zufrieden sein. Vielmehr sucht er nach einer Erklärung, warum das Problem gerade ihn und nicht andere getroffen hat. Vernunftargumente gegen diese Haltung greifen hier wenig. So unvernünftig dies dem genetischen Experten auch erscheint – er geht davon aus, dass jeder Mensch die rezessiven Anlagen für drei bis vier schwere Erbkrankheiten in sich trägt, und das kann rational nach einem Zufallsprinzip jeden treffen – können Ratsuchende doch das Prinzip Zufall schwer nachvollziehen und suchen ständig nach irgendwelchen Gründen. Zufall ist für den Menschen keine befriedigende Antwort auf die Frage „Warum?". Der Zufall passiert auf der genetischen Ebene, die für Laien nicht nachvollziehbar ist. Vielmehr deuten sie diese Größen in die Größen ihrer Erfahrungswelt um. Der „gute Berater" geht dieser Deutung entgegen. Eine Metapher kann durch ihre knappe narrative Art einen Denkrahmen schaffen, der aus der Situation entstandene Schuldgefühle zu mildern vermag. Dies wird an einem Beispiel von Kerstin Wüstner gezeigt. Sie befragte einige Zeit nach der Beratung das Ehepaar Ceh, das ein Kind mit Williams-Beuren-Syndrom hatte. Wüstner wollte wissen, wie das Ehepaar mit dem Problem umgeht. Ihnen wurde in der Beratung deutlich gemacht, dass die Krankheit eine Neumutation ist, für die niemand etwas kann.[576] Frau Ceh formuliert ihre Position wie folgt:

> „Kein Mensch kann was dafür. [...] Aber wenn es irgendwie von uns kommt, dann muss es von Dir kommen. In meiner Verwandtschaft ist nichts! [...] Ich meine, ich mache ihm wirklich keine Vorwürfe, es kann ja kein Mensch was dafür. Aber wenn es von einem von uns kommt, dann muss es von ihm kommen."[577]

Die zwei Komponenten des genetischen Beratungsgesprächs, die Klärung der Fakten (Neumutation) und die Angabe von Risiken (für ein weiteres Kind), reichen in diesem Fall nicht aus, die Schuldgefühle und Schuldzuweisungen zu verhindern.[578] Hätte der Berater diese Auseinandersetzung antizipiert und eine neue Sichtweise durch eine metaphorische Beschreibung verstärkt, hätte er durch eine alternative metaphorische Sichtweise beide Eltern zumindest in der Schuldfrage ein wenig entlastet. Dazu hätte der Berater nicht einmal seine professionelle Wahrheit verleugnen müssen. Er hätte folgendes sagen können:

---

576 Dieser Fall mit einer Neumutation wurde hier ausgewählt, weil sie aus der Sicht der Schuldfrage offensichtlich zu den unproblematischen gehört, denn es lässt sich niemand wegen der Krankheit des Kindes beschuldigen. Eine Schuldzuweisung oder Schuldgefühle kommen viel häufiger bei vererbten genetischen Störungen vor. Wie die Erfahrung zeigt, ist sogar dieser offensichtlich unproblematische Fall nicht ganz unproblematisch.

577 Wüstner (2000), S. 31.

578 Für dieses Problem wird bei Bedarf eine psychologische Unterstützung angeboten, die in diesem Fall offensichtlich nicht indiziert war. Wenn Berater einige psychologische Kompetenzen haben und eine Tendenz zur Schuldproblematik entdecken, sollten sie das zum Thema des Beratungsgesprächs machen.

Das Williams-Beuren-Syndrom ist eine Neumutation. Das heißt, dass bei der Befruchtung von ihnen beiden Keimzellen mit gesunder Erbanlage zusammengetroffen sind und ein selbständiges neues Wesen, ihr Kind Anton geformt haben. In den ersten Stunden und Tagen von Antons Entwicklung musste alles genau stimmen, jedes Molekül und die drei Milliarden Basenpaare mussten ihren richtigen Platz finden. In diesem sehr, sehr komplexen Prozess, bei dem so viel schief gehen kann, und bei dem auch in jedem von uns was schief geht, da passierte nun ein Missgeschick, das wir jetzt diagnostiziert haben. Das Chromosom 7 drehte sich um. Anton hat es aber gelernt, dieses Chromosom vom anderen Ende, also umgekehrt, zu lesen und zu verstehen. Das könnte ich nicht, das könnten Sie nicht, aber Anton kann das. Er hat es geschafft, weil er geschickt war. Es war und ist für ihn schwieriger als für andere Kinder, bei denen diese Veränderung nicht entstanden ist, aber er hatte schon am Anfang seines Lebens die Fähigkeit, seinen genetischen Text umgekehrt zu lesen, und setzte sich trotz dieser Veränderung durch.[579]

Wenn die Entstehung der Krankheit durch diesen metaphorischen Narrativrahmen gedeutet wird, kommt weder Frau noch Herr Ceh auf die Idee, die Schuld dem anderen zuzuschieben. Das Problem entstand ja erst bei der Entwicklung des Kindes und nicht bei ihnen. Es ist keine Schwäche, die „von ihm" kommen kann, vielmehr beweist das eine Stärke von Anton, die sie beide nicht haben, weil sie das Glück haben, diese Stärke nicht zu brauchen.

Die Beratung in Wüstners Beispiel enthielt eine korrekte Aufklärung. Es wurde dem Ehepaar erklärt, dass die Krankheit eine Neumutation ist. Aber die kognitive Aufklärung hat wohl ihren Zweck nicht erreicht, denn damit waren die Eltern von der Schuldproblematik noch nicht befreit. Sie brauchten nicht nur eine kognitive Erklärung, sondern eine neue Sichtweise, die ihnen einen konstruktiven Umgang mit der Tatsache ermöglicht. Dies kann gerade ein metaphorisch-narrativer Rahmen leisten.

6.2.5. Verminderung des Selbstwertgefühls

Viele Patienten erleben eine Verminderung des Selbstwertgefühls durch die genetische Diagnostik, weil bei ihnen ein Fehler aufgedeckt wird, der sie krank oder für eine Krankheit anfällig macht, d.h. mit medizinischer Autorität für „schwach" oder „defekt" erklärt. Manche medizinischen Ergebnisse werden als stigmatisierend empfunden.[580] Für diese Fälle reicht es nicht, eine psychologische Prüfung vorzunehmen, um zu klären, ob der Ratsuchende die Mitteilung der Diagnose verkraften kann. Der Berater soll vielmehr über die psychologische Prüfung hinaus eine lebensfreundliche Sichtweise vermitteln, die dem Ratsuchenden hilft, mit dem mitgeteilten Ergebnis zu leben.

---

579 Textvorschlag vom Autor.
580 Dies ist eine Konsequenz des von Nelkin und Lindee festgestellten genetischen Essenzialismus in der Alltagskultur. Vgl. Nelkin/Lindee (1995).

Herkömmliche Metaphern, wie Text-Metaphern, Maschinen-Metaphern und Aktivitäts-Metaphern können die Sachlage vielleicht leichter verständlich machen, aber das ist nur eine von drei Aufgaben der Beratung. Metaphern können aber auch zur psychischen Entlastung der Situation verwendet werden, indem sie neben der negativen Auswirkung der Tatsachenvermittlung auf das Selbstbild des Ratsuchenden auch positive Seiten benennen. Sie betonen das Gelungene oder das Gelingende am Leben, gerade weil die erwarteten Schwierigkeiten, welche die Beratung in ausreichendem Maße erfasst, ausbalanciert werden sollen. Es ist nicht immer leicht, diese zu finden, aber Metaphern eröffnen auch hier einen größeren Spielraum. Um ein Beispiel für diese positive Ausbalancierung der Selbstdeutung in der Beratung im Zusammenhang mit Stigmatisierungsgefühlen zu geben, wird hier für Chorea Huntington ein alternativer metaphorisch-narrativer Rahmen gegeben.

> Andere genetische Krankheiten kennen wir besser. Zum Beispiel bilden die Träger der Gene für die Sichelzellanämie ein Reservoir der Menschheit für den Fall, dass sich Malaria auf der Erde verbreiten würde, denn Sichelzellpatienten sind besser geschützt gegen Malaria als alle anderen Menschen. Wofür Sie einen Vorrat der Menschheit in sich tragen, wissen wir (noch) nicht, aber es könnte gut sein, dass Sie als Träger von Chorea Huntington ein besonders wichtiges Mitglied der Menschheit sind – für den Fall, dass sich auf der Erde Krankheiten verbreiten oder sich Lebensbedingungen verändern, unter denen Menschen nicht oder kaum überleben könnten. Solche Katastrophen versuchen wir natürlich zu vermeiden, aber vielleicht sind Sie mit diesen Anlagen als „Vorrat" der einzige Garant dafür, dass der Mensch auch dann überlebt.[581]

Durch die Metapher des „möglicherweise wertvollen genetischen Vorrats" kann der Ratsuchende einen alternativen Blick auf sich selbst haben. Die Schwere der Krankheit wird nicht negiert, aber der vielleicht momentan gnadenlosen Selbstdeutung wird eine positive Einstellung zu sich selbst entgegengesetzt. Die genetische Veränderung, die der Ratsuchende vielleicht als Stigma erlebt hat, kann auch eine positive Seite haben. Es ist für die Menschheit nicht unbedingt vorteilhaft, Träger dieser Erbanlagen nicht zu haben oder sogar auszurotten. Selbst wenn der erwachsene Anlagenträger unter diesen Umständen aufgrund von rationalen Überlegungen auf eigene Kinder verzichtet, wird dem negativen Selbstbild ein positives entgegengestellt. Der Einsatz von solchen positiv formulierten und dennoch sachgerechten Metaphern ist nicht bei jeder Beratung notwendig, in manchen Fällen aber hilfreich. Jeder Berater sollte sich deshalb Gedanken machen, welche Metaphern er bei Patienten, bei denen es eine Beeinträchtigung des Selbstwertgefühls oder eine Selbststigmatisierung erkennt, zur Milderung dieser negativen Konsequenzen der Beratung verwenden will.

---

581 Textvorschlag vom Autor.

6.3. Zusammenfassung

Die genetische Beratung ist eine sehr komplexe und kostenintensive Angelegenheit in der Medizin. In den Leitlinien der Deutschen Gesellschaft für Humangenetik e.v. wird vorgegeben: „In der Regel dauert ein Beratungsgespräch mindestens eine halbe Stunde."[582] Beratung ist damit nicht nur zeitintensiv sondern sie ist auch mit hohen Kosten verbunden. Um Zeit und Geld zu sparen, haben einige genetische Labors einfache Testmethoden erarbeitet und genetische Tests weltweit ohne Beratung angeboten. Dieses Angebot verfehlt aber gerade das Wesen der Humangenetik. Die größte Herausforderung des genetischen Beraters liegt nämlich gerade nicht in der Durchführung von Tests und der Mitteilung dieser Testergebnisse, sondern darin, wie er durch ein Gespräch die angemessene Interpretation der Diagnose sichern und ihre negativen Konsequenzen durch die Schaffung von Lösungsmöglichkeiten und durch Anregungen zu positiven Sichtweisen lindern kann. Leider gibt es viele Fehlinterpretationen in der Genetik – teilweise durch falsche öffentliche Bilder –, die lebenshinderliche Handlungsoptionen begünstigen. Nicht alle Ratsuchenden, die einen genetischen Test durchführen wollen, sind in der Lage, alle wichtigen Aspekte ihrer Entscheidung selbständig zu erwägen. Dennoch wird mit Beratern leider vielfach nur darüber diskutiert, ob das Paar die mit der Diagnose verbundene medizinische (technische) Last auf sich nehmen kann. Die großen existenziellen Fragen und Ängste tauchen bei den Paaren erst nach der Beratung auf, wenn sie bereits eine Entscheidung getroffen haben. Manche machen sich schwerwiegende Gedanken über Schuld. Manche Paare müssen sich eventuell gegen Vorwürfe dritter Personen wehren. Die Reflexion über mögliche Sichtweisen, ihre Klärung und Festigung ist in solchen Situationen enorm wichtig – gerade da entfalten Metaphern ihre besondere Leistung. Eine kompetente Hilfe zur persönlichen Interpretation der genetischen Fakten oder zur Entscheidung für das Nicht-Wissen um die genetischen Anlagen erfordert mehr als bloß technische Kompetenz. Dadurch unterscheidet sich dieser Diskurs auch von den beiden anderen Diskursen der Genetik. Die Sprache, die in den beiden anderen Diskursen nützlich zu sein scheint, versagt in diesem Zusammenhang. Metaphern, die im Diskurs der genetischen Forschung wegen ihren vielfältigen vorteilhaften Leistungen geschätzt werden, können hier leicht zu einer reduktionistischen und lebensunfreundlichen Sichtweise führen, die zu unangemessenen Narrativen weitergedacht werden.

Im Selbstverständnis der Ratsuchenden, die einem genetischen Determinismus oder einem genetischen Essenzialismus folgen, spielen die als „falsch", „fehlerhaft", „defekt" oder bei in dieser Hinsicht weniger sensitiven Beratungen „abnormal" bezeichneten Gene, die der Patient „trägt", die ihn „krank machen", die er aber nie loswerden kann, die

---

582 Deutsche Gesellschaft für Humangenetik (2007), S. 3.

möglicherweise als „aktive Gene" einmal sein „Schicksal" sein und sein Leben zerstören werden, eine viel größere Rolle. Diese vereinfachende Sichtweise ist im öffentlichen Diskurs stark vertreten, deshalb muss sich der genetische Berater darauf vorbereiten, damit er unter Umständen entsprechend gegensteuern und eine andere Perspektive unterstützen kann, die das Leben nicht auf der Ebene der Gene bewertet.

Da umfassende Konzepte und Sichtweisen weniger durch einzelne Begriffe, vielmehr durch Metaphern vermittelt werden können, sollen zu diesem Zweck ausgewählte Metaphern zum sprachlichen Repertoire des Beraters gehören. Wie dies anhand von Beispielen gezeigt wurde, ist das möglich. Der genetische Berater kann durch Metaphern sachgerecht, rollengerecht und bei einer noch so schlechten Diagnose eine nicht genreduktionistische, nicht nur technische, nicht nur naturwissenschaftlich korrekte, sondern eine holistische und lebensfreundliche Sichtweise vermitteln.

7. Schluss

> „In this way, analysis of metaphor transfers can help to understand how, gradually, discourses are transformed, scientific paradigms shift, world views are overturned."[583]

Die moderne Wissenschaftstheorie[584] hat vor allem in der zweiten Hälfte des 20. Jahrhunderts die Fundamente der Naturwissenschaften und damit den positivistischen Erklärungsanspruch schwer erschüttert. Die bis dahin beharrlich für richtig erachteten Fakten verloren gerade durch die philosophische Kritik an „Stabilität" und die Naturwissenschaften mussten ihren Anspruch auf Objektivität gegen eine historische, soziale und sprachlich bedingte Beschreibung einlösen. In diesem Prozess gewannen Metaphern auch in der Wissenschaft immer mehr Akzeptanz. Sie werden heute wissenschaftstheoretisch in vielen Bereichen als sehr angemessene sprachliche Mittel zur Beschreibung einer Erkenntnis angesehen. Sie lassen ungeklärte Verhältnisse für Forschungszwecke als Objekte behandeln, leiten das Denken an, bieten der Wissenschaft ein brauchbares Fundament und lassen dabei einen Deutungsraum für verschiedene Lösungsansätze offen. Das Faktenwissen, das in Metaphern ausgedrückt wird, impliziert aber – mehr als jede andere Form der Darstellung – verborgene normative Satzungen und Werturteile. Deshalb müssen sie im Diskurs nicht nur als analoge Sprachbilder erkannt und angenommen, sondern auch nach ethischen Gesichtspunkten untersucht werden. Die Metaphern gehören – wie Foucault sagen würde – zu den besonderen Instanzen, durch die „in jeder Gesellschaft die Produktion des Diskurses zugleich kontrolliert, selektiert, organisiert und kanalisiert wird".[585] Obwohl diese Erkenntnisse in der Wissenschaftstheorie bereits Jahrzehnte alt sind, wurden sie in vielen medizinisch-naturwissenschaftlichen Diskursen bis vor kurzem oder gar bis heute nicht bewusst wahrgenommen.

In der Genetik fing die Reflexion über Sprachbilder bereits in den 1990er Jahren an, aber der so entstandene Diskurs befindet sich heute noch im Wandel der eigenen metaphernbezogenen Identitätsfindung. Die Verwendung einzelner Metaphern bedeutet dabei noch keine theoretische Fixierung der Inhalte, sondern vielmehr die Wahl einer Sichtweise, die noch unterschiedliche Deutungen zulässt oder sogar fördert. Sie legt keine Ergebnisse fest, aber sie lädt ein, gewisse Zusammenhänge als relevant zu erkennen und das Faktische mit Bedeutung zu versehen. Es wurden einige

---

583 Maasen/Weingart (2000), S. 38.
584 Vgl. z.B. Popper (2001), Fleck (1980), Kuhn (1978).
585 Foucault (1974), S. 7.

Deutungsprozesse exemplarisch nachgezeichnet und diese Prozesse in eine normativ reflektierte Richtung weitergeführt. Es wurde festgestellt, in welcher Hinsicht Metaphern normative Implikationen tragen, unter welchen Bedingungen diese Leistung zu begrüßen und in welcher Form eher zu vermeiden ist. Wenn strenge Definitionen versagen bzw. die Genetik mit unscharfen Objekten zu tun hat, werden Metaphern wegen ihrer Fähigkeit zur Übertragung von Ähnlichkeiten und Konzentration auf – zum Teil bewusst – ausgewählte Aspekte zu Recht eingesetzt. Dabei darf der Wissenschaftler während der Planung seines Forschungsprojektes und der Interpretation seiner Ergebnisse darüber nicht vergessen, dass er mit Metaphern nur analoge Verhältnisse benennt und nicht die Sache selbst beschreibt. Eine unreflektierte metaphorische Annahme kann Sackgassen der Forschung gedanklich plausibel erscheinen und Projekte entstehen lassen, die erstens nur mit geringer Wahrscheinlichkeit zum Erfolg führen, zweitens aber eine unnötige Ressourcenverschwendung bedeuten. Metaphern unreflektiert zu verwenden, heißt also für den Forscher, dass er mit seiner Tätigkeit weder den Anspruch auf Objektivität noch seine Verantwortung für die Entwicklung der Gesellschaft ernst nimmt.[586] Es ist deshalb eine ethische Verpflichtung des Naturwissenschaftlers, dass er über die Philosophie und die Sprachkultur seiner Wissenschaft anspruchsvoll nachdenkt und sich diesbezüglich fortlaufend weiterbildet.

Mit seiner metaphorischen Darstellung trifft der Humangenetiker als Autor einer Metapher die ersten normativen Entscheidungen und hebt hervor, was als wichtig und was als unwichtig gelten soll. Metaphern werden ausgewählt, um eine bestimmte Perspektive auf das Leben und auf die Krankheit zu vermitteln. Diese genetisch-naturwissenschaftliche Perspektive ist notwendigerweise enger und tiefer als jene umfassende Perspektive, nach welcher die meisten Menschen ihr Leben beurteilen. Das ist auch nicht zu vermeiden, denn sie kann schließlich die überfordernde Komplexität des Gesamten nicht darstellen, sondern fokussiert nur auf ausgewählte Aspekte. Während diese Engführung im Labor von Vorteil ist, wird sie vor allem im öffentlichen Diskurs und in der Beratung zu einem ambivalenten Phänomen. Die auf diese Weise geprägten Metaphern dienen der Aufklärung und der Interessenvertretung zugleich. Auch die unveränderte Verwendung der im wissenschaftlichen Diskurs bewährten Leitmetaphern ist deshalb in anderen Diskursen kritisch zu bewerten, wenn diese z.B. die Aufgabe haben, mehr oder weniger klare wissenschaftliche Inhalte und Positionen in das öffentliche Bewusstsein so zu transportieren, dass sie das Nachdenken in einer interessenorientierten Struktur vorprägen und die Relevanz des genannten Forschungsprojektes für das alltägliche Leben überbetonen. Die Anregung der Phantasie der Öffentlichkeit bringt für die Wissenschaft in der Regel keine großen Entdeckungen, vielmehr aber eine öffentliche Sensibilität für die Fragestellungen und mehr Investitionen in

---

586 Vgl. Höffe (1998), S. 765-769.

das betreffende Forschungsfeld. Dieser Aspekt fällt mit den Zielen der Öffentlichkeitsarbeit der Genetik zusammen. Die Humangenetik wollte und will durch ihre Öffentlichkeitsarbeit[587] ihre gesellschaftliche Wichtigkeit steigern. Sie arbeitet häufig mit Metaphern, die im öffentlichen Bewusstsein als Topoi auf tiefere Zusammenhänge hinweisen und mit weiteren Erklärungsansprüchen verbunden sind, als die Genetik leisten kann. Daraus entstehen erstens tatsächlich ein starkes öffentliches Interesse für das Forschungsgebiet, zweitens aber auch ethisch problematische Deutungen.[588] Es konnte durch Textanalysen nachgewiesen werden, dass solch eine gezielte Verwendung von Metaphern im öffentlichen Diskurs kein Zufall ist, sondern einen strategischen Teil der hegemonialen Deutung der Genetik bilden.[589] Der Autor einer Metapher weiß um den Kontext der Interpretation. Bei der Wahl seiner Metapher rechnet er mit dem Kontext, damit diese wirksam werden. In dieser Hinsicht werden Metaphern immer „kalkuliert".[590] Eine so kalkulierte Metapher kann unrealistische Hoffnungen erwecken, denen die Wissenschaft langfristig nicht genügen kann.[591] Für die ethisch vertretbare Verwendung von Metaphern in der Öffentlichkeit muss man auch die langfristigen Folgen der erzielten Sensation bedenken: Objektivität und Vertrauen stehen auf dem Spiel. Kurzfristige finanzielle Vorteile sind gegen diese Werte nicht abwägbar. Auf lange Sicht verursacht diese Strategie eine unangemessene Erwartungshaltung und den Verlust des Vertrauens in die Wissenschaft.

Unter solchen Konsequenzen muss die angewandte Humangenetik bereits „leiden", denn sie trifft die „autonomen Ratsuchenden", die sich häufig Unmögliches wünschen. Ratsuchende in der humangenetischen Beratung haben häufig übertriebene Erwartungen an die Genetik.[592] Der genetische Berater gerät in das Dilemma, einerseits die Erwartungen der Ratsuchenden möglichst schnell und effektiv erfüllen zu wollen, andererseits stellt er fest, dass manche dieser Erwartungen die Möglichkeiten der Genetik weit überschreiten und dass er vielmehr die Erwartungen verändern sollte (faktische Aufklärung). Da im Beratungsgespräch sowohl die Zeit als auch die Aufnahmefähigkeit der Ratsuchenden begrenzt ist, erfolgt das eine immer auf Kosten des anderen. Übertriebene Erwartungen, die sich aus der unangemessenen Interpretation von Metaphern ergeben, können durch die korrigierende Erläuterung der Interpretation von diesen Metaphern aufgefangen werden. Metaphorische Mikroerzählungen der Ratsuchenden sollen hier durch korrigierende Narrative der bekannten Metaphern ersetzt

---

587 Vgl. public understanding of science in Kap. 5.1.3.
588 Vgl. den Fall Gilbert in Kap. 3.4.1.
589 Vgl. auch Gerhards/Schäfer (2006).
590 Vgl. Strub (1991).
591 Vgl. die Code-Metapher in Kap. 3.3.3.
592 Vgl. Kap. 6.1.4.

werden, damit eine angemessene und lebensbejahende Sicht geschaffen wird.[593]

In allen drei Diskursen stellt sich die Frage nach den Auswahlkriterien der Metaphern. Welche sind die angemessenen Metaphern in einem Diskurs? Es können mindestens drei gemeinsame Kriterien formuliert werden:

(1) Die ausgewählte Metapher soll eine angemessene Denkstruktur vermitteln, die für den konkreten Fall dem aktuellen wissenschaftlichen Konzept entspricht. Metaphern, die z.b. einen genetischen Determinismus implizieren, sollen unter anderem aus ethischen Gründen nicht verwendet werden, wenn Genetiker darüber uneinig sind, dass sie aus ihren Objekten alle Mechanismen des Lebens ableiten können. Auch ein Appell an diese Interpretation soll vermieden werden.[594] Vergleiche einen Beitrag aus der Süddeutschen Zeitung: „Um aber die genetische Zukunft vieler Arten zu retten, müssen auch vermeintlich unattraktive Arten geschützt werden, die man nicht streicheln oder im Safaripark beobachten kann."[595] Der Satz weist somit auf einen unangemessenen genetischen Essentialismus hin,[596] wonach nicht die Arten selbst zu retten oder zu schützen sind, sondern ihre genetische Zukunft. Diese genetische Zukunft ist dem Autor offensichtlich wichtiger als die Art oder das Tier selbst. Der Schutz der unattraktiven Arten wird als eine nicht besonders gute, aber notwendige Möglichkeit zur Sicherung der genetischen Zukunft von attraktiven Arten dargestellt. Aus diesem Satz versteht der Leser, dass es primär darauf ankommt, die Gene zu sichern und nicht die Individuen, und er stellt sich die Bedeutung der Gene in einem falschen Kontext vor. Würde jemand dieselbe „genetische" Forderung für die Beurteilung von Menschen stellen, würde er aus ethischen Gründen verurteilt. Dennoch ist eine solche unreflektierte Darstellung keine Seltenheit. Bei der Verwendung von Metaphern sollte der Fachmann auf die implizite Denkstruktur seiner Metaphern achten, denn mit einer solchen Sichtweise trennt er das Leben der Individuen von ihren Genen nicht klar genug.[597]

(2) Die Metapher soll dem jeweiligen Kontext und dem jeweiligen Diskurs angepasst werden, d.h. Metaphern sollen neue Aspekte des Diskurses, besonders das Vorwissen und die Deutungsmuster der Adressaten berücksichtigen. Im öffentlichen Diskurs verlangt dieses Prinzip nach der Reflexion über die Topoi der allgemeinen Kultur und über die

---

593 Vgl. Kap. 6.2.4.
594 Jede Äußerung hat auch eine Appellseite. Vgl. Schulz von Thun (1988). Auch diese soll durch Metaphern bewusst gestaltet werden, denn auch sie ist ethisch relevant.
595 SZ 21.09.2005.
596 Vgl. z.B. Dawkins in Kap. 4.2.1.
597 Zum Beispiel durch die Trennung von Schrift und Bedeutung, durch die Erklärung des Kochrezepts oder durch die Trennung zwischen chemischer Aktivität der Gene und Aktivität der Lebewesen, Kap. 4.2.1 und 4.2.2.

damit verbundenen Narrative.[598] Wenn der Autor auf der Verwendung bestimmter Metaphern besteht, weil sie nach seiner Meinung die beabsichtigte Sichtweise am besten darstellen, soll er zumindest eine Abgrenzung von absehbaren unangemessenen Deutungen vornehmen, welche die Wissenschaft zwar bedeutsam machen können, aber nicht zum angemessenen Verständnis seiner Erklärung beitragen. Die Metaphern gehen in jedem Kontext mit einer epistemischen Normativität einher, deshalb ist wichtig, dass man mit ihnen kein zu hohes Erklärungspotenzial verbindet.

(3) Im konkreten Fall soll der Genetiker berücksichtigen, dass seine Mitteilung nicht nur einen korrekten Genetik-Unterricht beinhaltet, sondern dass sie einen Ausschnitt der Wirklichkeit darstellt, den er nicht überdimensionieren darf. Wertneutralität ist in diesem Zusammenhang falsch ausgelegt, wenn es heißt, der Genetiker kann und soll durch seine Metaphern eine objektive und deshalb wertneutrale Sichtweise der Problematik vertreten. Eine reine Objektivität ist in metaphorischen Beschreibungen gar nicht möglich. Die Metapher ist nur der Ausgangspunkt eines Deutungsprozesses, der nach Erwartungen, früheren Vorstellungen und Vorwissen erst vom Adressaten konkretisiert wird. Damit soll der Genetiker bei seiner Metaphernwahl rechnen und durch seine metaphorischen Narrative unangemessenen und reduktionistischen Deutungen entgegensteuern. Mit „objektiven" genetischen Fakten werden in der Gesellschaft leider häufig nur Diskriminierung, Ausgrenzung und Ängste verbunden, die das Leben für immer belasten. Der Genetiker soll deshalb in seinen Metaphern bewusst eine positive Einstellung zum Leben und in Beratungsgesprächen eine Wertschätzung seiner Mitmenschen entgegenbringen.[599]
Die hier formulierten Prinzipien können auch für die Metaphernverwendung in anderen Diskursen der Medizin[600] gelten, denn eine vergleichbare Deutungsmacht wie in der Genetik ist in vielen Bereichen der Medizin zu erkennen. Sie definieren durch ihre Metaphern den Menschen, richtige und falsche Mechanismen und Parameter des Körpers und streben damit eine Normierung an. Metaphernbasierte Normalität hat aber einen noch größeren Einfluss auf die Vorstellungskraft als sonstige Fakten und sie wird häufig zu Zielwerten uminterpretiert, die zu erreichen zum verantwortlichen Handeln gehört. Eine Abweichung von diesen metaphorischen Normen (z.B. die Abweichung vom entschlüsselten Code des Humangenoms, oder eine Abweichung in der Strategie des Immunsystems in der Bekämpfung von Hepatitisviren) verlangt nach ärztlichem Handeln. Diese Normen dringen aus dem professionellen Diskurs der Forschung nicht nur in das Arzt-Patient-Gespräch ein, sondern sie wirken weiter in der

---

598 Vgl. Nelkin/Lindee in Kap. 5.5.2.
599 Z.B. Kap. 6.2.5.
600 Vgl. die Darstellung von prägenden Metaphern in verschiedenen medizinischen Bereichen in Hanne/Hawken (2007).

Öffentlichkeit. Somit werden sie nicht nur in der Medizin, sondern im Alltag handlungsleitend, d.h. sie gewinnen Macht über die öffentliche Alltagskultur. Sie bestimmen, was als krank, was als gesund empfunden werden soll (z.b. die Krankheit ist in der DNS auch dann angelegt, wenn der Patient keine Symptome an sich erkennt, oder umgekehrt, das Programm des Herzens ist „gesund", wenn das Herz altersgemäß schlägt, auch wenn der 90jährige Patient über Herzschwäche klagt).

Die Genetik hatte gegen Ende des 20. Jahrhunderts eine besonders große Deutungsmacht, die mittlerweile wesentlich zurückgegangen ist. Komplexe Lebensphänomene wurden in der Alltagssprache gelegentlich fast ausschließlich mit der genetischen Grundlage erklärt, aber in jedem Fall mit ihr in Zusammenhang gebracht. Metaphern trugen zu dieser Deutungsmacht essenziell bei. Ähnliche Phänomene sind in nächster Zukunft in den Neurowissenschaften und in Bereichen der Nano-Medizin zu erwarten. Metaphern werden in diesen wissenschaftlichen Diskursen, in deren öffentlicher Repräsentation und in deren medizinischer Anwendung voraussichtlich viel Raum gewinnen. Durch die vorliegende Analyse wäre es nun möglich, aus den Fehlern der Genetik zu lernen, in der durch die Verwendung von vielen unangemessenen Metaphern ein Verlust an Glaubwürdigkeit zu beobachten war. Durch eine Reflexion der Metaphernverwendung, wie sie angeboten hier wurde, können vergleichbare negative Effekte der metaphorischen Deutung gemildert werden. Wissenschaftler können dem Verlust an öffentlichem Vertrauen weitgehend vorbeugen, wenn sie die langfristigen diskursiven Leistungen ihrer Metaphern kennen und über sie reflektieren, um dadurch zur angemessenen Darstellung der Wissenschaft im Labor, in der Öffentlichkeit und in der Klinik beizutragen.

8. Literaturverzeichnis

Aristoteles (1976): Poetik, Heimeran Verlag, München.

Augustinus (1948): Bekenntnisse, Johannesverlag, Chur.

Bateson, Beatrice (Hrsg.) (1928): William Bateson, F.R.S. Naturalist His Essays and Addresses together with a short account of his life, Cambridge University Press, Cambridge.

Bateson, William (1901): Experiments in Plant Hybridisation, Journal of the Royal Hortycultural Society, XXVI, in: Punnet (1971), S. 1-3.

Bateson, William (1902): The Facts of Heredity in the Light of Mendel's Discovery, in: Punnet (1971), S. 29-68.

Bateson, William (1905a): A Suggestion as to the Nature of the „Walnut" Comb in Flows, in: Punnet (1971), S. 135-138.

Bateson, William (1905b): Letter to Adam Sedgwick, in: Bateson (1928), S. 93.

Bateson, William (1907): Facts limiting the theory of Heredity, in: Punnet (1971), S. 162-177.

Bateson, William (1908): Experimental Studies in the Physiology of Heredity, in: Punnet (1971), S. 183-187.

Black, Max (1954): Die Metapher, in: Haverkamp (1996), S. 55-79.

Blumenberg, Hans (1960): Paradigmen zu einer Metaphorologie, in: Haverkamp (1996), S. 285-315.

Bono, James J. (1990): Science, Discourse and Literature The Role/Rule of Metaphor in Science, in: Peterfreund (1990), S. 59-89.

Bono, James J. (1995a): Locating Narratives: Science, Metaphor Communities, and Epistemic Styles, in: Weingart (1995), S. 119-151.

Bono, James J. (1995b): The Word of God and the Languages of Man, Interpreting Nature in Early Modern Science and Medicine, University of Wisconsin Press, Wisconsin.

Boyd, Richard (1979): Metaphor and Theory of Change: What is Metaphor a Metaphor for?, in: Ortony (1979), S. 356-408.

Brandt, Christina (2004): Metapher und Experiment. Von der Virusforschung zum genetischen Code, Wallenstein Verlag, Göttingen.

Brookes, Martin (2002): Drosophila. Erfolgsgeschichte der Fruchtfliege, Rowohlt Verlag, Hamburg.

Bundesministerium für Jugend, Familie und Gesundheit (Hrsg.) (1979): Genetische Beratung. Ein Modellversuch der Bundesregierung in Frankfurt und Marburg, Bonn – Bad Godesberg.

Bunton, Robin/Petersen, Alan (Hrsg.) (2005): Genetic Governance Health, Risk and Ethics in the Biotech Era, Routledge, Oxon.

Cacciatore, Giuseppe (2002): Metaphysik, Poesie und Geschichte. Über die Philosophie von Giambattista Vico, Akademie Verlag, Berlin.

Coen, Enrico (1999): The Art of Genes How Organisms Make ThemselvesOxford University Press, Oxford.

Colli, Giorgio/Montinari, Mazzino (Hrsg.) (1973): Nietzsche Werke. Kritische Gesamtausgabe, Nachgelassene Schriften 1870-1873, III/2Walter de Gruyter Verlag, Berlin.

Correns, Carl (1901): Bastarde zwischen Maisrassen, mit Berücksichtigung der Xenien, Bibliotheca Botanica, Heft 53. Stuttgart.

Cotteri, Roberto (Hrsg.) (1995): Giambattista Vico (1688-1744) zur 250. Wiederkehr des Todestages, Monographische Reihe der Akademie Deutsch-Italienischer Studien, Meran.

Cuvier, Georges (1828): Geschichte der Fortschritte in den Naturwissenschaften seit 1789 bis auf den heutigen Tag, Baumgärtners Buchhandlung, Leipzig.

Czeizel, Endre (1981): Genetikai tanácsadás. Elmélet és módszer, Medicina Könyvkiadó, Budapest.

Czeizel, Endre (1983): Egy orvosgenetikus etikai gondjai, Kossuth Könyvkiadó, Budapest.

Darwin, Charles (1878): Das Variiren der Thiere und Pflanzen im Zustande der Domestication, E. Schweizerbart'sche Verlag (E. Koch), Stuttgart.

Daum, Andreas W. (1998): Wissenschaftspopularisierung im 19. Jahrhundert: bürgerliche Kultur, naturwissenschaftliche Bildung und die deutsche Öffentlichkeit 1848-1914, R. Oldenbourg Verlag, München.

Dawkins, Richard (1978): Das egoistische Gen, Springer Verlag, Berlin.

Deutsche Gesellschaft für Humangenetik e.V. (2007): Leitlinien und Stellungnahmen der Deutschen Gesellschaft für Humangenetik e.V., Leitlinie Genetische Beratung, S. 3-4. www.medgenetik.de/sonderdruck /2007_ll_genetische_beratung.pdf (letzter Zugriff: 26.08.2008).

Drängert, Christian/Schneider Nikolaus (Hrsg.) (2001): Medienethik. Freiheit und Verantwortung, Kreuz Verlag, Stuttgart.

Emanuel, Ezekiel J./Emanuel, Linda L. (1992): Four Models of the Physician-Patient Relationship, JAMA, Vol. 267, S. 2221-2226.

Engels, Eve-Marie (1982): Die Teleologie des Lebendigen Eine historisch-systematische Untersuchung, Duncker Humboldt Verlag, Berlin.

Engels, Eve-Marie (2005): Ethik in den Biowissenschaften, in: Maring (2005), S. 135-166.

Falk, Raphael (1986): What is a Gene? Studies in the History and Philosophy of Science, 17 (1968), S. 133-173.

Falk, Rafael/Rheinberger, Hans-Jörg/Beurton, Peter (Hrsg.) (2000): The Concept of the Gene in development and Evolution – Historical and Epistemological Perspectives, Cambridge University Press, Cambridge.

Fischer, Hans Rudi (Hrsg.) (2005): Eine Rose ist eine Rose... Zur Rolle und Funktion von Metaphern in Wissenschaft und Therapie, Velbrück Wissenschaft, Weilerwist.

Fleck, Ludwik (1980): Entstehung und Entwicklung einer wissenschaftlichen Tatsache. Einführung in die Lehre vom Denkstil und Denkkollektiv, Suhrkamp, Frankfurt/M.

Fleck, Ludwik (1983): Erfahrung und Tatsache, Suhrkamp, Frankfurt/M.

Fogle, Thomas (1995): Information Metaphors and the Human Genom Project, Perspectives in Biology and Medicine, 38, 4 (1995), S. 535-547.

Foucault, Michel (1974): Die Ordnung des Diskurses. München.

Foucault, Michel (1992): Die Archäologie des Wissens, Suhrkamp, Frankfurt/M.

Freeland Judson, Horace (1992): A history of the Science and Technology Behind Gene Mapping and Sequencing, in: Kevles/Hood (1992), S. 37-80.

Frewer, Andreas/Schmidt, Ulf (2007): Standards der Forschung. Historische Entwicklung und ethische Grundlagen klinischer Studien, Peter Lang Verlag, Frankfurt/M.

Frieling, Gudrun (1996): Untersuchungen zur Theorie der Metapher. Das Metaphern-Verstehen als sprachlich kommunikativer Verarbeitungsprozess, Universitätsverlag Rasch, Osnabrück.

Funke, Joachim (2005): Metaphern: Pfeffer und Salz in der Kreativitätssuppe, in: Fischer (Hrsg.) (2005), S. 156-166.

Gehring, Petra (2006): Was ist Biomacht? Vom zweifelhaften Mehrwert des Lebens, Campus Verlag, Frankfurt/M.

Gerhards, Jürgen/Schäfer, Mike Steffen (2006): Die Herstellung einer öffentlichen Hegemonie. Humangenomforschung in der deutschen und der US-amerikanischen Presse, VS Verlag für Sozialwissenschaften, Wiesbaden.

Gilbert, Walter (1992): A Vision of the Grail, in: Kevels/Hood (1992), S. 83-97.

Goldschmidt, Richard (1911): Einführung in die Vererbungswissenschaft, in zwanzig Vorlesungen für Studierende, Ärzte, Züchter, Verlag von Wilhelm Engelmann, Leipzig.

Goldschmidt, Richard (1917): Crossing Over ohne Chiasmatypie?, Genetics, 2, S. 82-95.

Hacking, Ian (1996): Einführung in die Philosophie der Naturwissenschaften, Reclam, Stuttgart.

Hanne, Mike/Hawken, Susan J. (2007): Metaphors for illness in contemporary media, Journal of Medical Ethics, Medical Humanities, Vol. 33, S. 93-99.

Hartog, Jennifer (1996): Das genetische Beratungsgespräch Institutionalisierte Kommunikation zwischen Experten und Nicht-Experten, Gunter Narr Verlag, Tübingen.

Haverkamp, Anselm (Hrsg.) (1996): Theorie der Metapher, Wissenschaftliche Buchgesellschaft, Darmstadt.

Herbert, Martha R. (2005): More than Code. From Genetic Reductionism to Complex Biological Systems, in: Bunton/Petersen (2005), S. 171-188.

Hildt, Elisabeth (2006): Autonomie in der biomedizinischen Ethik. Genetische Diagnostik und selbstbestimmte Lebensgestaltung, Campus Verlag, Frankfurt/M., New York.

Hobbes, Thomas (1992): Leviathan oder Stoff, Form und Gewalt eines kirchlichen und bürgerlichen Staates, Suhrkamp Verlag, Frankfurt/M.

Höffe, Otfried (1998): Forschungsethik, in: Korff et al. (1998), S. 765-769.

Honnefelder, Ludger (2001): Was wissen wir, wenn wir das menschliche Genom kennen? Die Herausforderung der Humangenomforschung – eine Einführung, in: Honnefelder/Propping (2001), S. 9-25.

Honnefelder, Ludger/Propping, Peter (Hrsg.) (2001): Was wissen wir, wenn wir das menschliche Genom kennen?, Du Mont Buchverlag, Köln.

Horsthemke, Bernhard (2005): Was ist Epigenetik?, medizinischegenetik 17 (2005), S. 251-253.

Jablonka, Eva/Lamb, Marion J. (2005): Evolution in Four Dimensions. Genetic, Epigenetic, Behavioural, and Symbolic Variation in the History of Life, The MIT Press, Massachusetts.

Jacob, Francois (2002): Die Logik des Lebendigen, Eine Geschichte der Vererbung, Fischer Verlag, Frankfurt/M.

Jacob, Francois/Monod, Jacque (1961): Genetic Regulatory Mechanisms in the Synthesis of Proteins, Journal of Molecular Biology 3 (1961), S. 318-356.

Jäger, Margret/Jäger, Siegfried/Ruth, Ina/Schulte-Holtey, Ernst/Wichert, Frank (Hrsg.) (1997): Biomacht und Medien. Wege in die Biogesellschaft, DISS, Duisburg.

Jäger, Margret/Schulte-Holtey, Ernst/Wichert Frank (1997): Biomacht und Medien. Neue Formen der Regulierung von Bevölkerungen, in: Jäger et al. (1997), S. 8-29.

Jäger, Siegfried/Jäger, Margret (1997): Vernetzung biopolitischer Diskurse und ihre Machteffekte, in: Jäger et al. (1997), S. 304-344.

Jakob, Karlheinz (1991): Maschine, Mentales Modell, Metapher. Studien zur Semantik und Geschichte der Techniksprache, Max Niemeyer Verlag, Tübingen.

Johannsen, Wilhelm (1913): Elemente der exakten Erblichkeitslehre, mit Grundzügen der biologischen Variationsstatistik, Verlag von Gustav Fischer, Jena.

Julian-Reynier, Claire/Welkenhuysen, Myriam/Hagoel, Lea/Decruyenaere, Marleen/ Hopwood, Penelope (2003): Risk communication strategies: state of the art and effectiveness in the context of cancer genetic services, European Journal of Human Genetics, Vol. 11, S. 725-736.

Jungermann, Helmut/Franke, Gisela/Schneider, Bernhard (1981): Beratung bei Schwangerschaftskonflikten. Bericht über die Entwicklung und Erprobung eines Modells zur sozialen Beratung gemäß § 218, Kohlhammer Verlag, Stuttgart.

Kant, Immanuel (1983): Kritik der Urteilskraft, Bd. 8, Kant Werke, Wissenschaftliche Buchgesellschaft, Darmstadt.

Kay, Lily E. (2001a): Das Buch des Lebens, Wer schrieb den genetischen Code?, Carl Hanser Verlag, München.

Kay, Lily E. (2001b) Die DNS ist kein Code, Freitag, Nr. 02.03. (2001).

Keller, Evelyn Fox (1995): Barbara McClintock Die Entdeckerin der springenden Gene, Birkhäuser Verlag, Basel.

Keller, Evelyn Fox (2001): Das Jahrhundert des Gens, Campus Verlag, Frankfurt/M.

Kessler, Seymour (1984): Psychologische Aspekte der genetischen Beratung, Ferdinand Enke Verlag, Stuttgart.

Kevles, Daniel J./Hood, Leroy (Hrsg.) (1992): The code of Codes, Scientific and Social Issues in the Human Genome Project, Harvard University Press, Massachusetts.

Kipka, Karin/Putzker, Karin (1997): Instrumentelle Rationalität als Moral. Wie die ZEIT gute Deutsche sieht, in: Jäger et al. (1997), S. 175-212.

Knippers, Rolf/Philippsen, Peter/Schäfer, Klaus P./Fanning, Ellen (1990): Molekulare Genetik, Georg Thieme Verlag, Stuttgart.

Knorr-Cetina, Karin (1981): The Manufacture of Knowledge. An Essay on the Constructivist and Contextual Nature of Science, Pergamon Press, Oxford.

Korff, Wilhelm/Beck, Lutwin/Mikat, Paul (Hrsg.) (1998): Lexikon der Bioethik, Bd. I. Gütersloher Verlagshaus, Gütersloh.

Krippendorff, Klaus (1980): Content Analysis. An Introduction to Its Methodology, Sage Publications, London.

Kuhn, Thomas S. (1978): Die Struktur wissenschaftlicher Revolutionen, Suhrkamp, Frankfurt/M. Originalausgabe: The Structure of Scientific Revolutions 1962, 1970, University of Chicago, erste deutsche Ausgabe: 1967, Suhrkamp, Frankfurt/M.

Lakoff, Mark/Johnson, George (2003): Metaphors We Live By, University of Chicago Press, Chicago.

Lamarck, Jean (1909): Zoologische Philosophie, Körner Verlag, Leipzig.

Laurent, John (2001): Darwin, Economics and Contemporary Economists, in: Laurent/Nightingale (2001), S. 15-35.

Laurent, John/Nightingale, John (Hrsg.) (2001): Darwinism and Evolutionary Economics, Edward Elgar Publishing, Cheltenham.

Lengauer, Thomas (2001): Bioinformatik an der Schwelle der postgenomischen Ära, in: Honnefelder/Propping (2001), S. 56-61.

Lewis, Edward B. (Hrsg.) (1961): Genetics and Evolution. Selected papers of A. H. Sturtevant, W. H. Freeman and Company, San Francisco.

Liakopoulos, Miltos (2002): Pandora's Box or panacea? Using Metaphors to create the public representations of biotechnology, Public Understanding of Science 11 (2002), S. 5-32.

Lock, John (1962): Über den Menschlichen Verstand, Band I und II. Verlag von Felix Meiner, Hamburg.

Maasen, Sabine (1995): Who is Afraid of Metaphors?, in: Maasen et al. (1995), S. 11-35.

Maasen, Sabine/Mendelsohn, Everett/Weingart, Peter (Hrsg.) (1995): Biology as Society, Society as Biology Metaphors, Kluwer Academic Publishers, Dordrecht.

Maasen, Sabine/Weingart, Peter (2000): Metaphors and the Dynamics of Knowledge, Routledge, London.

Mahn, Hermann (1979): Wirkung der genetischen Beratung, in Bundesministerium für Jugend, Familie und Gesundheit (Hrsg.) (1979), S. 86-96.

Maring, Matthias (Hrsg.) (2005): Ethisch-Philosophisches Grundlagenstudium. Ein Projektbuch, LIT Verlag, Münster.

Massa, Dieter (2000): Verstehensbedingungen von narrativen Bildern aus kognitiver Sicht, in: Zimmermann (Hrsg.) (2000), S. 313-330.

Mayr, Otto (1987): Uhrwerk und Waage. Autorität, Freiheit und technische Systeme in der frühen Neuzeit, Beck Verlag, München.

Medizinische Genetik Tübingen http://www.uni-tuebingen.de/klinische _genetik/ (letzter Zugriff am 22.07.2008).

Mendel, Gregor (1866): Versuche über Pflanzenhybriden, Verhandlungen des naturforschenden Vereines in Brünn, IV. Band, Abhandlungen, S. 3-47.

Merkel, Angela (2001): Der Boulevard – Parteiendemokratie und Medienmacht, in: Drängert/Schneider (2001), S. 45-52.

Monod, Jacques (1975): Zufall und Notwendigkeit. Philosophische Fragen der moder-nen Biologie, Deutscher Taschenbuchverlag, München.

Morange, Michel (2002): The Misunderstood Gene, Harvard University Press, Cambridge/Massachusetts.

Morgan, Mary S. (1995): Evolutionary Metaphors in Explanations of American Industrial Competition, in: Maasen et al. (1995), S. 311-337.

Morgan, Thomas Hunt (1907): Regeneration, Verlag von Wilhelm Engelmann, Leipzig.

Morgan, Thomas Hunt (1910): Sex Limited Inheritance in Drosophila, Science 32, 812 (1910) S. 120-122.

Morgan, Thomas Hunt (1919): Contributions to the Genetics of Drosophila Melanogaster, Carnegie Institution of Washington, Washington.

Morgan, Thomas Hunt (1921): Die stoffliche Grundlage der Vererbung, Verlag von Gebrüder Borntraeger, Berlin.

Morgan, Thomas Hunt/Sturtevant, Alfred Henry/Muller, Josef Hermann /Bridges Blackman, Calvin (Hrsg.) (1915): The Mechanism of Mendelian Heredity, Henry Holt & Co., New York.

Moss, Lenny (2003): What Genes Can't Do?, The MIT Press, Massachusetts.

Muller, Hermann Josef (1922): Variation Due to Change in the Individual Gene, in: Peters (1922), S. 104-116.

Muller, Hermann Josef (1935): The Gene as the Basis of Life, in: Muller (1962) S. 188-204.

Muller, Hermann Josef (1947): The Work of the Genes, in: Muller (1947), S. 1-34.

Muller, Hermann Josef/Little, Clarence Cook/Snyder, Laurence Hasbrouck (Hrsg.) (1947): Genetics, Medicine, and Man, Cornell Universtity Press, Ithaca New York.

Muller, Hermann Josef (Hrsg.) (1962): Studies in Genetics. The Selected Papers of H.J. Muller, Indiana University Press, Bloomington.

Nelkin, Dorothy/Lindee, M. Susan (1995): The DNA Mystique, The Gene as a Cultural Icon, W.H. Freeman and Company, New York.

Netzel, Rebecca (2003): Metapher: Kognitive Krücke oder heuristische Brücke? Zur Metaphorik in der Wissenschaftssprache. Eine interdisziplinäre Betrachtung. Verlag Dr. Kovač, Hamburg.

Nietzsche, Friedrich (1873): Über Wahrheit und Lüge im außermoralischen Sinne, in: Colli/Montinari (1973), S. 367-384.

Nüsslein-Volhard, Christiane (2004a): Das Werden des Lebens – Wie Gene die Entwicklung steuern, C.H. Beck, München.

Nüsslein-Volhard, Christiane (2004b): Von Genen und Embryonen, Reclam, Stuttgart.

Ohlhoff, Dörthe (2002): Das freundliche Selbst und der angreifende Feind. Politische Metaphern und Körperkonzepte in der Wissensvermittlung der Biologie, http://www.metaphorik.de/03/ohlhoff.htm (Zugriff am 22.07.2008).

Ortony, Andrew (Hrsg.) (1979): Metaphor and Thought, Cambridge University Press, Cambridge.

Oyama, Susan (2000): The Ontogeny of Information Developmental Systems and Evolution, Duke University Press, Durham.

Patella, Giuseppe (1995): Poesia e filosofia nel pensiero di Giambattista Vico, in: Cotteri (1995), S. 158-178.

Pauly, Philip J. (1987): Controlling Life, Jacques Loeb & the Engineering Ideal in Biology, Oxford University Press, Oxford.

Peterfreund, Stuart (1990): Literature and Science Theory & Practice, Northeastern University Press, Boston.

Peters, James A. (Hrsg.) (1959): Classic Papers in Genetics, Prentice Hall Inc. Engelwood Cliffs, N. J.

Platon (1984): Werke, Phaidros – Lysis – Protagoras – Laches, Bd. I., Akademie Verlag, Berlin.

Popper, Karl (2001): Logik der Forschung, Mohr Siebeck Verlag, Tübingen.

Pörksen, Uwe (1986): Deutsche Naturwissenschaftssprachen. Historische und kritische Studien, Gunter Narr Verlag, Tübingen.

Punnet, Reginald Crundall (Hrsg.) (1971): Scientific Papers of William Bateson Vol. II., Repr. der Ausgabe Cambridge 1928, University Press, Cambridge.

Reif, Maria/ Baitsch, Helmut (1986): Genetische Beratung. Hilfestellung für eine selbstverantwortliche Entscheidung?, Springer Verlag, Berlin.

Reinberger, Hans-Jörg (2000): Gene Concepts – Fragments from the Perspective of Molecular Biology, in: Falk et al. (2000), S. 219-239.

Reinberger, Hans-Jörg (2001): Experimentalsysteme und epistemische Dinge. Eine Geschichte der Proteinsynthese im Reagenzglas, Wallstein Verlag, Göttingen.

Richards, Ivor Armstrong (1936): Die Metpaher, in: Haverkamp (1996), S. 31-52.

Richmond, Marsha L./Dietrich, Michael R. (2002) Richard Goldschmidt and the Crossing-Over Controversy, Genetics 161 (2002), S. 477-482.

Ricoeur, Paul (1972): Die Metapher und das Hauptproblem der Hermeneutik, in: Haverkamp (1996), S. 356-375.

Rolf, Eckhard (2005) Metapherntheorien. Typologie, Darstellung, Bibliographie, Walter de Gruyter, Berlin, New York.

Rorty, Richard (1989): Kontingenz, Ironie und Solidarität, Suhrkamp, Frankfurt/M.

Roth, Gerhard (1997): Das Gehirn und seine Wirklichkeit. Kognitive Neurobiologie und ihre philosophischen Konsequenzen, Suhrkamp Verlag, Frankfurt/M.

Sapp, Jan (1987): Beyond the Gene, Cytoplasmatic Inharitance and the Struggle for Authority in Genetics, Oxford University Press, New York.

Schmidtke, Jörg (1997): Vererbung und Ererbtes – Ein humangenetischer Ratgeber, Rowohlt Taschenbuch Verlag, Reinbek bei Hamburg.

Schneider, Martin (1993): Das mechanistische Denken in der Kontroverse. Descartes' Beitrag zum Geist-Maschine-Problem, Franz Steiner Verlag, Stuttgart.

Schrödinger, Erwin (2003): Was ist Leben? Die lebende Zelle mit den Augen des Physikers betrachtet, Piper Verlag, München.

Schulz von Thun, Friedmann (1988): Miteinander reden: Störungen und Klärungen Psychologie der zwischenmenschlichen Kommunikation, Rowohlt Taschenbuch Verlag, Reinbek bei Hamburg.

Seifert, Josef (1995): Versteht der Mensch das von ihm selbst Gemachte besser als das nicht von ihm Geschaffene? Kritische Reflexionen über Giambattista Vicos Verum-Factum-Prinzip, in: Cotteri (1995), S. 53-90.

Seyffert, Wilhelm (2003): Lehrbuch der Genetik, Spektrum Akademischer Verlag, Heidelberg.

Sponholz, Gerlinde (2000): Inhalte und formale Strukturen des genetischen Beratungsgesprächs, Shaker Verlag, Aachen.

Stegmüller, Wolfgang (1983): Probleme und Resultate der Wissenschaftstheorie und analytischen Philosophie, Band I. Erklärung, Begründung, Kausalität, Springer Verlag, Berlin.

Stolz, Karola/Griffiths, Paul E./Knight, Rob (2004): How Biologist Conceptualize Genes: An empirical study, http://philsci-archive.pitt. edu/archive/00002127/ (letzter Zugriff am 23.07.2008).

Strub, Christian (1991): Kalkulierte Absurditäten, Karl Alber Verlag, München.

Sturtevant, Alfred Henry (1913a): The Linear Arrangement of Six Sex-Linked Factors in Drosophila, as Shown by their Mode of Association, The Journal of Experimental Zoology, 14 (1913), S. 43-59.

Sturtevant, Alfred Henry (1913b): A third Group of Linked Genes in Drosophila Ampelophila, Science 37 (1913), S. 990-992.

Sturtevant, Alfred Henry (1917): Crossing Over without Chismatypie, Genetics, 2 (1917), S. 201-304.

Sturtevant, Alfred Henry (1925): The Effects of Unequal Crossing Over at the Bar Locus in Drosophila, in: Lewis (1961), S. 69-96.

Sturtevant, Alfred Henry (1932): The Use of Mosaics in the Study of the Developmental Effects of Genes, in: Lewis (1961), S. 168-171.

Tariverdian, Gholamali (1992): Bildtafeln für die genetische Beratung, Springer Verlag, Berlin.

Tschermak, Erich von (1913): Versuche über Pflanzenhybriden, Zwei Abhandlungen (1866 und 1870) von Gregor Mendel, Verlag von Wilhelm Engelmann, Leipzig.

Watson, James (1980): A gén molekuláris biológiája, Medicina Könyvkiadó, Budapest.

Watson, James (1999): The Double Helix, A personal account of the discovery of the structure of DNA, Penguin Books, London.

Weidel, Wolfhard (1957): Virus. Die Geschichte vom geborgten Leben, Springer Verlag, Berlin.

Weigel, Sigrid (2002): Der Text der Genetik. Metaphorik als Symptom ungeklärter Probleme wissenschaftlicher Konzepte, in: Weigel (Hrsg.) (2002), S. 223-246.

Weigel, Sigrid (Hrsg.) (2002): Genealogie und Genetik, Akademie Verlag, Berlin.

Weigel, Sigrid/Jussen, Bernhard/Parnes, Ohad/Vedder Ulrike/Willer, Stefan (2004): Erbe, Erbschaft, Vererbung. Überlieferungskonzepte zwischen Natur und Kultur im historischen Wandel, http://www.generationen forschung.de/pdfs/Erbeprojekt_Preprint.pdf, (letzter Zugriff am 23.08. 2008).

Weil-Gerken, Anna-Luise (1982): Genetische Beratung. Eine Analyse der Tätigkeit der genetischen Beratungsstelle Mainz von 1974 – 1978, Inaugural-Dissertation zur Erlangung der Würde des Doktors der Medizin der Johannes-Gutenberg-Universität in Mainz, Mainz.

Weiner, Jonathan (2002): Zeit, Liebe, Erinnerung, Auf der Suche nach den Ursprüngen des Verhaltens, Berliner Taschenbuch Verlag, Berlin.

Weingart, Peter (Hrsg.) (1995): Grenzüberschreitungen in der Wissenschaft. Crossing Boundaries in Science, Nomos Verlaggesellschaft, Baden-Baden.

Weingart, Peter (1995): „Struggle for Existence": Selection and Retention of a Metaphor, in: Maasen et al. (1995), S. 127-151.

Weismann, August (1892): Das Keimplasma. Eine Theorie der Vererbung, Gustav Fischer Verlag, Jena.

Wendt, Georg Gerhard (1979): Grundsätze der genetischen Beratung Marburg, in: Bundesministerium für Jugend, Familie und Gesundheit (Hrsg.) (1979), S. 11-12.

Wendt, Georg Gerhard (1985): Methoden der genetischen Beratung, in: Wendt (Hrsg.) (1985), S. 31-35.

Wendt, Georg Gerhard (Hrsg.) (1985): Was man über genetische Beratung und pränatale Diagnostik wissen sollte, Deutsches Grünes Kreuz Fördergesellschaft mbH, Marburg.

Wendt, Georg Gerhard/Cramer, Heiner (1975): Genetische Beratung für die Praxis. 70 Erbkrankheiten. Klinik, Häufigkeit, Genetik, Beratung, Fischer Verlag, Stuttgart.

Wiener, Norbert (1961): Cybernetics: or Control and Communication in the Animal and the Machine, MIT Press, New York.

Wilson, Edward O. (1982): Sociobiology The new Synthesis, Harvard University Press, Cambridge.

Wüstner, Kerstin (2000): Genetische Beratung. Risiken und Chancen, Psychiatrie Verlag, Bonn.

Zimmermann, Ruben (Hrsg.) (2000): Bildersprache verstehen. Zur Hermeneutik der Metapher und anderer bildlicher Sprachformen, Wilhelm Fink Verlag, München.

9. Liste der untersuchten Zeitschriften

Frankfurter Allgemeine Zeitung, NET Archiv 01.01.2001 – 31.12.2005
http://fazarchiv.faz.net/FAZ.ein (letzter Zugriff am 22.07.2008),
Frankfurter Allgemeine Zeitung GmbH, Frankfurt/Main.
Süddeutsche Zeitung, Online Syndication, 01.01.2001 – 31.12.2005
http://sz.gbi.de/SZ.ein (letzter Zugriff am 22.07.2008),
Süddeutscher Verlag, München.
GenomXpress 01.01.2001 – 31.12.2004 http://www.dhgp.de/media/ (letzter
Zugriff am 15.12.2006), Max-Planck-Gesellschaft zur Förderung
der Wissenschaften e.V., München.
Medizinische Genetik 01.01.2001 – 31.12.2005. Deutsche Gesellschaft für
Humangenetik e.V., München.
Spektrum der Wissenschaft 01/2001 – 12/2005. Spektrum der Wissenschaft
Verlagsgesellschaft mbH, Heidelberg.

10. Personenregister

Klinische Ethik. Biomedizin in Forschung und Praxis
Clinical Ethics. Biomedicine in Research and Practice

Herausgegeben von Andreas Frewer (Nürnberg/Erlangen),
Gisela Bockenheimer-Lucius (Frankfurt a. M.), Christian Hick (Köln),
Irene Hirschberg (Hannover), Gerald Neitzke (Hannover) und
Florian Steger (München)

www.peterlang.de

Klaus-M. Seel

Forschungsprogramme der Genetik

Wissenschaftstheorie, theoretische Strukturen, erklärende Schemata und gesellschaftliche Implikationen

Frankfurt am Main, Berlin, Bern, Bruxelles, New York, Oxford, Wien, 2007.
XVI, 375 S., zahlr. Abb. und Graf.
ISBN 978-3-631-56224-6 · br. € 59.70*

Durch die Gentechnik besitzt der Mensch nun die Fähigkeit, unmittelbarer in die Evolution einzugreifen. Dies fordert offenbar einen ethischen Diskurs heraus. Sich daran zu beteiligen, steht allerdings nicht im Vordergrund des Buches, vielmehr will es das fruchtbare Zusammenwirken von wissenschaftstheoretischen Analysemethoden und naturwissenschaftlichen Erkenntnissen für ethische Problemlösungen, aber auch für die Genetik selbst demonstrieren. Dazu behandelt der erste Teil des Buches die Frage, wie empirische Wissenschaften überhaupt zu sicheren Erkenntnissen kommen, und schafft somit die Grundlage für die Analyse genetischer Forschungsprogramme im zweiten Teil. Diese Einsichten dienen dann wiederum im dritten Teil dazu, ethische Probleme zu behandeln. Neben der Frage, inwieweit ein Lebewesen durch sein Genom festgelegt ist, werden auch der Umgang mit genetischen Tests und der Embryonenschutz diskutiert.

Aus dem Inhalt: Zusammenfassung moderner philosophischer Konzepte zu einer allgemeinen Methodologie empirischer Forschungsprogramme · Wissenschaftstheoretische Untersuchung der Genetik · Auseinandersetzung mit zentralen ethischen Fragen im Umfeld der Genetik

Frankfurt am Main · Berlin · Bern · Bruxelles · New York · Oxford · Wien
Auslieferung: Verlag Peter Lang AG
Moosstr. 1, CH-2542 Pieterlen
Telefax 0041 (0)32/376 17 27

*inklusive der in Deutschland gültigen Mehrwertsteuer
Preisänderungen vorbehalten

Homepage http://www.peterlang.de